U0304519

"十二五"国家重点图书出版规划项目

协和手术要点难点及对策 丛书

总主编／赵玉沛 王国斌

国家出版基金项目
NATIONAL PUBLICATION FOUNDATION

眼科手术

要点难点及对策

主编 张明昌 钟 勇

科学出版社
龙门书局
北京

内 容 简 介

本书系《协和手术要点难点及对策丛书》之一，全书共9章，内容包括眼外科主要手术，按照适应证、禁忌证、术前准备、手术要点难点及对策、术后检测与处理、术后常见并发症的预防与处理的顺序予以介绍，最后对该手术的临床效果给出评价。临床上，外科医生的主要"武器"是手术，而手术成功的关键在于手术难点的解决，同样的手术，难点处理好了就成功了大半。本书作者均有着丰富的手术经验，且来自于全国，所介绍的手术方式及技巧也来源于临床经验的总结。全书紧密结合临床工作实际，重点介绍手术要点、难点及处理对策，具有权威性高、实用性强、内容丰富、重点突出、图文并茂的特点，可供各级医院眼外科低年资医师和具有一定手术经验的中高年资医师参考使用。

图书在版编目（CIP）数据

眼科手术要点难点及对策/张明昌，钟勇主编.—北京：科学出版社，2018.2
（协和手术要点难点及对策丛书/赵玉沛，王国斌总主编）
国家出版基金项目"十二五"国家重点图书出版规划项目
ISBN 978-7-03-038137-8

Ⅰ.①眼… Ⅱ.①张… ②钟… Ⅲ.①眼外科手术 Ⅳ.① R779.6

中国版本图书馆 CIP 数据核字 (2018) 第 032967 号

责任编辑：杨卫华　戚东桂/责任校对：韩　杨
责任印制：肖　兴/封面设计：黄华斌

科学出版社 龍門書局 出版
北京东黄城根北街16号
邮政编码：100717
http://www.sciencep.com

北京汇瑞嘉合文化发展有限公司 印刷
科学出版社发行　各地新华书店经销
*
2018年2月第　一　版　开本：787×1092　1/16
2018年2月第一次印刷　印张：14 3/4
字数：325 000
定价：108.00元
（如有印装质量问题，我社负责调换）

《协和手术要点难点及对策丛书》编委会

李毅清　华中科技大学同济医学院附属协和医院
李子禹　北京大学肿瘤医院
刘　勇　华中科技大学同济医学院附属协和医院
刘昌伟　北京协和医院
刘存东　南方医科大学第三附属医院
刘国辉　华中科技大学同济医学院附属协和医院
刘金钢　中国医科大学附属盛京医院
路来金　吉林大学白求恩第一医院
苗　齐　北京协和医院
乔　杰　北京大学第三医院
秦新裕　复旦大学附属中山医院
桑新亭　北京协和医院
邵新中　河北医科大学第三医院
沈建雄　北京协和医院
孙家明　华中科技大学同济医学院附属协和医院
孙益红　复旦大学附属中山医院
汤绍涛　华中科技大学同济医学院附属协和医院
陶凯雄　华中科技大学同济医学院附属协和医院
田　文　北京积水潭医院
王　硕　首都医科大学附属北京天坛医院
王春友　华中科技大学同济医学院附属协和医院
王国斌　华中科技大学同济医学院附属协和医院
王建军　华中科技大学同济医学院附属协和医院
王任直　北京协和医院
王锡山　哈尔滨医科大学附属第二医院
王晓军　北京协和医院
王泽华　华中科技大学同济医学院附属协和医院
卫洪波　中山大学附属第三医院
夏家红　华中科技大学同济医学院附属协和医院
向　阳　北京协和医院
徐文东　复旦大学附属华山医院
许伟华　华中科技大学同济医学院附属协和医院

杨　操　华中科技大学同济医学院附属协和医院

杨述华　华中科技大学同济医学院附属协和医院

姚礼庆　复旦大学附属中山医院

余可谊　北京协和医院

余佩武　第三军医大学西南医院

曾甫清　华中科技大学同济医学院附属协和医院

张　旭　中国人民解放军总医院

张保中　北京协和医院

张美芬　北京协和医院

张明昌　华中科技大学同济医学院附属协和医院

张顺华　北京协和医院

张太平　北京协和医院

张忠涛　首都医科大学附属北京友谊医院

章小平　华中科技大学同济医学院附属协和医院

赵洪洋　华中科技大学同济医学院附属协和医院

赵继志　北京协和医院

赵玉沛　北京协和医院

郑启昌　华中科技大学同济医学院附属协和医院

钟　勇　北京协和医院

朱精强　四川大学华西医院

总编写秘书　舒晓刚

《眼科手术要点难点及对策》编写人员

主　　编　张明昌　钟　勇

副 主 编　姜发纲　程　扬　曹　阳　陈有信　李　莹　张美芬

编　　者　（按姓氏汉语拼音排序）

曹　阳　陈　飞　陈　雯　陈有信　程　扬

黄　琼　黄渝侃　姜发纲　李　莹　刘丽英

刘小伟　王　智　王启明　肖　青　徐冬冬

张　洁　张　潇　张光明　张美芬　张明昌

张顺华　钟　勇

绘　　图　郗凯健

《协和手术要点难点及对策丛书》序

庄子曰："技进乎艺，艺进乎道。"外科医生追求的不仅是技术，更是艺术，进而达到游刃有余、出神入化"道"的最高境界。手术操作是外科的重要组成部分之一，是外科医生必不可少的基本功，外科技术也被称为天使的艺术。如果把一台手术比喻成一个战场，那么手术中的难点和要点则是战场中的制高点；也是外科医生作为指挥者面临最大的挑战和机遇；同时也是赢得这场战争的关键。

手术的成功要有精准的策略作为指导，同时也离不开术者及其团队充分的术前准备，对手术要点、难点的精确把握，以及对手术技术的娴熟运用。外科医生需要在手术前对患者的病情有全面细致的了解，根据患者病情制定适合患者的详细手术治疗策略，在术前就必须在一定程度上预见可能在术中遇到的困难，并抓住主要矛盾，确定手术需要解决的关键问题。在保证患者生命安全的前提下，通过手术使患者最大获益，延长生存期，提升生活质量。在医疗理论和技术迅猛发展的今天，随着外科理论研究的不断深入，手术技术、手术器械、手术方式等均在不断发展；同时随着精准医疗理念的提出，针对不同患者进行不同的手术策略制定、手术要点分析及手术难点预测，将会成为外科手术的发展趋势，并能从更大程度上使患者获益。

百年协和，薪火相传。北京协和医院与华中科技大学同济医学院附属协和医院都是拥有百年或近百年历史的大型国家卫计委委属（管）医院，在百年历史的长河中涌现出了大量星光熠熠的外科大师。在长期的外科实践当中，积累了丰富的临床经验，如何对其进行传承和发扬光大是当代外科医生的责任与义务。本丛书的作者都是学科精英，同时也是全国外科领域的翘楚，他们同国内其他名家一道，编纂了本大型丛书，旨在分享与交流对手术的独到见解。

众所周知，外科学涉及脏器众多，疾病谱复杂，手术方式极为繁多，加之患者病情各不相同，手术方式也存在着诸多差异。在外科临床实践中，准确掌握各种手术方式的要点、全面熟悉可能出现的各种难点、充分了解手术策略的制定、尽可能规避手术发生危险、提高手术安全性、减少术后并发症、努力提高手术治疗效果并改善患者预后，是每一位外科医师需要不断学习并提高的重要内容。古人云："操千曲而后晓声，观千剑而后识器。"只有博览众家之长，才能达到"端州石工巧如神，踏天磨刀割紫云"的自如境界。

"不兴其艺，不能乐学。"如何在浩瀚如海的医学书籍中寻找到自己心目中的经典是读者的一大困惑。编者在丛书设计上也是独具匠心，丛书共分为20个分册，包括胃肠外科、肝胆外科、胰腺外科、乳腺甲状腺外科、血管外科、心外科、胸外科、神经外科、泌尿外科、创伤骨科、关节外科、脊柱外科、手外科、整形美容外科、小儿外科、器官移植、妇产科、眼科、耳鼻咽喉－头颈外科及口腔颌面外科。内容涵盖常见病症和疑难病症的手术治疗要点、难点，以及手术策略的制定方法。本丛书不同于其他外科手术学参考书，其内容均来源于临床医师的经验总结：在常规手术方式的基础上，结合不同患者的具体情况，详述各种手术方式的要点和危险点，并介绍控制和回避风险的技巧，对于特殊病情的手术策略制定亦有详尽的描述。丛书内容丰富，图文并茂，展示了具体手术中的各种操作要点、难点及对策：针对不同病情选择不同策略；运用循证医学思维介绍不同的要点及难点；既充分体现了精准医疗的理念，也充分体现了现代外科手术的先进水平。

"荆岫之玉，必含纤瑕，骊龙之珠，亦有微隙"。虽本丛书编者夙夜匪懈、殚精竭思，但囿于知识和经验的不足，缺陷和错误在所难免，还望读者不吝赐教，以便再版时改进。

中国科学院院士　北京协和医院院长

赵玉沛

华中科技大学同济医学院附属协和医院院长

王国斌

2016 年 9 月

前　　言

眼睛是人体最重要的视觉器官，外界信息主要通过眼睛感知。眼睛病变后手术是主要的治疗手段，因此完美的手术是患者术后获得病变消除及恢复良好视觉质量的关键。

有道是"金眼科、银外科"，其中之一意是眼科手术精细，正因为精细，便有"差之毫厘，谬之千里"之说。眼科医生手术的基本功包括对眼球及附属器的解剖结构烂熟于心，掌握手术的适应证、禁忌证、围手术期处理、麻醉方法、手术过程，并要预测到可能出现的并发症及后遗症，术前、术中、术后加以防范及处理，更为重要的是要知道每一种手术的要点及难点所在，以及各种难点、要点的操作精要和处理细节。只有这样，才能增加手术的成功率，减少并发症，提高术后的视觉质量。

本书正是针对这些问题，对常见及重要的手术如白内障手术、青光眼手术、角膜移植手术、羊膜移植手术、翼状胬肉手术、眼外伤手术、眼眶手术、整形手术、玻璃体手术、视网膜手术、屈光手术、斜视手术等，联合南北协和医院（武汉协和医院、北京协和医院）著名眼科专家，针对不同手术做了深入的探讨，并结合自己多年的经验教训，奉献出全部的手术难点、对策及精要。

同时，随着科技的进步，近年来眼科新技术层出不穷，新疗法不断涌现，本书也展现了眼科手术的最新技术，尤其是飞秒激光白内障手术、飞秒激光近视手术的应用也在本书中有详细介绍，以便读者在临床工作中参考学习，并不断创新及完善这些新技术，以使眼科手术更加微创、更加完美，更好地为患者服务。

本书摒弃了传统的大量文字赘述，采用图文相结合的编撰方式，绘制及应用了大量眼科示意图及术中实图，图文并茂地讲解了手术的要点、难点及相关操作技巧，大大提高了本书的可读性及参考价值。

希望本书既能帮助医学本科生、研究生学习眼科手术入门知识，指导初、中级眼科医生掌握手术要点、攻克手术难点，又能成为高级眼科专家临床工作中必备的参考书籍。

仁者见仁，智者见智。每位眼科医生对疾病的难点、重点认识存在差异，其经验也各有不同。另外，本书在编写过程中难免存在不足之处，恳请广大读者及同仁批评指正，并提出宝贵意见。

最后，感谢参与本书编写工作的武汉协和医院、北京协和医院眼科的各位专家、学者，他们为本书的出版付出了辛勤劳动。同时对编写秘书黄渝侃、张洁及绘制图片的郦凯健博士等工作人员致以衷心的感谢！

张明昌

2017 年 8 月

目　录

第一章 结膜手术

第一节 翼状胬肉手术

翼状胬肉是一种以睑裂区明显增生肥厚的球结膜，以及其下的纤维组织血管横跨角膜缘呈三角形长入角膜为主要特征的良性增殖性眼表疾病(图1-1-1)，为临床常见病、多发病，到目前为止其发病机制不清，治疗以手术为主，是临床上最常见的眼表手术。但是，翼状胬肉手术的最主要问题是手术后容易复发，近年来通过对翼状胬肉发病机制的深入探讨，以及手术技术的提高、手术方式的更新、手术过程的规范及围手术期的处理，极大地减少了手术并发症的发生，其复发率也大大降低。

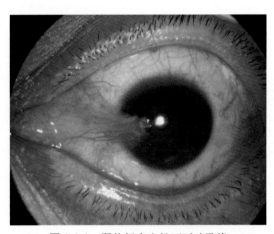

图 1-1-1 翼状胬肉生长至近瞳孔缘

一、翼状胬肉切除联合结膜移植术

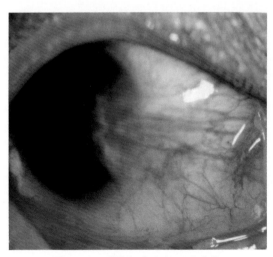

图 1-1-2 翼状胬肉生长至瞳孔缘

（一）适应证

1. 翼状胬肉进行性生长。
2. 翼状胬肉经常造成眼表不适。
3. 翼状胬肉可能影响或已经影响视力。
4. 翼状胬肉充血肥厚，侵入结膜＞3mm（图1-1-2）。
5. 翼状胬肉复发患者。
6. 有美容要求者。
7. 需要配戴角膜接触镜者。
8. 角膜屈光手术前。

9. 白内障手术前，为精确行人工晶体植入度数的计算。

（二）禁忌证

1. 活动性眼表炎症或角膜炎，如活动性沙眼、急性结膜炎症期、泪囊炎。
2. 内翻倒睫者、睑闭合不全者。
3. 严重干眼症者。
4. 糖尿病血糖未控制者。

（三）术前准备

1. 常规眼部检查　如泪道冲洗、视力及矫正视力、泪膜破裂时间、胬肉的范围及进入角膜的情况等。
2. 常规全身检查　如对高龄患者检查血糖、心电图等。
3. 术前 3 天滴用抗生素滴眼液或手术当天频繁点用广谱抗生素滴眼液。

（四）手术要点

1. 术前常规消毒铺巾。
2. 结膜表面麻醉和胬肉下浸润麻醉，特别不易配合的患者可采用球周麻醉，甚至偶尔采用全身麻醉。
3. 开睑器开睑，嘱患者向要手术区域的相反方向注视，对于不配合的患者可采用上方或下方角膜缘外 1mm 处浅层巩膜或上或下直肌牵引缝线并固定。
4. 手术显微镜下，用显微有齿镊抓住并轻提翼状胬肉头颈部，从头部到角膜缘用刀片从角膜浅层剥除，剥除深度一般不突破前弹力层；也可以自角膜缘开始向角膜方向反向剥除或撕除胬肉组织。
5. 将翼状胬肉两侧球结膜剪开，钝性分离角巩膜缘及巩膜上胬肉组织。
6. 从胬肉分离球结膜至半月皱襞，游离所有胬肉组织并剪除。
7. 清除巩膜表面残留的结膜下组织，对于巩膜表面的粗大血管或出血处进行烧灼适当止血，切忌对巩膜进行严重烧灼。
8. 翼状胬肉切除联合结膜或羊膜移植的病例比单纯切除术时切除结膜区域的翼状胬肉可适当扩大切除范围，因为单纯切除如果范围过大，术后巩膜暴露过多，可能会出现一些并发症。
9. 应用上方或下方球结膜，采用在结膜下浸润麻醉，使结膜隆起并尽量使结膜与结膜下筋膜组织分开，以便分离，且尽量不带结膜下筋膜组织，取得的结膜最好带有部分角膜缘上皮（即传统所称的结膜带角膜缘干细胞）。
10. 取覆盖裸露巩膜大小的球结膜，可采用结膜转瓣或游离结膜片。
11. 转瓣结膜瓣要留有结膜蒂，血供较好，可采用 10-0 尼龙线或 8-0 吸收线将结膜植片与远端残留球结膜缝合，并适当与巩膜浅层固定。
12. 近年来更多地采用游离结膜带角膜缘上皮片移植。取游离结膜片时要将结膜尽量分至结膜角膜结合处，将结膜植片的角膜缘对准创面角膜缘，植片 4 个角缝合时应带浅层巩膜。

植片来源的结膜缺损区，如果结膜下筋膜组织完好，可以空置不缝合，否则要将后面的结膜缝至角膜缘。

（13）结膜囊涂抗生素眼膏，包盖术眼。

（五）手术难点及对策

1. 翼状胬肉切除彻底而又避免损伤正常组织　组织病理学证实翼状胬肉一般只侵及角膜上皮基底膜，所以手术一般不要损伤角膜基质；结膜如半月皱襞未发生变性等病变，一般不应切除；结膜下组织一般切至血管缺乏或稀少处。手术中切忌损伤巩膜，尽量减少正常角膜缘损伤。术中适当止血，尽量不损伤巩膜。有时在翼状胬肉头端可见卫星灶，一定要一并去除。

2. 翼状胬肉复发及防治

（1）适应证选择关系到复发：术前炎症处于活动期时尽量控制后再手术，干眼症患者围手术期应用人工泪液，患者全身的免疫状态处于如风湿性关节炎等结缔组织疾病活动期时尽量不手术等。对于年轻、双眼、多头等容易复发的患者，手术方法要优选，术后用药及复查要积极。

（2）切除不彻底是复发的关键，其他包括炎症持续、环境刺激、自身因素。处理：手术开始前划界，或注射麻醉药时用注射孔定出上下界，手术彻底切除病灶，术前抗感染、减少充血，术中应用抗代谢药物如氟尿嘧啶、丝裂霉素（0.03%～0.05%），术后促进上皮快速愈合、彻底抗炎及应用抗增殖药物如激素、非甾体抗炎药、0.02%丝裂霉素及结膜下注射氟尿嘧啶、抗血管内皮生长因子药物，严重者重新手术。但是应用丝裂霉素要十分谨慎，复发胬肉丝裂霉素棉片一般放置3～5分钟，其浓度与时间的选择需要根据翼状胬肉的大小、患者的情况综合考虑，丝裂霉素棉片去除后用100ml以上的平衡盐溶液冲洗丝裂霉素接触区域，减少丝裂霉素在眼表面的残留。干扰素，免疫抑制剂环孢素、他克莫司等应用于翼状胬肉手术后抗复发，其效果有待于进一步观察。

（3）良好的手术技巧与正确的手术时机可以减少手术的复发率。目前认为，胬肉切除联合结膜瓣移植是复发率最低的手术方式；联合羊膜移植是另一种复发率较低的手术；对于高危人群加用抗代谢药物；单纯切除复发率较高。

3. 角膜炎及防治　术后的角膜炎可以是感染性的，也可以是非感染性的。

（1）非感染性角膜炎：可能源于术中巩膜烧灼止血过重或巩膜暴露过多导致的角膜缺血，或患者自身有糖尿病或较重干眼症。此类患者要用生长因子促进角膜快速修复，应用绷带角膜接触镜或包盖、自体血清等；如实在难以修复，可采用新鲜羊膜覆盖进行治疗。

（2）感染性角膜炎：可能因为围手术期抗菌措施不到位、术后即用激素及患者自身抵抗力不足等因素。因此建议术后角膜上皮修复后再开始应用激素。发生感染时要应用广谱抗生素。

4. 复发性翼状胬肉的手术　很多原因使复发性翼状胬肉的手术变得困难。

首先，我们无法知道首次手术的情况，翼状胬肉下的组织可能和巩膜或角膜形成瘢痕及粘连，分离较为困难，可能会加重角膜及巩膜的损伤，同时分离时容易出血，使手术很难找到一个光滑的界面。此时要小心分离，尽量避免对角膜、巩膜造成新的损伤，同时切尽病变组织。如果角膜损伤较深，需要用带角膜缘的板层角膜进行修复。

其次，手术中也要注意翼状胬肉下的组织可能和眼外肌粘连，当不易区分时，先用斜视钩钩住肌肉，再小心分离二者。

第三，如伴有睑球粘连情况，分离时往往巩膜创面较大，如果进行游离结膜瓣修复仍然不够，可采用羊膜进行修补。

严重病例可行带角膜缘的板层角膜移植，联合结膜移植、羊膜移植。

（六）术后监测与处理

1. 治疗目标　预防感染、减轻术后炎症反应、促进角结膜创面修复、防止复发，提高患者的视力与舒适度。

2. 术后用药　主要包括预防感染的抗生素、抑制炎症反应的糖皮质激素和非甾体类抗炎药、抑制细胞增殖的抗代谢药物及改善眼表舒适度的人工泪液。处理：包括局部应用抗生素联合激素，也有学者认为要待角膜上皮修复后再开始加用激素。抗生素应用 2 周左右可调整至只用激素。一般 7 ～ 10 天拆除缝线，有复发倾向者可适当应用抗代谢药物。

3. 术后监测　早期主要观察角膜上皮的修复情况，有学者认为角膜上皮修复越快，复发率可能越低；术后还要观察复发情况，如果手术区域一直处于充血状态或结膜很快向角膜缘方向生长，则证明有复发倾向。

（七）手术常见并发症的预防与处理

1. 角膜上皮修复不良　主要原因是角膜不平、干眼症、感染、角膜神经营养障碍、糖尿病。有学者采用打磨器或等离子刀打磨胬肉切除区毛糙表面，使表面光滑，利于上皮快速修复。

2. 复发　判断翼状胬肉是否复发，时间一般为手术后 1 年，切除不彻底是复发最重要的因素，其他因素如术后手术区炎症持续、手术方式选择不当、术后环境刺激持续如紫外线或烟尘较多的环境，自身因素如遗传因素、双眼发病、年轻患者。目前认为，胬肉切除联合结膜瓣移植是复发率最低的手术方式；联合羊膜移植是另一种复发率较低的手术；对于高危人群加用抗代谢药物；单纯切除复发率较高。

3. 感染　围手术期用药不规范，术中未遵循无菌原则，患者自身抵抗力低，如糖尿病、干眼症、病毒性角膜炎复发等患者。防治：术前了解患者背景及局部炎症状况，抗生素应用 3 天或术前 1 天频点，对症治疗如干眼症、糖尿病等。术后发现感染应立即加强抗感染治疗，如为单纯疱疹病毒性角膜炎，立即停用激素，严重患者需全身用药。

4. 角膜干凹斑或无菌性角膜溃疡　原因：手术切除太深、干眼症、糖尿病等角膜神经营养障碍；巩膜止血过度且暴露使局部缺血，原因不明。治疗：病因治疗，迅速应用促修复药物如生长因子，应用绷带型角膜接触镜，自体血清促进修复，如仍无法修复，可采用羊膜覆盖，严重者可行板层角膜移植手术。

5. 巩膜坏死　止血时烧灼过度、巩膜损伤、巩膜暴露、术中应用抗代谢药丝裂霉素浓度过高或时间过久、感染及全身免疫异常等而发生巩膜溶解坏死。处理：病因治疗，抗感染，促进修复，术后出现巩膜坏死后立即停用皮质类固醇及非甾体类抗炎药物或减少其使用频率，酌情使用局部免疫抑制剂滴眼液，联合局部应用人工泪液及促生长因子等药物。严重病例或保守治疗无效的病例采用滑行结膜瓣或带蒂结膜瓣遮盖创面、恢复血供，也可试用羊膜移植，严重者应用巩膜移植。

6. 结膜囊缩短、睑球粘连　原因：结膜切除过多而又未应用羊膜或结膜移植、复发时瘢痕收缩。处理：如眼球运动障碍或复视需再次手术，采用羊膜、结膜瓣或唇黏膜加宽结膜囊，复发患者采用结角膜缘上皮（干细胞）移植或带角膜缘的板层角膜移植手术联合结膜移植或羊膜移植。

7. 斜视　可能是睑球粘连或内直肌损伤，偶见内直肌切断，也有原因不明的。处理：对因处理。如肌肉离断，可沿肌鞘或肌腱膜找回，找回困难时，可通过牵拉肌样组织，如发现心率变慢，即可认为找到肌肉。

8. 视力下降　原因：瞳孔区因切除太深、感染等原因导致角膜混浊、角膜散光、斜视等。

9. 结膜病变　可发生结膜植片水肿、植片脱落或溶解、结膜伤口哆开、结膜囊肿或肉芽肿、结膜瘢痕等。对于结膜有炎症的患者，应加强控制炎症，可延长预防感染的时间，但对于植片脱落或溶解、创口哆开较大、结膜囊肿或肉芽肿的患者，可根据需要进行手术处理。

10. 其他　偶见移植物如羊膜、结膜瓣坏死，浅前房包盖引起急性闭角型青光眼发作等。

（八）临床效果评价

术后效果达到不复发及美观两个目的，同时没有结膜囊狭窄影响眼球运动功能。

二、翼状胬肉单纯切除术

（一）适应证

初次手术患者，胬肉侵入角膜＜ 3mm，胬肉薄，无明显充血。

（二）禁忌证

1. 胬肉复发患者。
2. 胬肉明显处于快速生长期或翼状胬肉一直处于充血状态、翼状胬肉肥厚者。
3. 活动性沙眼、急性结膜炎症期、泪囊炎、内翻倒睫者。
4. 角膜炎或严重干眼症者。

（三）术前准备

1. 术前常规眼部及全身检查。
2. 术前 3 天用抗生素滴眼液或手术当天频繁点广谱抗生素滴眼液。

（四）手术要点

1. 麻醉　同翼状胬肉切除联合结膜移植术。
2. 开睑器开睑，嘱患者向要手术区域的相反方向注视。
3. 手术切除同翼状胬肉切除联合结膜移植术，但结膜切除范围要适当缩小，以避免缝合结膜时巩膜暴露太多。
4. 将切除后的结膜边缘直接间断缝合于距离角膜缘 3mm 的浅层巩膜上，裸露部分巩膜。

5. 结膜囊内涂抗生素眼膏，包盖术眼。

三、翼状胬肉切除联合羊膜移植术

1. 适应证、禁忌证及翼状胬肉切除同翼状胬肉切除联合结膜移植术。

2. 巩膜缺损区结膜可应用羊膜修补，采用 10-0 尼龙线将羊膜片（上皮面向上）与远端残留球结膜缝合，并与巩膜浅层固定，也可应用生物胶黏合（图 1-1-3）。

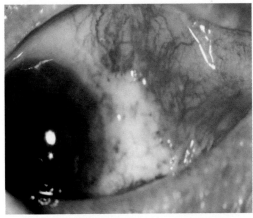

3. 羊膜的取材及保存见羊膜移植章节。

4. 不同保存方法的羊膜移植对翼状胬肉术后复发率可能不同。

四、其他

尚有一些学者报道翼状胬肉切除联合带角膜缘上皮的结膜移植术（图 1-1-4 ～图 1-1-7），其复发率也较单纯翼状胬肉切除手术低，术者可根据自己的习惯选择。一些传统手术如翼状胬肉转位，其复发率较高，已逐渐被淘汰。

图 1-1-3 翼状胬肉切除联合羊膜移植术后

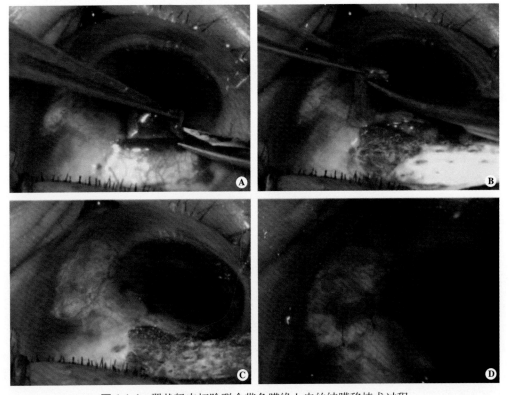

图 1-1-4 翼状胬肉切除联合带角膜缘上皮的结膜移植术过程

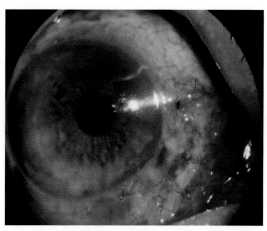

图 1-1-5　翼状胬肉切除联合带角膜缘上皮的结膜
移植（角膜缘干细胞移植）术后 5 天

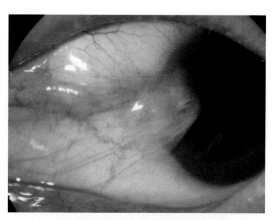

图 1-1-6　翼状胬肉术前

术中还可谨慎应用抗代谢药如氟尿嘧啶、丝裂霉素等，但要注意该类药物应用的指征、浓度、时间长短等。一般初次手术避免应用，除非为年轻的双眼患病，同时合并充血明显而治疗无效者；复发患者可根据情况使用，如果是因前次手术原因复发者可不必使用，复发高危患者可酌情使用。氟尿嘧啶可使用原液，而丝裂霉素要配成 0.03% ～ 0.05% 的浓度使用，一般 3 ～ 5 分钟，用完即刻大量（至少 20ml）生理盐水或平衡盐液冲洗。始终注意保护角膜，对于干眼症患者应用抗代谢药要十分谨慎。

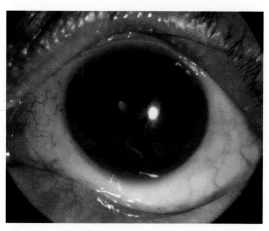

图 1-1-7　翼状胬肉切除联合带角膜缘上皮的结膜
移植（角膜缘干细胞移植）术后半年

007

第二节　羊膜移植术

羊膜是胎盘最内层，是人体最厚的基底膜。羊膜可分为五层：上皮层、基底膜、致密层、成纤维细胞层和海绵层。1995 年 Kim 和 Tseng 把保存的羊膜运用于兔角膜重建术中并取得成功后，人们开始对羊膜的生物学特性有了一个全新、深入的认识，其受到越来越多眼科工作者的青睐。羊膜无血管、神经、淋巴管，抗原性极低，保存的羊膜不表达细胞抗原，因此无排斥反应发生。羊膜作为一种新型、可靠的供体材料而应用于眼科临床。

一、羊膜的制备

取产前血清学检查排除乙型肝炎病毒、丙型肝炎病毒、梅毒及艾滋病病毒感染的孕妇剖宫产后的胎盘，无菌操作下，冲洗胎盘上的血迹及污物，在羊膜与绒毛膜之间钝性分离，获得羊膜后用含 50μg/ml 青霉素、50μg/ml 链霉素、2.5μg/ml 两性霉素及 100μg/ml 新霉素的平衡盐溶液浸泡 20 分钟，取出后上皮面朝上，平铺于硝酸纤维素滤纸上，并剪成一定大小备用。

二、羊膜的保存

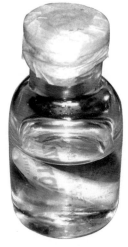

图 1-2-1　甘油保存的羊膜

1. 新鲜羊膜　取下并处理好的羊膜置于 DMEM（Dulbecco's modified Eagle's medium）培养基中，4℃冰箱保存，24 小时内使用。

2. 深低温冷冻羊膜　取羊膜分装于纯甘油与 DMEM 原液 1：1 体积比的混合储存液内，放置于 −80 ～ −70℃低温冰箱内保存。

3. 甘油保存羊膜　取羊膜放入 100% 纯甘油瓶中，4℃冰箱保存，24 小时后，无菌操作下，再移至另一个 100% 纯甘油瓶中，继续 4℃冰箱保存（图 1-2-1），也可将其放入 −20℃冰箱内。

4. 冻干羊膜　这种羊膜经 γ 线消毒，能在室温下保存 2 年，应在 1：2000U 庆大霉素生理盐水溶液中复水 20 ～ 30 分钟后使用。

三、羊膜手术

羊膜手术包括创面覆盖、缺损移植、填充或修补、载体（组织工程培养基质）。

（一）适应证

1. 翼状胬肉切除联合羊膜移植（图 1-2-2）。

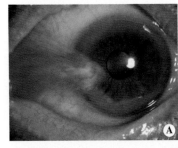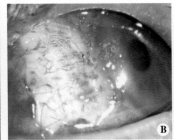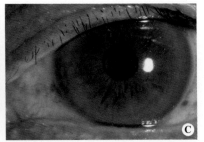

图 1-2-2　翼状胬肉切除联合羊膜移植术后

2. 局限性（1 个象限以内）角膜缘缺乏。

3. 化学及热烧伤　包括早期角膜上皮修复不良、板层移植联合羊膜及后期睑球粘连（图

1-2-3）。

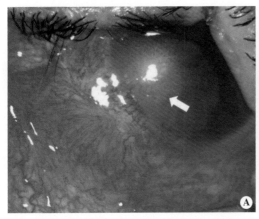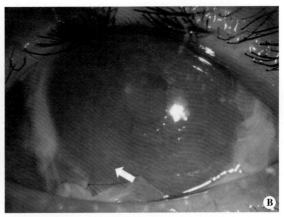

图 1-2-3 氢氧化钠烧伤

伤后 1 个月，鼻下方角膜上皮缺失，基质浸润；羊膜移植术后第 5 天，上皮修复，基质浸润消失

4. 复发性上皮糜烂或持续性上皮脱落。

5. 难治性青光眼 包括滤过区及引流阀导引区的抗瘢痕措施、滤过泡漏的修补等。

6. 大疱性角膜病变 包括角膜层间灼烙联合羊膜移植术及角膜前弹力层灼烙联合羊膜移植术等（图 1-2-4）。

7. 结膜缺损修补 包括大面积结膜肿瘤（图 1-2-5）、结膜囊狭窄（图 1-2-6）、睑球粘连分离后等。

8. 角膜溃疡 如神经营养性角膜溃疡、迁延不愈的单纯疱疹病毒性角膜溃疡、蚕食性角膜溃疡等。但对于其他感染性角膜溃疡，尤其是真菌性角膜溃疡的治疗要十分谨慎。

9. 组织细胞（如角膜缘干细胞）羊膜载体培养后移植。

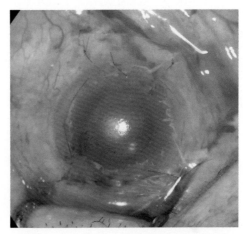

图 1-2-4 大疱性角膜病变羊膜移植术后

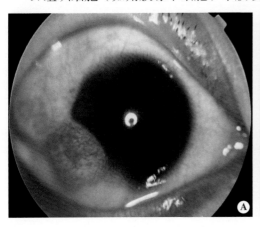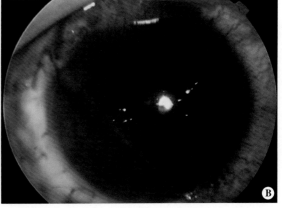

图 1-2-5 结膜肿瘤行角膜移植联合羊膜移植术前及术后

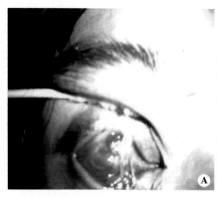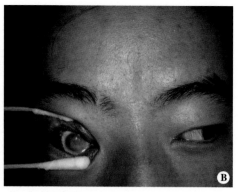

图 1-2-6 结膜囊狭窄术前及术后

（二）手术要点

1. 彻底清除病变组织，如角膜的基质基本正常、巩膜达正常界面，则睑球粘连要彻底切除增殖的瘢痕组织。

2. 创面充分止血，否则引起羊膜植片下积血，易导致植片延迟愈合甚至溶解、坏死、脱落。

3. 羊膜植片缝合固定，包括羊膜与结膜、巩膜、睑板、角膜的缝合固定至关重要。

4. 复水的时间要依羊膜的种类不同而异，冻干羊膜复水的时间可适当延长，而其他方式保存的羊膜不宜时间过长，一般 5 ～ 10 分钟。

（三）手术难点及对策

1. 结膜缺损修补　巩膜面上的结膜缺损处与结膜等大面积的羊膜与结膜良好对合，并与巩膜浅层固定，防止羊膜松动及坏死；横跨穹隆的缺损结膜也可用羊膜修补，但为了结膜囊的深度，最好在角膜缘后 8mm 左右与巩膜及睑板处固定，并且在穹隆固定或用固定线固定于眶缘处的皮肤外。在睑结膜及穹隆结膜缺损区的羊膜缝合可用 8-0 吸收线缝合。

2. 角膜缺损修补　清除坏死组织，但注意不要引起角膜穿孔。可用单层或多层羊膜填补缺损，并分层与健康角膜固定，最好表层的羊膜稍大于角膜创口固定，或全角膜覆盖羊膜，在角膜缘后 1mm 处与浅层巩膜固定（图 1-2-7）。角膜缺损压的羊膜尽量选厚的羊膜，以减少缝合时健康角膜损伤。

结膜缺损修补及角膜缺损修补的表层羊膜一般 2 周拆线，角膜缺损的深层羊膜缝线可根据情况适时拆线。

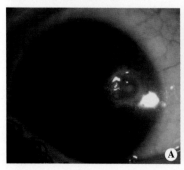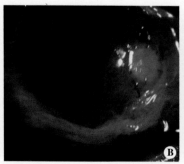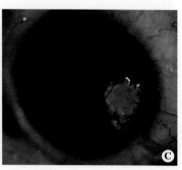

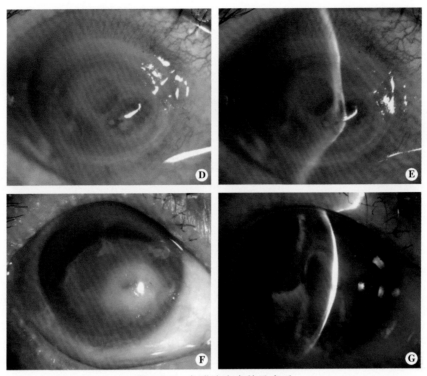

图 1-2-7　角膜溃疡术前及术后

角膜穿孔，前房消失，行多层羊膜移植术后 1 年，角膜厚度恢复正常，前房深

溃疡小穿孔也可用羊膜修补，关键是要将羊膜与角膜分层牢固固定（图 1-2-8）。

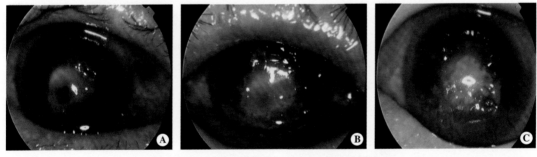

图 1-2-8　角膜溃疡穿孔，术前、术后及拆线后

3. 角膜缺损覆盖　如果仅仅是一般的上皮缺损或复发性上皮糜烂，可去除病变组织，覆盖单层羊膜（新鲜羊膜更好），在角巩膜缘浅层巩膜固定（图 1-2-9）；如果病变稍深，可在病变区先固定一层或数层羊膜，然后于表层再固定一层羊膜于角巩膜缘；如果是化学烧伤或热烧伤，角膜缘受损少于 1/2，不清创，药物治疗无效时行羊膜移植，角膜损伤范围过大，可行全角膜羊膜移植，严重者将角膜缘结膜后退。

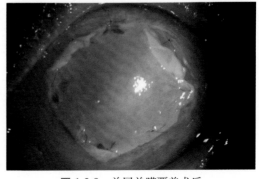

图 1-2-9　单层羊膜覆盖术后

当因化学烧伤或热烧伤行羊膜移植时，尽量不行角膜缘清创，以保护残存的角膜干细胞。

如果一次羊膜覆盖效果不佳，可再次或多次羊膜覆盖，直到角膜上皮愈合。但如果是上皮糜烂或丝状角膜炎复发或不愈合，可在不损伤瞳孔区角膜的情况下，针刺角膜上皮基底膜及浅层基质，以利于愈合；如角膜缘损伤范围过广，有时需要联合角膜缘移植或带角膜缘的板层角膜移植。

（四）术后处理

根据原发病选择术后用药，常规应用局部抗生素及促进修复药物，应用激素时应考虑原发病，如神经营养性角膜炎、变态反应性角膜炎、化学烧伤或热烧伤、复发性上皮糜烂的术后局部可应用激素。穿孔患者术后要应用降眼压药物。

（五）临床效果评价

羊膜角膜覆盖上皮修复一般48小时后即可达到目标。如果是羊膜填塞角膜缺损或穿孔，则羊膜存留的时间越长越好。如果是角膜缘缺损，则羊膜需与周围健康的角膜结膜形成牢固对合，以利于修复。

（张明昌）

参 考 文 献

高媛，张明昌，彭云 . 2007. 翼状胬肉中环氧合酶 2 的表达及其相关研究 . 中华眼科杂志，43（10）：881-884.

姜冬玲，张明昌，胡燕华 . 2006. 局限性蚕蚀性角膜溃疡羊膜移植治疗的疗效观察 . 中国实用眼科杂志，24（5）：502-504.

姜冬玲，张明昌，胡燕华 . 2007. 春季角结膜炎巨大乳头手术治疗的临床分析 . 中华眼科杂志，43（1）：14-17.

李凤鸣，谢立信 . 2014. 中华眼科学 . 第 3 版 . 北京：人民卫生出版社 .

李绍珍 . 2005. 眼科手术学 . 第 2 版 . 北京：人民卫生出版社 .

夏又春，张明昌，吕文秀 . 2008. 自体角膜缘干细胞移植联合羊膜移植术治疗复发性翼状胬肉的临床研究 . 国际眼科杂志，8（6）：1268-1270.

张明昌，黄渝侃，姜冬玲，等 . 2005. 纯甘油保存人羊膜治疗翼状胬肉的临床研究 . 眼科新进展，25（5）：436-438.

张明昌，王勇 . 2007. 重视翼状胬肉的基础与临床研究 . 中华眼科杂志，43（10）：868-871.

第二章 角膜手术

第一节 角膜移植术

角膜移植术是用透明的角膜片置换混浊或病变部分的角膜，以达到增强视力、治疗角膜疾病和改善外观的目的。

角膜移植术分为板层角膜移植术、全层（穿透性）角膜移植术和角膜内皮移植术。成分角膜移植是近年来日益受关注的手术，"缺什么补什么"是一种精准治疗，可以最大限度地利用材料，同时最大限度地减少受体的损伤以减少并发症。

一、板层角膜移植术

板层角膜移植是角膜移植的主流手术，占角膜移植的 40% 左右，是一种部分厚度的角膜移植。近年来更多的学者认为，凡是能做板层角膜移植者尽量行板层角膜移植，因为穿透性角膜移植并发症较多，角膜移植排斥反应尤其是内皮排斥反应可造成内皮功能失代偿，而使移植失败。随着深板层角膜移植技术的提高及飞秒激光在角膜移植手术中的应用，加之角膜共聚焦显微镜及眼前节光学相干断层成像（optical coherence tomography，OCT）的应用，使人们更易判断角膜病变的深度，同时板层角膜移植的视觉质量提高，学者们更青睐板层角膜移植。未累及角膜内皮的病变尽可能考虑行板层角膜移植。谢立信等对真菌在角膜内生长方式的研究使得近年来对真菌性角膜炎的板层角膜移植开展得越来越广泛，这样凡是保守治疗效果不佳者，尽快行板层角膜移植，使得真菌性角膜炎治疗效果越来越好。根据角膜移植的深度，可分为前板层及深板层角膜移植术。手术时切除角膜前面的病变组织，留下底层组织作为移植床。深板层移植床通常很薄，甚至仅留后弹力层和内皮层。根据移植角膜的面积，可分为部分板层和全板层角膜移植。全板层角膜移植因包括角膜缘，术后排斥反应的可能性大大增加，因此，有学者认为，凡是有健康角膜缘的部分最好保留，否则带角膜缘的全板层角膜移植如果用药不到位或机体排斥反应过重，绝大多数最终将因排斥反应而导致移植失败。

（一）适应证

1.凡角膜病变未侵犯角膜基质深层或后弹力层，而内皮生理功能健康或可复原者，均可行板层角膜移植术，包括各种原因引起的未累及后弹力层及内皮层的角膜混浊及角膜病变，如各种炎症、肿瘤、外伤、先天异常、角膜变性及角膜基质营养不良。

2. 感染（病毒、细菌、真菌、阿米巴）所致药物等保守治疗不能控制的角膜炎或溃疡，但尚未累及后弹力层及内皮层者。近年来，真菌感染的板层角膜移植是研究热点，尤其是谢立信等对真菌生长规律的研究，以及角膜共聚焦显微镜及眼前节光学相干断层成像的应用，使人们更易判断角膜病变的深度，采用板层角膜移植的成功率大大提高。

此外，一些感染性角膜溃疡如真菌性角膜溃疡等经药物等保守治疗虽能有效控制将要穿孔（如后弹力层膨出）或已经有的小的穿孔，但一些溃疡迁延不愈或真菌性角膜炎病灶中央隆起且周围有浅沟难以愈合，任其自然愈合会造成严重瘢痕及新生血管，可考虑行板层角膜移植。

3. 一些条件差不能做穿透性角膜移植的角膜，为改良角膜条件先行板层移植。如各种化学伤或烧伤及毒性角膜病变、角膜干细胞缺陷、角膜大量新生血管、严重角膜表层血管化、角膜基质融解及后遗症等，往往一次角膜移植不能成功，或不能完全去除病变或混浊，需要一次或多次基质改良才能成功或为后期穿透性角膜移植做准备。

4. 近年来越来越多的学者开展了圆锥角膜板层角膜移植的研究，尤其是飞秒激光的应用及深板层角膜移植技术的改良，使圆锥角膜板层角膜移植的视觉质量大大提高，也减少了圆锥角膜穿透移植的远期并发症。

（二）禁忌证

1. 严重干眼症。

2. 糖尿病血糖未控制。

3. 严重角膜全新生血管化且角膜缘缺陷仅做部分板层（不带角膜缘）角膜移植者。

4. 活动性眼表炎症或角膜炎，如活动性沙眼、急性结膜炎症期、泪囊炎、内翻倒睫。

（三）术前准备

1. 常规眼部检查　如泪道冲洗、视力及矫正视力、泪膜破裂时间、眼压等。

2. 常规全身检查　如对高龄患者查血糖、心电图等。最好术前对受体进行传染病相关检查，如乙型肝炎、丙型肝炎、艾滋病病毒、梅毒等检测，以防止患者术后出现此类疾病而造成纠纷。

3. 术前三天用抗生素滴眼液或手术当天频繁点用广谱抗生素滴眼液。

4. 了解角膜厚度、病变累及角膜的范围及深度，有条件者可行角膜共聚焦显微镜及眼前节光学相干断层成像检查。

5. 移植的植片除了需要有活性角膜缘的板层移植需要准备新鲜及角膜保存液短期保存的角膜外，一般可采用干冻保存的角膜。

6. 如果为病变较深，术中穿孔风险较高者，建议术前缩小瞳孔，降低眼压，最好准备可行穿透性角膜移植的材料以备用。

（四）手术要点

1. 采用表面麻醉，也可采用结膜下浸润麻醉、球周或球后麻醉，特别不易配合的患者如儿童等采用全身麻醉。

2. 开睑，1：2000庆大霉素生理盐水或络合碘冲洗结膜囊，上下直肌牵引缝线并固定。

3. 除非为涉及角膜缘的板层，否则一般不打开结膜。选择适当大小的环钻环切至一定深度（图2-1-1），如果要确保控制深度、减少风险，可采用负压环钻环切（图2-1-2）。

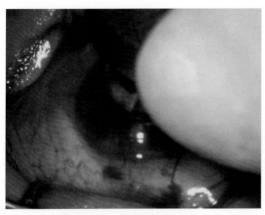

图 2-1-1　环钻至一定深度

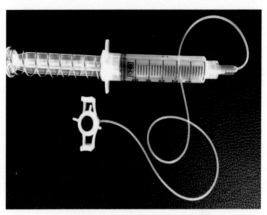

图 2-1-2　真空负压环钻

4. 病变角膜剖切至透明植床（图2-1-3）。

5. 选用对应厚度的植片（图2-1-4），植片直径较植床大 0.25 ～ 0.5mm。

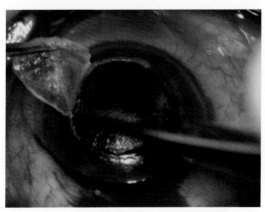

图 2-1-3　板层剖切病灶直到角膜透明

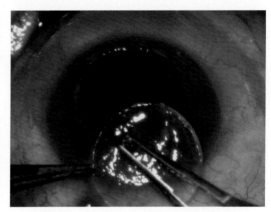

图 2-1-4　放上对应厚度的角膜板层植片

6. 10-0 尼龙线间断或连续缝合（图2-1-5）。

7. 抗生素眼膏包眼。

（五）手术难点及对策

1. 移植片与植床大小的契合　一般植片比植床大 0.25mm，如果植床直径大于 8mm，

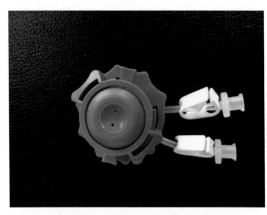

图 2-1-5　缝合角膜板层

可考虑植片比植床大 0.5mm。圆锥角膜移植手术时有术者建议等大，或根据角膜扩张情况适当减小植片，也有人认为可以与普通角膜移植手术一样。

2. 移植片与植床厚度的契合　术前可通过眼前节 OCT 判断厚度，术中根据实际厚度切削植片。

3. 板层植片可采用自眼球上徒手法切削　可以自巩膜开始采用找准厚度层次撕开，也可在眼球或人工前房（图 2-1-6，图 2-1-7）上采用负压环钻来控制切削深度，还可用飞秒激光定量切削深度。

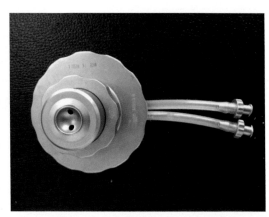

图 2-1-6　一次性应用的人工前房　　　　图 2-1-7　可重复消毒的人工前房

徒手取板层，一般宁厚勿薄，如果偏厚可采用加深植床，或采用植片边缘后层适当修剪。同时在缝合时适当调节进出针位置、深度以使植片与植床形成较好的契合，使术后快速上皮化，以减少并发症。

4. 深度判断　术前通过裂隙灯显微镜检查病变深度，也可以用共聚焦显微镜及眼前节 OCT 来了解病变深度；术中切除病灶至角膜完全透明，通过边缘深度来测定厚度，或通过轻轻触碰残余角膜基床的张力来了解角膜残余厚度。

5. 将角膜病灶切除干净　术前通过裂隙灯显微镜检、共聚焦显微镜、眼前节 OCT 了解角膜深度以利于术中判断是否切削至相应深度；术中如果是健康角膜基质，剖切时两个界面挂丝可完全认为已至正常角膜基质（图 2-1-8）；伴有前房积脓时术中无法判断深度，可在术中剖切至一定深度时，前房穿刺放脓，以了解病灶是否累及全层。

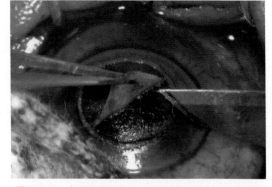

图 2-1-8　术中剖切时两个界面挂丝确认正常角膜基质

6. 板层角膜移植缝线 一般要求缝合的跨度为切口边缘 1mm，深度穿透角膜板层植片，结扎松紧度以切口刚好扎紧为宜。缝合时可用 10-0 或 11-0 尼龙线缝合，根据术者熟练程度及患者角膜情况来决定是连续缝合还是间断缝合。光学性角膜移植建议连续缝合，一般先于 4 个象限间断缝合 4 针，待连续缝合完成预结扎后再拆除间断缝线，调整连续缝线松紧结扎并将线结埋入角膜基质。治疗性角膜移植、植片接近角膜缘、人工生物角膜尤其是角膜有新生血管时只能采用间断缝合，间断缝合根据植片大小调整间距，一般直径为 6～7mm，缝合宜在 8 针左右；如直径为 7～8mm，缝合宜在 12 针左右；如直径在 8mm 以上，则缝合宜在 16 针左右。

有条件或有经验的术者也可采用生物胶黏合板层角膜，不缝合或仅在 4 个象限间断缝合 4 针。术毕配戴绷带型角膜接触镜。

7. 深板层角膜移植如何剖切至后弹力层 可采用分层剖切的方法，在深层剖切时两个界面的挂丝如果突然减少，表明接近后弹力层。当残余角膜基质较少时，为减少角膜穿孔危险，可往基质上浇低渗盐水（如注射用水），可使基质暂时变厚，便于手术操作，以利于将角膜基质与后弹力层分开。

同时也有较多专家介绍深板层角膜移植的方法，在去除前部基质后，在基质与后弹力层之间通过注射水、黏弹剂、气体等将两层分开，再采用放射状分开后弹力层前基质，然后自切口边缘分别剪除。

8. 植片准备 板层角膜植片可在眼球上徒手取得（图 2-1-9），也可在眼球或人工前房上用环钻或负压环钻钻取一定深度后，剖切板层或用分离器（图 2-1-10）或薄型虹膜恢复器钝性分离取得。如果保存的眼球眼压较少影响剖切，可自视神经往眼内玻璃体注气或注水以维持眼压，用纱布环绕眼球以固定眼球及维持眼压，也可用飞秒激光取得板层角膜（图 2-1-11）。

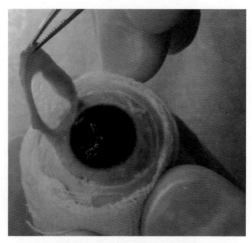

图 2-1-9 徒手取得供体植片

017

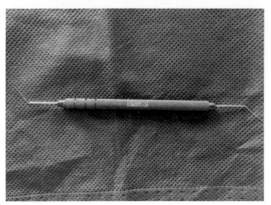

图 2-1-10 板层分离器

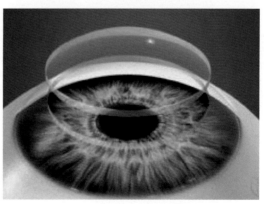

图 2-1-11 飞秒激光制作板层角膜示意图

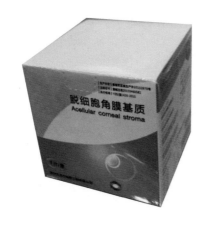

图 2-1-12 脱细胞角膜基质产品（已获国家批准上市）

没有同种异体角膜供体时，还可应用对应厚度的人工生物角膜。目前已有市售的脱细胞角膜基质，这种材料为标准化生产，去除了细胞及其抗原成分，可常温保存，随时可以获得，可满足板层角膜急需之困（图 2-1-12）。

9. 涉及角膜缘的板层角膜移植　一般先剪开结膜，止血后暴露角膜缘，去除病灶。如为蚕食性角膜溃疡，进行缘的病灶一定要切干净，后弹力层暴露的病灶一定要小心剥离，尽量减少穿孔。一旦穿孔，可行双板层角膜移植，最好不要做角膜缘的穿透性角膜移植，因为排斥反应发生率很高，同时可能产生虹膜周边前粘连、继发青光眼及角膜内皮功能障碍等（图 2-1-13）。

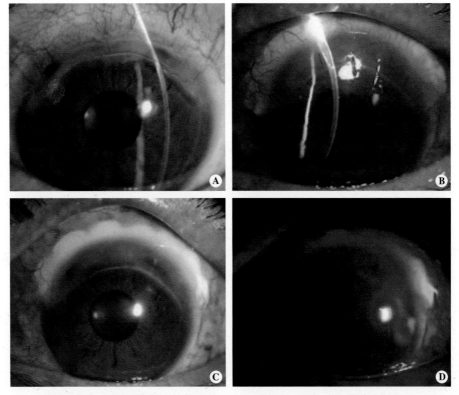

图 2-1-13 角膜边缘变性部分区域后弹力层膨出，移植后角膜缘重建良好

（六）术后监测与处理

1. 观察植片与植床的对合，植片与植床的层间有无积液、积血等。

2. 观察角膜移植排斥反应的发生情况。

3. 观察原发病的复发情况。

4. 非感染性角膜移植术后应用抗生素及激素 1 个月左右，再继续应用抗排斥药物如 1% 环孢素滴眼液或他克莫司滴眼液 3～6 个月；感染性角膜移植一般先应用抗生素，观察有无复发，再加用激素。如果是细菌感染，1 周内不复发，可加用激素、棘阿米巴；真菌感染要观察 2 周以上不复发才可以谨慎加用。

5. 板层角膜移植后一般 3 个月至半年左右拆线，如果部分缝线已松或缝线处新生血管，可随时拆除缝线。

（七）手术常见并发症的预防与处理

1. 植片感染　原因：术前未掌握适应证、禁忌证，抗生素应用不到位，术中未注意无菌操作，植片污染，缝线松动未处理，植片溶解。处理：细菌培养加药敏试验，根据药敏试验结果应用抗生素。也可经验性全身及局部应用广谱抗生素，此时局部应用抗生素应采用频点，控制病情后再根据药物的半衰期用药。治疗无效时，去除植片，继续抗感染治疗；如果感染控制，可以继续移植；如果病灶较浅，可不继续移植植片，任病灶上皮化。如果病灶深，不能明确感染是否控制或是否为真菌感染，可先行结膜瓣遮盖术，待感染控制后再考虑是否再次角膜移植。

2. 排斥反应　部分板层移植较少见排斥反应，一般为上皮或基质排斥反应，表现为局部充血、新生血管、上皮排斥线、基质浸润或混浊、水肿等。可局部应用抗排斥反应药物，如激素、环孢素、他克莫司等滴眼液，严重者全身应用，一般用药 3～6 个月。

如果是带角膜缘的板层角膜移植，容易发生角膜移植排斥反应，术后应强化抗排斥反应治疗，时间在 1 年以上，高危患者应用抗排斥药物可达 2 年。发生排斥反应时，全身及局部应用激素，长期用药环孢素、他克莫司局部或全身应用。

3. 缝线脱落　可能是缝合打结的问题，也可能是植片溶解，或是新生血管长入时缝线变松。

4. 术中角膜穿孔　术中如发现小的穿孔，可换位置剥离板层。小的穿孔如 3mm 以下，术毕前房自动形成，层间无积液，可不做特殊处理；如前房不良或渗漏明显，可前房注气。对于较大的穿孔，如没有活性内皮材料，可应用保存的带后弹力层的角膜修补；大的穿孔需改为穿透性角膜移植。

5. 层间积液、积血或异物存留（图 2-1-14，图 2-1-15）　术中尽量采用不掉絮的物品擦掉血迹，认真冲洗层间。术后如积液及积血较少，可加压包扎；若较多，可以放液或冲洗层间。有角膜植床穿孔、双前房者，应修补穿孔或改为穿透性角膜移植。如没有穿透性角膜移植材料，可采用双板层角膜移植术，即穿孔取用薄的带内皮的板层在深层固定，表层再用板层材料移植。

6. 植片融解或脱落　发生植片融解或脱落后，首先寻找原因，如感染复发或新发感染、缝线过早松脱、双前房植片较长时间浸在水中、角膜无知觉、严重干眼症、糖尿病、严重排斥反应、植片难以上皮化或较长时间不上皮化，同时可能是植片本身的原因如植片质量问题或保存不当、人工生物角膜质量问题等（图 2-1-16）。

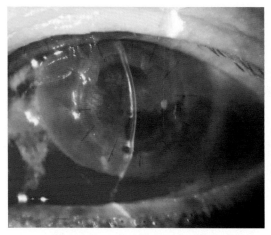

图 2-1-14　术后角膜板层层间积血

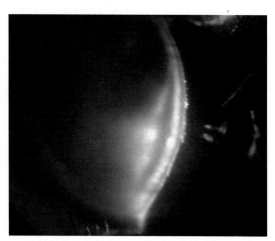

图 2-1-15　术后角膜板层层间积液

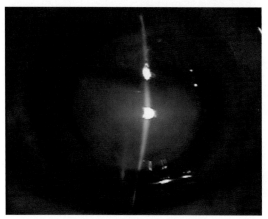

图 2-1-16　角膜植片部分融解

治疗：控制感染及抗炎，如为感染性或不能排除感染，可在应用抗生素时同时应用非甾体抗炎药、环孢素及他克莫司等；如为非感染性，应积极应用激素或加大浓度及点药次数。同时应用生长因子及全身应用维生素促进修复。松动的缝线小心拆除，还可加用绷带性角膜接触镜。如融解已经上皮化，暂不做特殊处理；如较深，应再次移植。

7. 移植区新生血管　可能是炎症反应、排斥反应、缝线反应、角膜缘缺陷等原因，应根据情况处理，包括减轻炎症反应、应用抗排斥反应药物、适当早些拆线等。

8. 术后视力不良　植片或层间混浊、层间不平、角膜散光等。有缝线较紧时见有明显散光，可采用选择性板线。

（八）临床效果评价

1. 视力评价　治疗性一般不评价视力，以实现治疗为目的，角膜上皮化完全，如为角膜缘移植，角膜缘重建好，角膜上皮修复好，翼状胬肉或假性翼状胬肉不复发；屈光性角膜移植要考虑视力预后，一般植片透明，大小及厚度匹配，缝线松紧合适，层间光滑无异物残留，视力可能恢复好，一般手术以达到接近后弹力层的深板层视力为好，视力不佳可配镜、戴 RGP 角膜接触镜或行激光角膜屈光手术。

2. 疗效评价　板层角膜移植一般植片成活好。如果是严重烧伤的全角膜新生血管化合并干眼症，可能会导致严重排斥、新生血管重生等，严重者角膜上皮修复不良及角膜移植片融解。

人工生物角膜移植术前及术后见图 2-1-17。

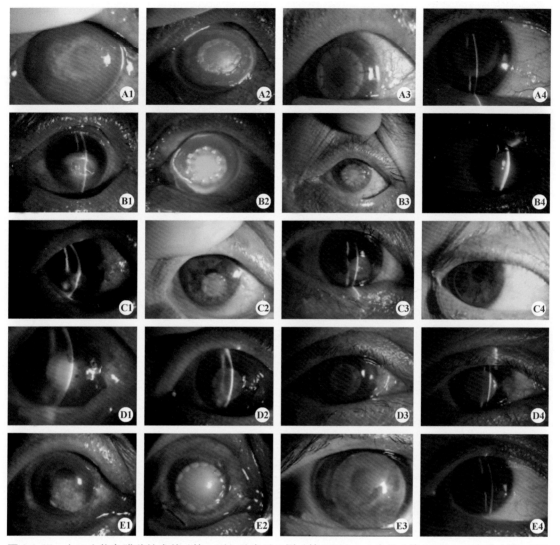

图 2-1-17 人工生物角膜移植术前（第 1 列）及术后 1 周（第 2 列）、1 个月（第 3 列）、6 个月（第 4 列）

二、穿透性角膜移植术

穿透性角膜移植术是以全层透明角膜代替全层混浊或病变角膜的方法。适应证按其手术目的可分为光学性、治疗性、成型性、美容性角膜移植等。各种原因所致的角膜全层混浊或内皮细胞功能衰竭均可行穿透性角膜移植（图 2-1-18，图 2-1-19）。

（一）适应证

1. 各种原因所致的全层角膜混浊，包括先天性或后天性角膜混浊、角膜变性或营养不良。
2. 感染（病毒、细菌、真菌、阿米巴）所致药物不能控制的角膜炎或溃疡，累及全层。
3. 圆锥角膜（变性期）。

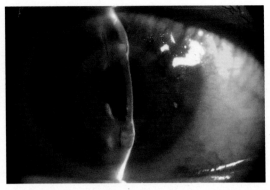

图 2-1-18 穿透性角膜移植术前，累及全层的角膜 图 2-1-19 穿透性角膜移植术后 10 天，角膜植片
白斑 透明

4. 角膜血染。

5. 严重的角膜外伤、撕裂伤、化学伤，累及全层混浊，或已穿孔。

6. 后弹力层膨出，角膜瘘。

7. 角膜内皮功能失代偿、角膜大疱性病变。未累及角膜内皮的病变尽可能考虑行板层角膜移植，单纯角膜内皮病变可行角膜内皮移植，全层病变可选择穿透性角膜移植。

（二）禁忌证

1. 严重干眼症。

2. 糖尿病血糖未控制。

3. 严重角膜全新生血管化。

（三）术前准备

一般检查及处理同内眼手术。

1. 控制原发病病情。

2. 患者术前三天用抗生素滴眼液滴眼或当天频点（一般认为不少于 8 次）。

3. 准备角膜供体，穿透性角膜移植和角膜内皮移植要求内皮细胞计数在 3000/mm^2 以上。

4. 穿透性角膜移植术前 1 小时 1 % 匹罗卡品滴眼液滴眼 2 次，缩瞳及降低眼压。

5. 感染性角膜病需做病原学检查。

6. 怀疑干眼症者尤其是化学烧伤应排除干眼症，一般行泪膜破裂时间和泪液分泌检查。

（四）手术要点

1. 局部麻醉（球旁或球后麻醉、眼轮匝肌局部麻醉） 不太配合的患者可行全身麻醉。

2. 开睑 上、下直肌牵引缝线固定。

3. 根据角膜病变范围选择环钻，去除病变角膜，采用负压环钻比较安全。

4. 钻取移植片 一般比植床大 0.25mm。

5. 固定植片 10-0 尼龙缝线间断或连续缝合固定。

6. 重建前房　穿透性角膜移植从植片缘注入生理盐水或消毒空气，重建前房。

7. 散光检查　有条件的情况下可使用角膜散光盘在显微镜下调整缝线松紧度。

8. 术毕，结膜下注射庆大霉素 2 万 U、地塞米松 2.5mg，抗生素眼膏包盖双眼。

（五）手术难点及对策

1. 眼压控制　眼压控制不良，术中突然切开前房时容易发生虹膜不断脱出（反复恢复虹膜易造成虹膜色素脱失、虹膜损伤引起瞳孔散大或变形、前房积血、眼内感染机会增加等）、眼内容物脱出、暴发性脉络膜出血、视力丧失、术后黄斑囊样水肿、浅前房所致内皮功能障碍、眼球萎缩等。

术前一定要仔细检查眼部及测量眼压，眼压过高时手术应非常谨慎。眼压偏高者一定要加以控制后再手术，术前可点用降眼压药物、口服碳酸酐酶抑制剂、静脉用高渗剂脱水，如甘露醇控制眼压。即使术前眼压不高，也要尽量降低眼压以防止术中、术后出现相关并发症，减少手术风险。要充分麻醉眼球，建议做眼轮匝肌的麻醉以防患者术中用力闭眼而增加眶压，手术开始前压迫眼球以软化眼球、降低眼压。也有专家建议如遇紧张患者，应防止患者术中憋气用力或猛动，可考虑全身麻醉。

2. 术中易发生低眼压　术前已是低眼压、眼球或巩膜太软（如儿童、高度近视尤其是病理性近视）、玻璃体液化、无晶状体眼或玻璃体切除术后（水眼）等，术中眼内水液突然流失、眼压突然降低、巩膜塌陷，造成术中暴发性脉络膜出血、视力突然丧失、术后黄斑水肿、切口切除及缝合不整齐，造成切口关闭不严及漏水、术后严重散光等导致视力下降甚至视物变形。

可于手术开始前采用巩膜张力环缝合于巩膜浅层并牵引固定眼（图 2-1-20），以防止巩膜塌陷，术中眼内多注射黏弹剂，不配合的患者采用全身麻醉，防止术中患者用力使眼内容脱出过快过多。角膜病灶环切时切勿一次全层切开，可先做 80% 左右厚度的角膜环切，再用刀片逐渐加深，切穿前房时应缓慢释放房水，前房注入黏弹剂后，同时加快手术进程，准备好植片后再切开前房，然后迅速缝合。也有学者建议先行多点角膜切穿，前房注入黏弹剂后将植片在多个切开处做预置缝线，然后再全部切除病变角膜并移走，同时快速结扎

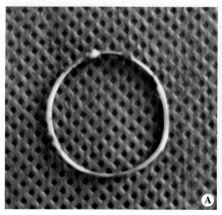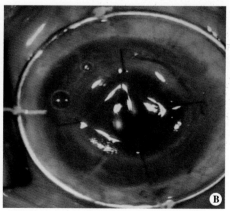

图 2-1-20　巩膜张力环缝合于巩膜浅层并牵引固定眼

023

预置缝线，前房再次注入黏弹剂维持眼压，并迅速做全周缝合，前房注射平衡液置换黏弹剂，最后前房注气维持至眼压正常。术中一定要防止低眼压时间过长而造成严重并发症。

3. 植床确定　确定瞳孔中心点后，采用手动环钻或负压真空环钻环切角膜，有条件者可应用飞秒激光。应用手动环钻时要受力均匀，防止倾斜及部分角膜提前穿透。横跨瞳孔的穿透性角膜移植的植床一般不宜太小，直径最好在 6mm 以上，太小影响术后视力；一些不涉及瞳孔的微小穿孔的角膜移植不在此赘述。直径太大如超过 8mm，或切口离角膜缘 2mm 以内，则排斥反应发生率大大增加。

如果是感染性角膜病变，尤其是真菌性角膜炎及棘阿米巴性角膜炎，切口最好在病灶透明边缘 1mm 以上。

如果是不涉及瞳孔的穿孔，可以考虑小植片的穿透性角膜移植，如果穿孔区比表层病灶小，可行楔形穿透或双板层角膜移植（图 2-1-21～图 2-1-24），这样可适当减少抗原载量，减少排斥反应，如果穿孔小于 3mm，没有活性内皮供体，也可采用干燥或甘油保存的角膜。缝合时正对瞳孔中央的区域尽量不缝合，以免造成散光及视力下降。

4. 穿透性角膜移植的难点　切穿角膜全层时，眼压突然降低带来的风险即为穿透性角膜移植的难点。除以上所述外，还应注意：术前、术中应用缩瞳剂充分缩小瞳孔；在切除病变角膜、移走至植片 4 针缝合前禁止滴眼药水等动作，防止患者眨眼挤压眼球造成眼内容物脱出；如存在虹膜前粘连，在切穿角膜前先用黏弹剂行充分分离。如术中发现后房压力高、虹膜不断外脱，可先预置植片缝线后再移走切除的角膜片，同时快速结扎缝线。对于紧张或配合不佳的患者，可以在全麻下手术。

5. 植片准备　如果是手法取得，应特别注意边缘处理，一般先将角膜自眼球上取下，将角膜片以内皮面向上置于切枕上，选择适当大小的环钻，用锤子锤下或植片专用切取装置取得；也可从眼球上或将角膜片置于人工前房上用负压环钻取得；还有用飞秒激光取得植片的报道。

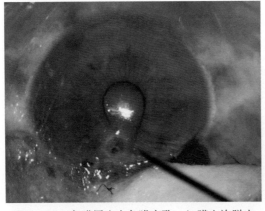

图 2-1-21　角膜周边小角膜穿孔，虹膜少许脱出

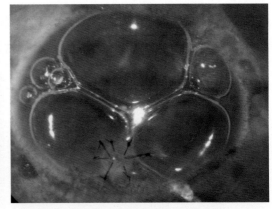

图 2-1-22　小的带内皮的楔形穿透角膜移植术毕前房注气

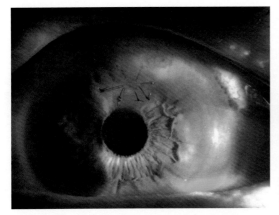

图 2-1-23　术后第 4 天瞳孔圆视力恢复

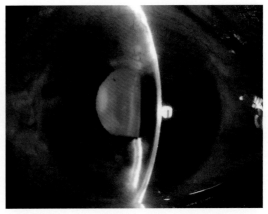

图 2-1-24　术后半年角膜拆线后，角膜厚度正常，前房深，视力 1.0

6. 切口缝合　是穿透性角膜移植较为重要的一个环节，切口两边缝线跨度太窄、结扎过紧易造成切开处隆起及角膜散光；缝合过浅结扎后易使植片与植床的后缘哆开或对合不良，造成后层尤其是内皮愈合不良，导致切口抗张力下降，甚至角膜内皮功能障碍。

一般要求缝合的跨度为切口边缘 1mm。深度以接近后弹力层为宜，穿透角膜可能造成内皮损伤及术后线孔漏水。松紧度以刚好扎紧切口不漏水为宜，不宜太紧，太紧易造成散光及前房变浅，在刚开始缝合时，因为前房浅、眼压低容易扎得过紧，可在缝合完成后再做调整，或根据角膜曲率检测调整。

缝合时可用 10-0 或 11-0 尼龙线缝合，根据术者熟练程度及患者角膜情况来决定是连续缝合还是间断缝合。光学性角膜移植建议连续缝合，或采用双连续缝合，一般先于 4 个象限间断缝合 4 ～ 8 针，待连续缝合完成预结扎后再拆除间断缝线，调整连续缝线松紧后结扎并将线结埋入角膜基质。治疗性角膜移植，植片接近角膜缘，尤其是角膜有新生血管时只能采用间断缝合，间断缝合根据植片大小调整间距，一般直径为 6 ～ 7mm，缝合宜为 8 ～ 12针；如直径在 7mm 以上，缝合宜为 12 ～ 16针。

7. 前房成形　术毕形成前房用平衡盐液或气体，注气时一定要无菌，可用多层纱布过滤或于酒精灯上抽取，尽量防止气体注入后房。注气或注水时维持前房及保持眼压适中。术后浅前房可能增加房角粘连及继发青光眼，同时也可能使移植片的内皮功能发生障碍。

（六）术后处理

1. 术后每天换药，双眼包扎 2 ～ 3 日。

2. 抗生素的应用视病情而定，一般全身用药 1 ～ 3 日，局部抗生素应用 2 ～ 4 周。

3. 根据病情全身及局部应用糖皮质激素并逐渐减量。

4. 针对原发病的不同感染继续使用有效抗感染药物。

5. 每日裂隙灯显微镜观察术眼充血，缝线，植片透明度、厚度，前房，瞳孔及眼压情况。

6. 防治排斥反应　除激素外，局部及全身还可应用环孢素、他克莫司等。

7. 拆线　穿透性角膜移植间断缝线可在术后半年至 1 年拆线，部分缝线松脱或新生血管长如缝线可提早拆线；连续缝线可在 1 年以上再拆线。

（七）术后常见并发症的预防与处理

1. 术后角膜创口愈合不良　处理方法包括加压包扎、重新缝合、配戴角膜绷带镜。

2. 浅前房　可能为创口漏水、脉络膜脱离、后房压力过高。首先针对病因治疗，如创口漏水，双眼加压包扎，有效后再改成单眼加压包扎；后房压力过高，采用甘露醇降低后房压力；脉络膜脱离，采用激素、扩瞳及碳酸酐酶抑制剂等治疗。如经过保守治疗无效时可选择再次缝合、降低后房压力、脉络膜脱离区上腔放液等手术。

3. 感染　怀疑感染时应立即行涂片、培养等病原学检查，有条件者可行眼表活体共聚焦显微镜检查；病原未明确之前可经验性使用广谱抗生素，明确病原后尽量使用敏感药物。

4. 眼压升高或继发青光眼　可能为术后前房气体过多或黏弹剂残留过多，浅前房、房角损伤，术后炎症反应造成房角粘连，瞳孔阻滞等原因造成。首选降眼压药物治疗、活跃瞳孔、激素抗炎，疗效不佳时可考虑滤过性手术治疗。

5. 移植排斥反应　穿透性角膜移植可有急性排斥反应、亚急性排斥反应及慢性排斥反应；也可分为上皮型排斥反应、基质性排斥反应及内皮型排斥反应（图 2-1-25）等。发现排斥反应时局部联合全身应用激素，局部抗排斥药物使用频率应强化，尤其是内皮排斥反应必须争分夺秒抢救内皮，必要时联合应用抗排斥药物，如激素联合环孢素或他克莫司；应用激素时应注意毒副作用，有效后应逐渐减量至停药。如果需要较长时间使用抗排斥反应药物或激素应用有禁忌时，应更换为环孢素或他克莫

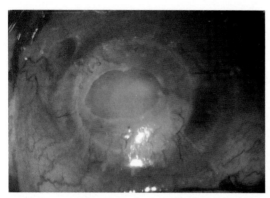

图 2-1-25　角膜移植术后 2 年，排斥反应，植片新生血管化

司局部和（或）全身应用。

儿童术后易发生排斥反应，并且对激素敏感，容易出现激素毒副作用，如眼压升高等，因此，儿童高浓度激素应用一般不超过 2 ～ 3 周。

6. 供体角膜内皮功能失代偿　由于供体质量原因或术后排斥反应造成角膜内皮细胞损坏，一般无有效治疗方法，可结合患者实际情况选择对症处理或再次行角膜移植手术，或角膜内皮移植术。

（八）临床效果评价

1. 视力评价　同板层角膜移植。
2. 植片评价　角膜植片与植床对合好，内皮细胞功能健全。
3. 未出现明显的并发症。

三、角膜内皮移植术

角膜内皮移植术，也有人称为后板层角膜移植术，适用于内皮功能失代偿，是为减少

穿透性角膜移植的并发症尤其是排斥反应而设计的。

各种原因导致角膜内皮疾病及角膜内皮损伤，可造成角膜内皮功能障碍，严重者导致角膜内皮功能失代偿，引起角膜水肿、角膜上皮水疱。轻者影响视力，重者导致角膜大疱异物感及患者感到疼痛，传统手术是穿透性角膜移植，但由于并发症较多，现有较多专家改行角膜内皮移植术。

（一）适应证

角膜内皮功能失代偿，而角膜基质正常。角膜内皮功能失代偿如果伴有角膜基质糜烂、瘢痕及新生血管，应改行穿透性角膜移植。

（二）禁忌证

1. 严重干眼症。
2. 糖尿病血糖未控制。
3. 角膜基质混浊及伴有新生血管。

（三）术前准备

1. 裂隙灯检查　通过裂隙灯观察角膜内皮疾病患者角膜内皮损伤的程度；同时了解角膜基质有无混浊、瘢痕、新生血管，角膜上皮水疱的部位、大小及有无增厚，有无结膜化组织长入角膜。

2. 角膜内皮镜检查　了解患者角膜内皮细胞数量及病变情况。

3. 前房深度检查　角膜内皮移植术对患者前房的要求比较高，前房较深的患者在放入角膜内皮植片时会相对比较容易，而有些患者其眼球比较小、前房狭小，并且有些疾病可能会导致其前房加浅，植入植片时可能特别困难，术前需要对前房深度进行了解，做到心中有数。

4. 共聚焦显微镜检查　了解导致角膜内皮功能障碍的原因，如Fuchs角膜内皮营养不良、虹膜角膜内皮细胞凋亡综合征。

5. 眼前节OCT、超声生物显微镜（UBM）检查　可观察角膜、虹膜、房角、晶状体的结构和位置关系。

6. 适当降低眼压及缩瞳。

7. 角膜准备　最好用新鲜角膜，取材在4小时内完成，供体年龄不要太大，需要时先用内皮细胞计检测。

（四）手术要点

1. 角膜做隧道切口，前房注入黏弹剂，环钻标记后撕除后弹力层。
2. 准备移植片　板层刀、手撕或飞秒激光制作后板层或带内皮的后弹力层植片。
3. 植入植片　置换前房黏弹剂。
4. 前房注气　包盖术眼。

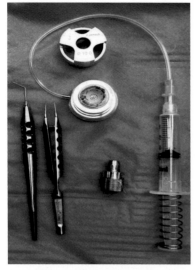

图 2-1-26 角膜内皮移植 DMEK 供体内皮制作基本设备

（五）手术难点及对策

1.**植片准备** 最好用新鲜角膜，选择角膜内皮细胞数量达 3000/mm² 的角膜。在准备及植入过程中始终注意保护内皮。如没有把握，可预备一角膜，在制作角膜内皮移植片过程中如发生意外，可留做备用。

可在人工前房固定角膜的情况下应用角膜自动板层刀切除大部分板层，留薄的后板层进行移植；也可在人工负压固定角膜的情况下，徒手剥离取后弹力层及内皮植片（图 2-1-26～图 2-1-30）；飞秒激光制作植片相对准确、简便且成功率高，但成本也相对较高。在准备及植入过程中需始终注意保护内皮。

2.**移植片植入** 膜内皮移植手术中内皮植片的植入是手术成功最关键的步骤。

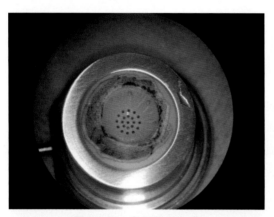

图 2-1-27 负压吸引角膜

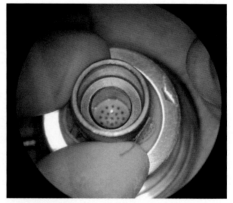

图 2-1-28 内皮环钻压切

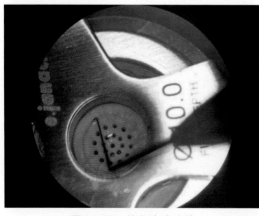

图 2-1-29 钩起内皮边缘

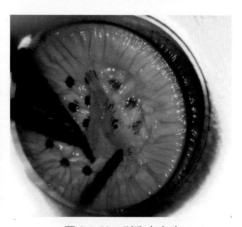

图 2-1-30 剥取内皮片

（1）植入手术过程中一定要轻巧，争取角膜内皮植片能够一次到位，避免反复多次放置移植片，造成内皮损伤。

（2）可采用植入器向眼内推送，也可在内皮植片上一边缝一根牵引线，在角膜缘5点钟方向做一个侧切口，然后将缝线从5点钟方向的侧切口钩出，利用缝线和导入植入器将植片植入，这样可以避免反复多次植入对角膜内皮植片造成损伤，也可采用特定的推注器或滑板植入。

（3）角膜内皮移植手术中黏弹剂是不可缺少的。但术毕要去除干净，防止其影响角膜内皮植片与角膜的贴合，如果黏弹剂去除不尽，可能术中觉得植片贴合较好，但是第二天容易发现内皮植片发生了脱落，所以也有建议，初学者可在水灌注维持前房的情况下植入植片。

（4）将角膜内皮植片通过缝线植入之后，再用白内障术中用的灌注头或注吸头用水冲洗置换出黏弹剂，随后将角膜内皮植片复位并注气。建议注气时尽量打得多一点，但也要适度，因为注气太满可能会产生高眼压，或者气泡进入瞳孔后面的后房，使随后的处理变得困难。

（5）注入气泡后嘱患者平卧，2小时后观察一下患者的前房、眼压，如果眼压高，适当应用降眼压治疗，3～4小时后，如果眼压还较高，就可以在裂隙灯下将气泡放掉部分或全部，3小时后角膜内皮植片已经贴附，这样可以减少与气泡相关的并发症发生。

（六）术后监测与处理

1. 术后面向上平卧，低枕或无枕。

2. 观察植片贴附情况、眼压、眼内炎症。高眼压超过5小时，常规降压无效时可放出部分气体。

3. 抗排斥反应治疗　如内皮排斥反应可导致角膜内皮细胞功能障碍及失代偿，应紧急处理：局部及全身应用抗排斥反应药物。局部应用药物有皮质类固醇激素、环孢素、他克莫司及非甾体药物等。必要时，激素局部应用可采用冲击疗法，如激素高浓度滴眼每小时一次，维持24～48小时，之后根据情况减量或至维持量。

（七）手术常见并发症的预防与处理

1. 高眼压　寻找原因，对症处理及降压治疗，如果是气体的原因，眼压经常规处理仍然较高，可放出部分气体。有报道认为术后眼压升高超过3小时，常规降压措施无效时，甚至可以放出全部气体。其他高眼压及处理见相关章节。

2. 植片移位或脱落　复位术中尽量清除黏弹剂，以防角膜基质及植片之间黏弹剂残留，造成植片脱位；术后早期尽量仰卧位，保存气泡向上顶住植片。如边缘少许脱位可观察，严重者应再次冲洗前房，清除黏弹剂，注入气泡复位。如果再次脱落，可反复注气复位。

3. 排斥反应　如内皮排斥反应，应加大抗排斥反应力度，严重者全身应用激素等抗排斥反应措施。术后抗排斥反应的治疗应该与穿透性角膜移植是等同的，不能过早地停用药物，避免发生排斥，一旦发生排斥往往是内皮型的，治疗稍有耽搁就会导致内皮细胞功能障碍，造成手术失败。角膜移植术后角膜内皮排斥线见图2-1-31。

4. 眼内炎症　出现后积极治疗，如怀疑是感染，常规治疗效果不佳时，可前房内注射

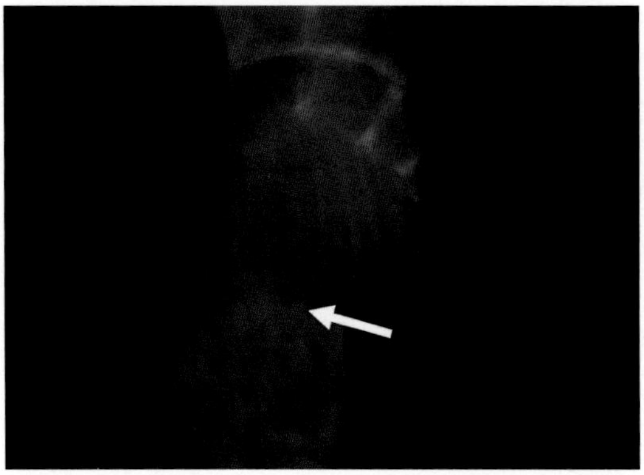

图 2-1-31　角膜移植术后角膜内皮排斥线（箭头处）

万古霉素。

5.角膜内皮细胞功能障碍及失代偿、角膜水肿不透明　角膜内皮角膜移植片的要求很高，能够做穿透性角膜移植的植片不一定能做内皮移植，一般选择内皮细胞数量在 3000/mm² 以上的角膜植片，并且角膜要新鲜，这样的角膜内皮细胞功能好、成功率高、效果就好。如果只是凭感觉而不做角膜内皮细胞数量的检查，认为植片透明便移植给患者，往往会造成手术后失败。

（八）临床效果评价

角膜植片与植床贴附良好，内皮细胞功能健全，未出现明显的并发症。

（张明昌）

第二节　角膜屈光手术

角膜屈光手术是通过手术的方法改变角膜表面的形态，以矫正屈光不正，包括近视、远视和散光。根据手术方式的不同可分为激光角膜屈光术和非激光角膜屈光术，激光角膜屈光术分为角膜表层切削术和角膜基质切削术，非激光角膜屈光术分为放射状角膜切开术（radial keratotomy，RK）和角膜基质环植入术（intrastromal corneal ring implantation，ICRI）。非激光角膜屈光术由于存在手术矫正程度而难以精确定量、术后效果稳定性差，现已很少开展，故本节主要阐述激光角膜屈光术。

激光角膜屈光术是通过精确的激光切削去除部分角膜组织，重塑角膜表面形态，以使角膜整体或某一子午线方向曲率变平或变陡，从而达到矫正近视、远视和散光的目的。根据激光切削角膜的部位不同可分为激光屈光性角膜表层切削术和激光屈光性角膜基质切削术两大类。

激光屈光性角膜表层切削术包括准分子激光屈光性角膜切削术（photorefractive keratectomy，PRK）、准分子激光角膜上皮下磨镶术（laser subepithelial keratormileusis，LASEK）、经上皮准分子激光屈光性角膜切削术（trans-PRK）、机械法上皮瓣下角膜磨镶术（epipolis laser in-situ keratomileusis，Epi-LASIK）。

激光屈光性角膜基质切削术包括准分子激光原位角膜磨镶术（laser in situ keratomileusis，LASIK）、飞秒激光辅助准分子激光原位角膜磨镶术（fs-LASIK）、飞秒激光透镜切除术（femtosecond lenticule extraction，FLEx）和飞秒激光小切口透镜取出术（small incision lenticule extraction，SMILE）。

一、激光屈光性角膜基质切削术

（一）适应证

1. 患者有摘镜要求。

2. 年龄 18 周岁以上。

3. 屈光状态稳定，近两年发展速度每年不超过 0.50D。

4. 矫正屈光度的范围　近视：不超过 -11.00D；远视：不超过 +6.00D；散光：不超过 6.00D。

5. 双眼屈光参差不齐者。

6. 角膜厚度大于 500μm。

（二）禁忌证

1. 眼部有活动性炎症。

2. 患圆锥角膜、兔眼、干眼症、角膜内皮变性、边缘性角膜病变等眼科疾患者。

3. 青光眼（对 LASIK 只为相对禁忌证）。

4. 曾经发生过眼底出血、视网膜脱离者。

5. 矫正视力差的重度弱视。

6. 高度近视且瞳孔大（相对禁忌证）。

7. 角膜过薄，预计术后角膜基质床厚度小于 280μm。

8. 具有瘢痕体质、胶原病、糖尿病等影响角膜伤口愈合疾病者（对 LASIK 只为相对禁忌证）。

9. 对视力有极高要求，且对手术顾虑极大者。

10. 有精神疾患且正在服药者。

（三）术前准备

1. 术前行眼科一般检查和视光学专业检查。

2. 手术医生与患者充分沟通　沟通患者要求、目的、手术简单原理、过程、术中术后可能出现的情况、术后注意事项。

3. 在手术知情同意书上签字。

4. 患者术前要求　①停戴普通隐形眼镜 1～2 周，停戴硬性透氧性角膜接触镜（RGP）2～3 周，还原角膜形态，杜绝眼表炎症，维护角膜上皮完整；②局部点抗生素滴眼液 2～3 日，做注视训练；③术前晚洗澡、洗头、保证充足睡眠、避免疲劳用眼；④手术当日眼部不要化妆；不要将有刺激性气味物品带入手术室，尤其不要使用香水和摩丝；⑤更换隔离衣和拖鞋、戴帽子；按压泪囊部，用生理盐水冲洗结膜囊，点抗生素滴眼液和局部麻醉药。

5. 医生手术当日要求　①复查患者屈光和检查眼部情况，及时发现新的变化；②对患者的病史及术前检查做综合分析，拟订合理的手术方案；③制作激光系统能识别的治疗文件并存盘；④更换隔离衣，戴帽子、口罩，洗手，戴手套；⑤核对患者信息（性别、年龄、住址），核查输入计算机的手术参数。

6. 激光机（包括飞秒激光）和角膜板层刀准备　预热、调试、检测使之符合手术要求。

7. 手术室环境准备　清洁与消毒，控制手术室内的温度在20℃左右，湿度为40%～50%。

（四）手术要点

1. 患者取仰卧位，轻抬下颌，使角膜缘所在平面与水平面相平行。按内眼手术要求消毒眼睑及其周围皮肤。

2. 铺无菌巾，开睑器开睑，如用手术贴膜，可粘贴、固定上下睫毛，尤其是自动式角膜板层刀使用过程中更应注意。

3. 用专用角膜标记器、显微虹膜恢复器或针头在角膜瓣蒂部对侧做好放射状角膜标记线。

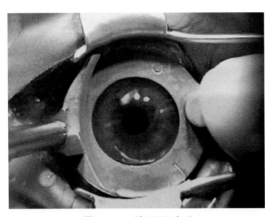

图 2-2-1　放置吸引环
（照片由 Oger F. Steinert, MD 提供）

4. 使患者情绪放松，注视激光注视灯，调整激光主机跟踪系统，使其与角膜光学中心重合。

5. 制作角膜瓣　方式一：采用飞秒激光制作角膜瓣。根据设计的角膜瓣厚度、直径、边角角度、蒂摆放的位置，设置飞秒激光工作参数，选取合适的锥镜，通过负压固定于眼表中央，完成飞秒激光扫描。方式二：采用微型自动角膜板层刀制作角膜瓣。根据角膜直径、曲率，选取合适的吸引环，设定正确的止刀器，眼球吸引稳定后平稳连续走刀、退回，切开角膜瓣（图 2-2-1）。

6. 用显微虹膜恢复器或特制分瓣器插入角膜瓣下，翻转角膜瓣，也可用平口镊夹取并翻转角膜瓣，暴露基质床，观察角膜瓣和基质床是否合格。合格的角膜瓣应符合：①厚度为 120～140μm，均匀一致，直径为 8～10mm；②无破损，切削面光滑，位置居中。

7. 准分子激光切削　让激光主机读取治疗文件，将手术参数输入激光主机中，重新摆好患者的头位和眼位，让术眼注视激光注视灯，用吸血海绵擦除基质床表面的异物及吸干水分后，以角膜光学中心为切削中心，在角膜基质上进行激光光学切削。

8. 激光切削完毕后，恢复瓣膜，用 BBS 液冲洗层间，将角膜瓣按所做标记线复位，用吸血海绵吸除瓣缘的水分，并在瓣上由角膜中心向瓣周边做放射状轻轻按压，以赶出瓣下水分，吸干结膜囊水分，移去开睑器，反复轻柔闭合眼睑几次，确定角膜瓣无移位后结束手术。

9. 全飞秒激光手术　①安装锥镜：以角膜顶点为中心，利用负压将锥镜与角膜连接。②按手术设计完成飞秒激光切削。③飞秒激光透镜切除术则需要打开角膜瓣，分离透镜，取出透镜，恢复角膜瓣。④飞秒激光小切口透镜取出术则需通过小切口分离透镜，利用透镜镊取出透镜，整复角膜切口。

（五）手术难点及对策

1. **角膜瓣制作** 是本手术的重点、难点之一。完成一个完美的角膜瓣对术后恢复良好视力并减少手术并发症至关重要。由于影响制作角膜瓣的环节、因素很多，如角膜直径、角膜曲率、角膜局部的混浊灶、吸引环型号、负压大小、角膜硬度、角膜板层刀及用来制作角膜瓣的飞秒激光的运行状态等，一个环节、因素没掌握好，就有可能出现游离角膜瓣、不全角膜瓣、碎瓣、异形瓣，因此角膜瓣制作也是本手术的难点。具体对策：①术前彻底清洗角膜板层刀，尤其是轨道和齿轮的缝隙处；②刀启动前检查轨道上有无障碍物；③负压吸引稳定后再走刀，如遇卡刀，先观察有无可以移去的障碍物，如果有则排除后再走刀，如果没有则将刀回退少许，在角膜及轨道上点少许 BBS 液后重新试着向前走刀；④制作角膜瓣前角膜要做好标记，出现游离瓣后将其基质面向下保存于湿房中，角膜瓣表面可滴 1～2 滴 BBS 液，不能将角膜瓣完全浸泡在 BBS 液中，以免角膜瓣过度水化，激光切削完成后，按标记将角膜瓣复位，配戴绷带片；⑤如果发生不全瓣、碎瓣、异形瓣，要以患者术后视力为第一要素，视其瓣膜状态判断是否进行下一步激光切削，如不能继续，则立即整复角膜，配戴绷带片，待角膜愈合后再手术。

2. **飞秒激光制瓣或全飞秒透镜切除** 飞秒激光扫描后分离困难，具体对策：术前严格检查角膜的透明度，对角膜轻度混浊或小面积混浊的均不能采用飞秒激光手术，飞秒激光制瓣术中若发现小粘连可视情况钝性分离，切记避免角膜瓣破裂，大粘连则检查角膜透明度，角膜透明则可再次补打激光后分离，不透明则整复已分离的角膜瓣，待角膜愈合后改手术方式再进行手术。

3. **激光切削中途因故停止** 准分子激光系统中途因故停止造成激光切削中断，虽然不常见，但医生要根据各种机型的特点，做到心中有预案。具体对策：①记录已发射激光的脉冲数，以便机器修复后再次手术。再次手术时输入的治疗参数与第一次完全一致，先放空发射激光，到记录的激光脉冲数后，继续切削角膜，完成上次残留的切削量；②有的准分子激光系统可以及时生成后续激光切削治疗文件并保存，激光机修复后执行该文件，完成剩下的激光切削量就更方便了；③继续完成非激光参与的手术步骤，做好对患者的解释工作。

（六）术后监测与处理

1. **术后处理** ①术后使用抗生素滴眼液 1 周，每天 4 次；②术后酌情使用氟米龙（类固醇激素）、普罗纳克（非甾体类）滴眼液 1～2 周；③有干眼症状者加用人工泪液，一般使用半年左右。

2. **术后监测** ①术后早期观察：角膜瓣与基质的对合状况，对于角膜瓣移位、皱褶、撕裂应及时调整；角膜层间有无沙漠反应（diffuse lamellar keratitis，DLK）、感染，如有则及时采取相应措施，如瓣下层间冲洗，调整激素、抗生素使用频率。②术后定期检查视觉质量、角膜地形图，及时发现有无角膜扩张迹象，如有则立即采取降眼压、角膜交联等措施，以免程度扩大。③术后复查频率：术后第 1 天、7 天、30 天各复查一次；术后第 1 年，每 3 个月复查一次；满 1 年后，每年复查一次，共 3 年。

（七）术后常见并发症的原因及处理

1.角膜瓣游离　是指角膜瓣制作时完全与角膜基质床分离，但角膜瓣完整。

（1）原因：①角膜曲率过平，角膜直径过小；②使用了适应高曲率角膜的吸引环型号；③没有正确安放止刀器；④角膜硬度过大，走刀速度太快；⑤吸引环发生误吸，与眼球接触不到位。

（2）处理：①游离瓣直径超过有效屈光切削区，将其基质面向下保存于湿房中，角膜瓣表面可滴 1 ～ 2 滴 BBS 液，不能将角膜瓣完全浸泡在 BBS 液中，以免角膜瓣过度水肿，激光切削完成后，用 BBS 液冲洗角膜基质床，再按标记将角膜瓣复位，用吸血海绵轻轻挤干角膜层间水分，配戴绷带片，注意上皮面朝上。②游离瓣直径小于有效屈光切削区，则仔细按照以前的标记将游离瓣直接复位，待伤口愈合好后再进行手术。③游离瓣较小且薄，可以直接将游离瓣复位后采用 Trans-PRK 手术，术后也能获得满意的效果，并且为时间紧张的患者带来了便利。

2.角膜瓣形成不完整　是指角膜瓣在形成过程中出现了碎裂、穿孔、异形。

（1）原因：①角膜曲率过平、过陡；②角膜瓣制作过程中各种原因导致的眼球失压、误吸、眼球转动后脱离吸引环；③刀片不锋利；④角膜板层刀运行过程中卡住，轨道上有异物（如组织碎屑、睫毛、盐结晶、眼睑皮肤）、刀头碰上开睑器、机器故障；⑤眼睑睑裂过小、眼球下陷过深。

（2）处理：①如遇到卡刀，不要轻易放弃，要检查是否是因为开睑器、眼睑皮肤、睫毛造成阻力，清除即可；有时没发现明显障碍物，将刀后退少许再前进有可能摆脱困境。②不全瓣形成后，如果有效的屈光切削区能暴露，则可正常手术，注意角膜瓣蒂部要避免切削。③蒂部位于有效屈光切削区，如果瓣膜薄，直接恢复角膜瓣，然后采用 Trans-PRK 手术，前提是 Trans-PRK 手术的切削量能将整个角膜瓣消融；如果估计采用 Trans-PRK 手术，其切削量难以将角膜瓣消融，则将角膜瓣仔细复位，待伤口愈合好后再择期手术。

3.角膜瓣过薄　正常的角膜瓣厚度应为 100 ～ 140μm，瓣厚＜ 90μm 即为薄瓣，可出现角膜瓣膜恢复困难、角膜瓣皱褶，激光术后易出现角膜上皮下基质混浊（haze）。

（1）原因：①吸引环负压不足（安装不良导致漏气、管路阻塞）；②假性负压吸引（误吸）；③刀片不锐利；④术中失去负压。

（2）处理：①角膜瓣虽然薄，但如果绝大部分特别是有效光学区带有角膜基质，可以按计划继续进行激光角膜基质切削，然后仔细整复角膜瓣，配戴绷带片。②角膜瓣部分缺乏角膜基质（只有角膜上皮层），特别是光学区缺乏基质，则整复角膜瓣，待伤口愈合好后再择期手术。

4.角膜瓣皱褶和对位不良　是指角膜瓣复位后，表面不平整，仍然可见细小皱褶（图2-2-2）。抑或角膜瓣复位后，切口边缘宽窄不一，标记线错位，角膜瓣蒂一侧表现有皱褶。

（1）原因：①角膜瓣过薄、角膜瓣蒂部过窄、角膜瓣整复欠仔细；②角膜层间水分未挤干，结膜囊内水分太多；③眼球过分转动；④外力作用（角膜瓣被误伤）。

（2）处理：①仔细整复角膜瓣。②吸干角膜瓣下的水分，自然干燥 1 ～ 2 分钟。③如果发生上述情况，应将瓣掀开重新复位，直至角膜游离端完全平整为止，瓣上的标记与术眼角膜标记线对位整齐。否则将产生不规则散光，影响患者的视力。

5. 球结膜严重水肿

（1）原因：①反复负压吸引；②患者过度挤压眼睑。

（2）处理：①操作要准确轻柔，避免反复吸引；②加强术前教育，避免患者过分紧张；③对过度挤眼者，可服用少量镇静剂；④用吸血海绵由前向后按摩水肿的球结膜；⑤局部点血管收缩剂（艾唯多），30～60分钟后再试一次；⑥若仍不成功，推迟手术。

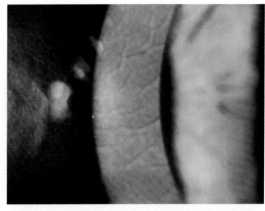

图 2-2-2　角膜基质手术后出现的角膜瓣小皱褶

（照片由 Steven C. Schallhorn, MD 提供）

6. 角膜上皮糜烂、脱落

（1）原因：①患者本身角膜上皮与前弹力层连接欠紧密；②点了过多的表面麻醉剂致角膜上皮水肿；③锥镜和角膜板层刀的机械性损伤。

（2）处理：①避免使用过多的表面麻醉剂；②操作要轻柔；③如遇上皮脱落，层间要充分冲洗；④仔细复位后加戴角膜接触镜，点抗生素滴眼液和营养剂；⑤若第一眼角膜基质切削手术时发现大片的角膜上皮与前弹力层分离，第二眼则改为角膜表层手术。

7. 角膜层间异物残留

（1）原因：冲洗不彻底。

（2）处理：①手术室安装空气净化设施，术前充分冲洗结膜囊，冲洗手套上的滑石粉，刀片使用前要用棉签擦拭，术中彻底冲洗层间；②坚持术后立即行裂隙灯检查，如有异物，立即冲洗。

8. 角膜瓣移位、丢失

（1）表现：①多发生于术后 12～24 小时，术后第 1 日患眼出现畏光、流泪、疼痛等刺激症状，视力明显下降；②角膜瓣向上或向下移位 1mm 左右，薄瓣上有皱褶，移位处的边缘角膜上皮已经长入；③整个瓣全部移位，只有蒂相连的情况比较少见；④角膜瓣膜整体丢失，重新长入的角膜上皮已覆盖部分或全部角膜表面。

（2）原因：①外伤；②术中出现游离瓣或角膜瓣蒂部极窄；③术中角膜瓣整复欠仔细。

（3）处理：①出现角膜瓣移位应尽快将瓣重新复位。复位时彻底刮除长入瓣下的上皮，将瓣下彻底冲洗使瓣充分黏合；②如果术中造成角膜瓣全部游离，术后应加戴角膜接触镜，注意把眼罩封闭好，万一游离瓣发生移位而脱落，只会掉入罩内而不会丢失，以便再次复位；③角膜瓣如已丢失，可让其自然形成上皮面，如无明显 haze，也可获得较好视力，如出现严重混浊或屈光不正，则可行 PTK+PRK 手术，以获得有用视力。

9. 角膜感染

（1）原因：①医源性感染；②患者自身因素；③外界环境因素。

（2）处理：①围手术期常规使用抗生素滴眼液；②围手术期提醒患者眼内避免进脏水、异物，不要游泳；③术中彻底冲洗层间异物；④急性炎症时期禁止手术；⑤若出现感染，将角膜瓣掀开，彻底冲洗，并做细菌培养，选择敏感抗生素局部滴眼和全身应用。

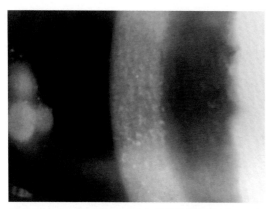

图 2-2-3 角膜基质手术后出现的沙漠反应（DLK）

（照片由 Weiss JS，MD 提供）

10. 角膜层间沙漠反应　绝大部分出现在术后 1～7 天，表现为角膜层间有灰白色、细小的片状渗出物，多位于瓣膜周边部角膜层间，极少数出现于角膜中心，通常对视力无明显影响。如果同时伴有角膜瓣水肿且渗出物较多，又位于角膜中心，则对视力有影响（图 2-2-3）。

（1）原因：确切的病因尚不清楚，可能的病因是手术过程中抗原与毒素进入层间引起急性反应。如麦氏腺分泌物、铁锈、睫毛、滞留液、结膜囊条件致病菌。

（2）处理和预防：①术前充分冲洗结膜囊，挤压并清洁睑缘腺；②充分清洁手术器械及有关容器；③层间充分冲洗；④采用皮质类固醇激素和抗生素治疗，一般 1 周即可消失；⑤如果反应严重可掀开角膜瓣用抗生素、激素与 BBS 混合液（500ml BBS 液加入 8 万 U 庆大霉素和 10mg 地塞米松）冲洗，冲洗后再用激素与抗生素滴眼液（0.1% 地塞米松妥布霉素 +0.5% 左氧氟沙星）点眼。

11. 中央岛　是指激光切削术后角膜地形图中央区域出现的大于 1mm 范围且角膜曲率高于邻近区域 1D 以上的岛屿状区域（图 2-2-4）。患者术后裸眼视力差且不易矫正。

（1）原因：①术中组织消融时，形成中央气流，导致激光束中央能量衰减，特别是大光斑机型易受影响；②角膜基质床中央水分没有吸干，水分含量大于周边。

（2）处理：①术中认真吸干角膜基质水分；②激光切削分段进行，避免连续切削一次完成；③在地形图的引导下激光切削，消除中央岛。

12. 偏心切削　是指激光切削区中心与角膜光学中心（眼球光轴与角膜的交点）不一致，如果偏差在 0.5mm 以上，即可导致眩光、鬼影、不规则散光。

（1）原因：①患者配合不好，眼球偏离注视灯；②瞳孔中心与角膜光学中心偏离距离大，术中没有正确调整跟踪系统；③跟踪系统故障。

（2）处理：①术前对患者进行注视训练；②过于紧张的患者可服用少许镇静剂；③术中要严密观察患者眼球位置；④对已发生偏心切削的患者，视其程度，可在角膜地形图引导下进行个体化切削纠偏。

13. 角膜瓣下上皮植入及瓣周边上皮内生（图 2-2-5）

（1）原因：①角膜瓣下上皮植入：是指术中手术器械（刀片、冲洗针头等）将上皮细胞带入角膜层间，上皮细胞生长后，层间出现灰白色奶油状半透明圆点或地图状物质；

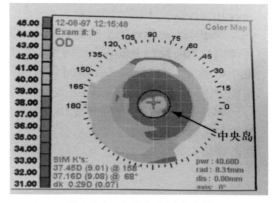

图 2-2-4 角膜中央区中央岛

（地形图由 Roger F. Steinert，MD 提供）

②角膜瓣复位过程中上皮细胞植入层间，冲洗又不彻底，导致残留在角膜层间；③手术器械进入角膜层间时将角膜上皮细胞带入角膜瓣和基质层之间；④周边部角膜瓣附着不良或穿孔的角膜瓣等，使残留的角膜上皮细胞易于长入；⑤瓣膜水肿，瓣膜周边与基质床贴合不良。

（2）处理和预防：①避免划伤角膜上皮；②遇见角膜瓣水肿导致瓣周边与基质床不易贴合时加用绷带片；③避免使用过多的表面麻醉剂；④不要将接触上皮的器械伸入层间瓣下彻底冲洗；⑤已出现上皮植入或进行性上

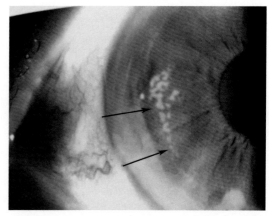

图 2-2-5 箭头所示角膜瓣内 1～2mm 上皮内生

（照片由 Roger F. Steinert, MD 提供）

皮内生者，要刮去瓣下植入的上皮，彻底冲洗，必要时采用化学、药物、激光的方法清理角膜层间的上皮组织，然后认真对合角膜瓣，配戴绷带片，加强激素滴眼液的使用。

14. 眩光、夜间驾驶困难

（1）原因：①暗光瞳孔直径大于有效切削光区；②切削过深；③偏心切削；④欠矫。

（2）处理和预防：①在安全的前提下，适量扩大切削光区；②偏心切削，如角膜厚度允许，可行个体化切削纠偏；③切削光区过小或欠矫，可重新手术矫正。

15. 角膜混浊（图 2-2-6）

（1）原因：①角膜瓣过薄，局部只有上皮层；②不明原因的角膜中央区混浊水肿。

（2）处理：①对角膜瓣过薄的患者，参照角膜表层手术用药、处理；②不明原因的角膜基质混浊水肿，可以使用高浓度激素滴眼液、对角膜内皮细胞有营养作用的生长因子。

16. 角膜瓣溶解

（1）原因：①薄角膜瓣伴随进行性角膜上皮内生；②手术中过度操作。

（2）处理和预防：①如有进行性角膜上皮内生，应尽早清除；②用角膜接触镜减轻症状；③有条件者可考虑板层角膜移植，条件不允许板层角膜移植者可去除残缺的角膜瓣。

17. 继发角膜膨隆（角膜扩张、圆锥角膜）

（1）原因：①手术未保留足够厚度的角膜基质；②具备圆锥角膜潜质。

（2）处理和预防：①保留足够的角膜基

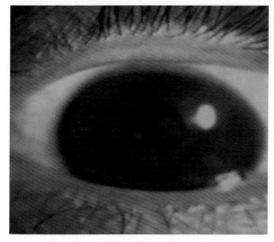

图 2-2-6 角膜瓣过薄所致的角膜混浊

质床厚度，术后保留角膜厚度大于 430μm，切削深度＋角膜瓣厚 ≤ 2/5 原角膜厚度，角膜基质床厚度＞280μm；②术前严格筛选圆锥角膜与亚圆锥角膜；③轻者行角膜基质交联；④严重者按原发性圆锥角膜处理。

（八）临床效果评价

1. 视力评价

（1）优：视力≥术前最佳矫正视力。

（2）良：视力≥术前矫正视力下 1 行。

（3）中：视力≥术前矫正视力下 2 行。

（4）差：视力≤术前矫正视力下 3 行。

2. 角膜状况

（1）优：角膜透明，角膜瓣愈合好，平复光滑，无上皮内生。

（2）良：角膜透明，角膜瓣愈合，周围有轻度痕迹。

（3）中：角膜点片状轻度混浊，角膜瓣轻度皱褶，或轻度角膜上皮内生。

（4）差：角膜中度混浊，角膜瓣中度皱褶，或中度角膜上皮内生。

二、准分子激光屈光性角膜表层切削术

（一）适应证

1. 患者有摘镜要求。

2. 年龄 18 周岁以上。

3. 屈光状态稳定，近两年发展速度每年不超过 0.50D。

4. 矫正屈光度的范围　近视：不超过 -8.00D; 远视：不超过 +6.00D; 散光：不超过 6.00D。

5. 双眼屈光参差者。

6. 角膜厚度较薄，不适宜角膜基质手术，角膜表层手术后预计基质厚度 ≥ 350μm。

7. 穿透性角膜移植术后，存在较大度数的近视或散光者。

8. 从事特殊职业的屈光不正患者如运动员、警察、军人，选择准分子激光角膜表层术，术后更安全。

9. 因为眼部解剖结构的限制如角膜厚度薄、角膜曲率过平过陡、睑裂过小或眼眶过深、角膜局部混浊、接受过人工晶体植入术，不宜采用角膜基质手术者。

10. 角膜厚度 ≥ 470μm。

（二）禁忌证

1. 眼部有活动性炎症。

2. 患圆锥角膜、兔眼、干眼症、角膜内皮变性、边缘性角膜病变等眼科疾患者。

3. 青光眼或高眼压者。

4. 曾经发生过眼底出血、视网膜脱离者（对表面切削手术只为相对禁忌证）。

5. 矫正视力差的重度弱视者。

6. 高度近视且瞳孔大者（相对禁忌证）。

7. 角膜过薄，预计术后角膜基质床厚度小于 300μm 者。

8. 具有瘢痕体质、胶原病、糖尿病等影响角膜伤口愈合疾病者。

9. 对视力有极高要求，且对手术顾虑极大者。

10. 有精神疾患且正在服药者。

11. 要求手术当天恢复视力者。

（三）术前准备

1. 术前行眼科一般检查和视光学专业检查。

2. 手术医生与患者沟通　患者要求、目的、手术简单原理、过程、选择本手术方式的理由、术中术后可能出现的情况、术后注意事项。

3. 在手术知情同意书上签字。

4. 患者术前要求　①停戴普通隐形眼镜 1～2 周，停戴 RGP 眼镜 2～3 周；②局部点抗生素滴眼液 2～3 日，做注视训练；③术前晚洗澡、洗头、保证充足睡眠、避免疲劳用眼；④手术当日眼部不要化妆；不要将有刺激性气味的物品带入手术室（不要使用香水和摩丝）；⑤更换隔离衣和拖鞋、戴帽子；按压泪囊部，用生理盐水冲洗结膜囊，点抗生素滴眼液和局部麻醉药。

5. 医生手术当日要求　①复查患者屈光和检查眼部情况，及时发现新的异常；②对患者的病史及术前检查做综合分析，拟订合理的手术方案；③制作激光系统能识别的治疗文件并存盘；④更换隔离衣，戴帽子、口罩，洗手，戴手套；⑤核对患者性别、年龄、住址，核查输入计算机的手术参数。

6. 准分子激光系统的准备　预热、调试、检测使之符合手术要求。

7. 手术室环境准备　清洁与消毒，控制手术室内的温度为 20℃左右、湿度 40%～50%。

（四）手术要点

1. 患者取仰卧位，轻抬下颌，使角膜缘所在平面与水平面相平行。按内眼手术要求消毒眼睑及其周围皮肤。

2. 铺无菌巾，开睑器开睑，如用手术贴膜，可粘贴、固定上下睫毛，用低温（10℃左右）BBS 液 10ml 冲洗结膜囊。

3. 调整激光跟踪系统。

4. 处理角膜上皮　方式一为采用激光或机械方式去上皮，不保留角膜上皮瓣；方式二为采用专用上皮刀或用 20% 乙醇溶液松解角膜上皮与前弹力层的联系，制作上皮瓣并保留。

5. 准分子激光切削　根据所矫正的近视度数，将手术参数按一定程序输入激光主机（一般在处理角膜上皮之前已完成），重新摆好患者的头位和眼位，让术眼注视激光注视灯，用吸血海绵擦除基质床表面的异物及吸干水分后，以角膜光学中心为切削中心，在角膜基质上进行激光光学切削。

6. 用 0.02% MMC 棉片覆盖角膜切削区，作用 20～40 秒后，用 BBS 液 20ml 冲洗角膜基质面。

7. 保留角膜上皮瓣者，先粗略恢复上皮瓣，配戴绷带片，然后隔着绷带片将上皮瓣仔细对合好，特别是对合好上皮与上皮的接缝处；没保留角膜上皮瓣者则直接配戴绷带片。

（五）手术难点及对策

1. 准分子激光屈光性角膜表层手术后，如果出现严重的 haze，将会使患者术后的视力恢复大打折扣，甚至矫正视力也会明显下降，因此预防和处理 haze 是本手术的重点、难点。

对策：①降温，角膜激光切削前后均采用低温 BBS 液冲洗角膜面，将角膜激光热损伤降到最低。②术后视觉质量与安全性要取得平衡，切削区大小要适中，避免切削量过大，而增加出现 haze 的概率。③术中使用 0.02% 丝裂霉素浸润角膜切削区，要把握好时间，并且要彻底冲洗。

2. 激光切削开始后，如激光主机中途因故停车，处理同激光屈光性角膜基质切削术。

（六）术后监测与处理

1. 术后处理

（1）术后 1 周内，点抗生素滴眼液，每天 4 次。

（2）1 周后取出角膜上的绷带片。

（3）点 1% 氟米龙（激素）滴眼液，术后第 1 个月每天 4 次，术后第 2 个月每天 3 次，共用 2 个月。

（4）激素停止使用后酌情使用普罗纳克（非甾体类）滴眼液 1～2 个月。

（5）有干眼症者加用人工泪液。

2. 术后监测

（1）激素滴眼液使用期间，每月监测眼压，出现高眼压者，及时停止使用激素滴眼液，改用非甾体类滴眼液。

（2）术后早期观察角膜上皮生长愈合状态及有无感染迹象。

（3）观察角膜基质愈合反应程度，适时调整激素、非甾体类滴眼液的使用。

（4）术后复查频率：术后 3 天、7 天各复查一次；术后前 4 个月每月复查一次，以后每 3 个月复查一次；满 1 年后，每年复查一次，共复查 3 年。

（七）术后常见并发症的预防与处理

1. 术后疼痛　术后 2 小时所有患者均可出现轻度到中度的疼痛，部分患者有严重疼痛，24 小时后疼痛减轻，可持续 2～3 日。处理：①口服非甾体类抗炎镇痛药物，如双氯芬酸钠缓释片、塞来昔布等；②点激素、非甾体类滴眼液，减轻手术反应，有镇痛作用；③必要时点局部麻醉药，如 0.4% 盐酸奥布卡因，1 次 /4 小时，对疼痛有缓解作用，对角膜上皮愈合影响不明显，但不可频繁使用。

2. 上皮延缓愈合　多数患者术后 4 天上皮即可完全愈合，少数 4～6 天愈合，超过此期限者为上皮延缓愈合。主要表现为持续性上皮缺损、丝状角膜病变。极少数患者出现角膜上皮下水疱及基质水肿。

处理：①停用类固醇激素，加强细胞生长因子、人工泪液的应用，使用不含防腐剂单独包装的剂型有利于药物效果的发挥；②出现丝状角膜炎时要避免长期紧闭眼睑，除要加强细胞生长因子和人工泪液的使用外，丝状物可以用微型角膜剪剪去后配戴绷带片，不可用棉签涂擦，以免大片角膜上皮脱落。

3. 角膜基质浸润（图2-2-7）　指术后早期角膜基质局部出现的浸润混浊，病因不明确。

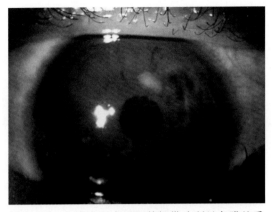

图 2-2-7　角膜表层术后配戴绷带片所见角膜基质浸润

（照片由 Jayne S. Weiss，MD 提供）

可能的原因：①对绷带片的一种继发性免疫反应；②对细菌类毒素的反应。

处理：加强激素、抗生素滴眼液的使用。

4. 角膜上皮下雾状混浊（haze）　是激光角膜表层切削手术后重要的并发症之一。轻度 haze 对视力影响不大，重度 haze 是屈光回退和影响视力的重要原因，临床上 haze 可分为 5 级：0 级，角膜完全透明，无混浊；1 级，在裂隙灯下用斜照法才能发现轻度的混浊点；2 级，在裂隙灯下容易发现混浊，但不影响观察虹膜纹理（图2-2-8）；3 级，角膜混浊，影响观察虹膜纹理；4 级，角膜明显混浊，看不见虹膜纹理（图2-2-9）。

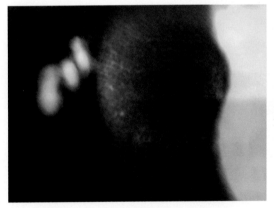

图 2-2-8　治疗后好转至 1～2 级 haze

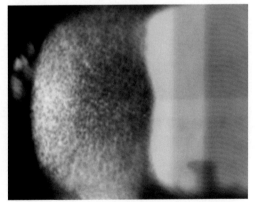

图 2-2-9　角膜表层切削术 4 级 haze

（照片由 Roger F. Steinert，MD 提供）

原因：①患者属于瘢痕体质；②激光切削量过大，角膜切削深度大于 120μm，术后出现 haze 的可能性明显加大；③术后因各种原因导致激素滴眼液使用不到位；④术后早期暴露在日光下时间过长，又没有使用防紫外线的防护眼镜，致使术后角膜接触紫外线的量过多。

处理：①加强类固醇激素的使用，对于严重的 haze（大于 2 级）使用醋酸泼尼松龙滴眼液冲击治疗，注意监测眼压；②口服维生素 C 0.2g，每日 3 次，坚持 2 个月；③外出戴防护镜，避免接触紫外线；④对于严重的 haze，药物治疗无效时可停用激素，1 年后用激光将 haze 去除，术中使用丝裂霉素，术后再加强激素滴眼液的使用。

5. **激素性高眼压** 皮质类固醇激素引起正常人群眼压升高的比例依据类固醇激素类型而有所不同：地塞米松升眼压的作用较强，氟米龙（FML）升眼压的作用最弱。长期使用肾上腺糖皮质激素出现眼压升高，眼底及视野检查正常，称为高眼压。此时停用肾上腺糖皮质激素，眼压可恢复正常。严重者导致视神经损伤、视野缺损即为激素性青光眼。应用肾上腺糖皮质激素眼压升高的机制：①影响黏多糖代谢，黏多糖阻塞小梁网，影响其排水功能，使眼压升高；②与个体差异和遗传因素有关，该学说认为激素性青光眼与开角型青光眼由共同的基因决定。

处理：①用药期间坚持每月测眼压；②一旦发现高眼压与皮质类固醇激素有关，立即停用皮质类固醇激素，改用非甾体类滴眼液。同时使用降眼压药，使眼压恢复正常；③必要时采取抗青光眼手术降眼压；④使用新型的酯类激素，氯替泼诺是唯一的酯类激素，抗炎效果好，代谢成无活性物质的速度快，升眼压的速度和程度都低于普通的醇类激素，但其实际效果有待临床检验。

6. **角膜上皮脱落** 激光角膜表层手术后2个月内角膜上皮都有可能脱落，导致明显的异物感和视力下降。

原因：①上皮愈合不良，角膜上皮基底膜形成不完整；②少数患者对激素滴眼液耐受性差；③机械性损伤。

处理和预防：①使用绷带片；②停止使用激素滴眼液；③使用生长因子和人工泪液；④适当使用抗生素滴眼液预防感染。

7. **过矫与欠矫** 过矫是指术后患者出现了与术前相反的屈光状态。

原因：①术后早期，切削区角膜基质存在凋亡，角膜上皮未恢复至正常厚度，可显示切削过量的假象；②个体体质对激光切削过于敏感；③愈合反应比一般人弱；④术中处理角膜上皮的时间过长，导致角膜表面干燥；⑤矫正度数高于实际度数。

处理和预防：①调整激素滴眼液使用量；②加强调节能力训练，提高对轻度过矫的适应能力；③观察一年，仍保持2.00D以上过矫者可以再次手术。

8. **术后眩光**

原因：①切削区直径小于瞳孔直径或切削区旁出现严重haze；②偏心切削；③角膜光学区基质愈合反应不均匀。

处理和预防：①切削区不能过小，如果角膜薄、度数深、瞳孔大，则果断放弃手术；②术后按时用药，避免出现haze。

（八）临床效果评价

1. **视力评价**

（1）优：视力≥术前最佳矫正视力。

（2）良：视力≥术前矫正视力下1行。

（3）中：视力≥术前矫正视力下2行。

（4）差：视力≤术前矫正视力下3行。

2. **角膜状况**

（1）优：角膜透明，角膜上皮生长致密。

（2）良：角膜透明，角膜可见轻度雾状混浊，但不涉及瞳孔区。

（3）中：角膜中度点雾状混浊，少量涉及瞳孔区。

（4）差：角膜中度混浊，涉及整个瞳孔区。

三、飞秒激光角膜屈光术

我国是激光角膜屈光术开展最广泛的国家之一，为了进一步规范激光角膜屈光术的临床应用，确保医疗质量和安全，中华医学会眼科学分会角膜病学组专家委员结合我国实际情况达成的共识中提到，激光角膜屈光术术式通常分为两类：激光板层角膜屈光术和激光表层角膜屈光术。激光板层角膜屈光术通常指以机械刀或飞秒激光辅助制作角膜瓣的准分子激光原位角膜磨镶术（laser in situ keratomileusis，LASIK），是目前激光角膜屈光术的主流术式，也包括仅以飞秒激光完成角膜基质透镜并取出的小切口角膜基质透镜取出术（small incision lenticule extraction，SMILE）式。

飞秒激光角膜屈光术分为两类：飞秒激光辅助的准分子激光原位角膜磨镶术（femtosecond-laser in situ keratomileusis，F-LASIK）和全飞秒 SMILE（图 2-2-10）。

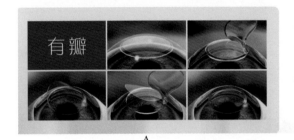
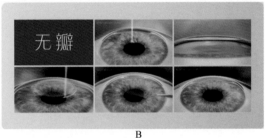

A

B

图 2-2-10 F-LASIK 和 SMILE 示意图

（一）适应证

1. 有摘镜愿望，对飞秒激光矫正屈光不正术效果有合理的期望值。

2. 年龄 ≥ 18 周岁的各类近视、散光患者，建议矫正视力 ≥ 0.5（除特殊情况外，如择业要求、高度屈光参差、角膜疾病需要激光治疗等，术前在充分理解的基础上患者及家属须共同签署知情同意书）。

3. 屈光状态相对稳定 ≥ 2 年（每年近视变化不超过 0.50D）。范围：F-LASIK 为近视 ≤ -12.00D，散光 ≤ 6.00D，远视 ≤ +6.00D[矫正屈光不正范围在各激光设备由国家食品药品监督管理总局（FDA）所批准的治疗范围内]。SMILE 为球镜度 -1.00 ～ -10.00D，散光度数 ≤ -5.00D，近视和散光代数和 ≤ -10.00D，极低屈光度矫正需酌情而定。

4. 角膜 透明无斑翳；角膜地形图检查正常，无圆锥角膜倾向。角膜厚度最薄点一般 F-LASIK 不低于 450μm，SMILE 不低于 480μm，需参考角膜前后表面高度和曲率特征排除可疑圆锥角膜的患者，并参考手术预矫正屈光度。

5. 无其他眼部疾患和（或）影响手术恢复的全身器质性病变。术前检查排除手术禁忌证。

6. 其余参考传统准分子激光角膜屈光术。

（二）禁忌证

1. 绝对禁忌证

（1）疑似圆锥角膜、已确诊的圆锥角膜或其他类型角膜扩张者。

（2）眼部活动性炎症、感染者。

（3）重度干眼症、干燥综合征者。

（4）角膜过薄的患者。角膜厚度不能满足设定的切削深度：中央角膜厚度 ≤ 450μm 或拟行 SMILE 中央角膜厚度 ≤ 480μm，透镜过薄者（＜20μm）；预期切削后剩余角膜中央基质厚度＜250μm（建议 280μm）和预期术后剩余角膜中央基质厚度＜术前角膜 50%。

（5）严重的眼附属器病变患者，如眼睑缺损、变形等。

（6）尚未控制的青光眼患者。

（7）影响视力的白内障患者。

（8）未控制的全身结缔组织疾病及自身免疫性疾病患者，如系统性红斑狼疮、类风湿关节炎、多发性硬化。

（9）焦虑、抑郁等精神症状者。

2. 相对禁忌证

（1）对侧眼为法定盲眼。

（2）超高度近视伴显著后巩膜葡萄肿、矫正视力＜0.3 者。

（3）轻度睑裂闭合不全者。

（4）眼眶、眼睑或眼球解剖异常致微型角膜刀或飞秒激光不能正常工作者。

（5）角膜过度陡峭或过度平坦者。

（6）屈光状态不稳定，每两年屈光度变化＞1.00D 者。

（7）角膜上皮黏附性差，如上皮基底膜营养不良、复发性角膜上皮糜烂者。

（8）角膜基质或内皮营养不良者。

（9）中度干眼症者。

（10）在暗照明情况下瞳孔直径大于计划的切削直径者。

（11）有单纯疱疹病毒性角膜炎病史者。

（12）有视网膜脱离及黄斑出血病史者。

（13）糖尿病患者。

（14）青光眼（眼压控制良好）患者。

（15）有结缔组织病史、自身免疫性疾病史者。

（16）怀孕及哺乳期妇女。

（17）正在服用某些全身用药者，如糖皮质激素、雌激素、孕激素、免疫抑制剂、抗抑郁药物等（如异维 A 酸、胺碘酮、左炔诺孕酮植片、秋水仙碱）。

（18）＜18 周岁者。

（19）对手术期望值过高者。

（三）术前准备

在进行任何飞秒激光角膜屈光手术之前均应进行全面病史询问和眼部评估。

1. 病史 询问并记录全身及眼部疾病等病史，了解要求手术的原因（如摘镜、戴镜不适、上学、就业等），近两年屈光状态的稳定情况。配戴角膜接触镜者应停止配戴，直到屈光状态和角膜曲率达到稳定状态：球性软镜应停戴1～2周，散光软镜和RGP应停戴3～4周，角膜塑形镜应停戴3个月以上。

2. 常规眼部检查

（1）视力：单双眼裸眼视力、小孔视力、近视力和矫正视力（戴镜视力）。

（2）眼位和眼球运动：有无隐斜或斜视。

（3）客观验光：以电脑验光、检影验光初测小瞳下的屈光状态。

（4）综合验光：按照最大正镜片矫正之最佳视力（MPMVA）原则确定小瞳下的屈光状态；必要时给予框架眼镜或角膜接触镜试戴；有调节过强或潜伏性远视的患者可考虑睫状肌麻痹下验光，睫状肌麻痹下验光后应待瞳孔恢复正常再进行复验光。

（5）确定优（主）势眼。

（6）角膜地形图。

（7）眼压测试：以压平式或非接触式眼压计筛查高眼压症及青光眼。

（8）瞳孔直径测量：测量明视和暗视状态下的瞳孔直径。

（9）裂隙灯检查（散瞳后）：进一步排除眼前节和前玻璃体疾病。

（10）直接/间接检眼镜：排除眼后节疾病，必要时进行三面镜检查。

（11）角膜测厚：确定角膜中央厚度，必要时测定旁中央区角膜厚度。

3. 特殊检查项目 根据患者常规检查，必要时采取以下检查。

（1）泪液测试：泪膜破裂时间（BUT）、泪液分泌试验（Schirmer test）。

（2）角膜形态检查系统：分析角膜波前像差、角膜前后表面及角膜厚度。

（3）全眼波前像差等眼部视觉质量检查。

（4）对比敏感度和眩光检查。

（5）A超：判断屈光不正度数与眼轴长度是否一致。

（6）调节和辐辏功能。

4. 知情同意

（1）手术医生有责任获得患者的知情同意。

（2）术前告知患者潜在的风险、替代疗法及不同屈光术之间的差异。

（3）向患者详尽告知的内容应该包括：术后预期的屈光状态，残留屈光不正的可能，阅读和（或）视远时仍需要矫正，有最佳矫正视力（BSCVA）降低的可能，视功能的改变（如在暗环境中的眩光和功能障碍），发生感染性角膜炎的危险，发生继发性角膜扩张的可能，发生药物不良反应或其他并发症的可能。

（4）应当告知患者术后可能出现短期干眼症状，或者干眼症状会有进展或恶化可能。

（5）要与达到发生老视年龄的患者讨论单眼视的优点和缺点。

（6）要记录知情同意过程，术前使患者有机会获得所有问题的解答。

5. 围手术期处理 术前用药：广谱抗菌药滴眼3天，每天4次；或者2天，每天6次；或者1天，频点（建议不少于12次）。若有角膜点状上皮缺损，可使用人工泪液或角膜上皮修复药物等直至愈合。若有干眼症状，可酌情使用人工泪液。

（四）手术要点

严格无菌要求；根据年龄、屈光度、职业要求等个性化设计飞秒激光制作角膜瓣的厚度、大小或角膜基质透镜帽的厚度、大小、边切口直径等手术参数；选择适宜直径的角膜吸环；良好的眼球角膜中央对位（瞳孔中心或角膜顶点），调整激光能量，通过调整，使水印恰好位于负压环上接触镜的中央，达 80% ～ 90% 时启动负压，开始扫描。然后进行激光制作角膜瓣或制作角膜基质透镜。以角膜视觉中心为中心对角膜基质床准分子激光切削，必要时切削中心需要调整移位。切削后进行瓣复位，瓣与基质床之间的界面用平衡盐水彻底冲洗，用无屑吸血海绵抚平角膜瓣，并确认瓣对位良好。SMILE 可在角膜帽缘分离 2 ～ 4mm 大小的切口，在基质透镜上方和下方进行充分钝性分离后，将基质透镜完整取出，冲洗后用无屑吸血海绵抚平角膜帽。术毕局部应用广谱抗菌药及糖皮质激素滴眼液。

（五）手术难点及对策

1. 术中上吸引环时患者不能固定注视目标灯光；负压环边缘水分过多；结膜进入负压环。

对策：需要叮嘱患者不要紧张，尽量吸干结膜囊水分，重新对位吸引负压环。

2. 术中发现角膜瓣或角膜基质透镜成形异常，小瓣、位置偏离等。

对策：这些情况会影响治疗预期效果，应立即暂停手术，根据情况延后几小时或建议推迟手术，择日再次手术；或者更改手术方式，如表层激光手术或 LASIK。

3. 分离困难　多由于激光能量过强或不均匀所致。

对策：分离边切口，先分离外切口，再分离内切口，通常情况下，建议先分离透镜的上部（角膜帽的下方），后分离透镜的下部（透镜基底面）。调整分离方向，从不同角度、不同方位轻轻分离。使用特殊的分离器械，小心分离。如预计较难分离，并且不能找到正常组织结构时建议暂时放弃手术。

（六）术后监测与处理

1. 术后透明眼罩护眼。

2. 抗菌药滴眼液连续滴眼 7 ～ 14 日。

3. 糖皮质激素或非甾体抗炎滴眼液滴眼 1 ～ 2 周，并酌情递减。

4. 人工泪液或凝胶滴眼。

5. 术后需定期复查，通常在术后第 1 天、1 周、1 个月、3 个月、6 个月和 1 年复查，包括裸眼视力、最佳矫正视力、眼压、角膜瓣对位情况、角膜层间反应（DLK）、感染、角膜地形图等。对症处理。

（七）术中常见并发症的预防与处理

1. SMILE 手术角膜帽缘撕裂或切口处角膜上皮破损　多由于角膜帽过薄、角膜边缘微切口过小、患者眼球突然转动或器械操作不熟练等原因引起。预防：初学者角膜帽厚度设计不要过薄，边缘切口也不要过小，手术操作要轻柔精细。处理：①切口边缘小的撕裂将其平整对合，不需要特殊处理；较大的裂口处应严密闭合，避免术后角膜上皮植入。必要时术毕放置绷带式角膜接触镜。②如发生角膜上皮破损，术毕将上皮平复，放置绷带式角膜接触镜，避免角膜上皮植入和严重的术后反应。

2.角膜基质透镜分离困难　SMILE 术中激光能量异常、"黑区"或角膜组织的异常结构等原因造成角膜帽下方（透镜与角膜帽贴附处）或透镜下表面分离困难。预防：术前仔细检查角膜有无白斑，这类患者不建议行 SMILE；尽量不要反复用负压环吸引眼球，避免透镜上有水分，影响激光发散；负压环吸引角膜不要过紧。处理：①从不同角度、不同方位轻轻分离；②使用特殊的分离器械，小心分离；③如预计较难分离，并且不能找到正常组织结构时，建议暂时放弃手术。

3.负压脱失　由角膜表面水分过多、患者固视不良或眼睛突然转动等原因导致在手术激光扫描过程中负压脱失，可致使激光扫描自行终止。预防：患者术前教育，尽量消除紧张，配合手术；术前麻醉药规范使用，达到良好的表面麻醉效果；过度紧张、睑裂过小或眼睑疾病者尽量不行飞秒激光术。处理：① SMILE 激光进行微透镜底部切割进程小于 10 % 的情况下，可以重新开始扫描。此时，机器会自动弹出是否进行快速重启的选择菜单，选择继续，原始治疗方案不做任何修改；②如果激光扫描微透镜底部治疗进程大于 10 %，且接近中轴区时建议暂将 SMILE 终止，数周后再择期手术；③如果已完成微透镜底部扫描，在侧切透镜时中断，可以从侧切重新开始继续扫描或将透镜侧切的直径缩小 0.2～0.4mm；④如果已完成微透镜底部的扫描且侧切完成，可选择单纯重新制作帽（cap）或改行 F-LASIK 等其他手术方式。注意重新吸引时要与原中心对位且基本在原平面；如果激光扫描中止在瞳孔区内，建议放弃手术，择期治疗；⑤ F-LASIK 角膜瓣制作环脱失，可以等待 1 小时左右或者择期再次激光或改选机械刀 LASIK。

4.角膜基质透镜撕裂或组织残留　由于激光能量异常、透镜过薄或手术操作不规范等原因导致的透镜撕裂，或透镜组织取出不全。预防：术前可检查设备情况、激光能量情况及操作规范，良好的手术技巧可避免组织残留。处理：①当发现透镜边缘有撕裂或不规则而出现组织残留时，仔细取出；②如果仅在边缘极小条带（如长为 1～2mm，宽为 1mm 以内），且在光学区外，可以观察。

5.角膜基质透镜偏中心　当患者存在较大的 kappa 角、注视不良或对位不良时均可发生。预防：术前注意瞳孔中心和角膜定点位置的对应情况，必要时可以术前角膜中央点标志。手术中负压吸引出现偏心对位时，可以重新对位再吸引。处理：①如果刚开始扫描，尚远离瞳孔中央区，可暂停激光发射，重新对位；②如果已完成大部分切割，但发现偏心明显，可暂不取出透镜，一定时间后重新进行手术；③较明显的偏心，术后影响患者生活质量，可以再次进行修正手术，如可以行角膜地形图引导或波前像差引导的手术。

6.寻找角膜基质透镜困难　可因角膜透镜过薄或手术操作不熟练、不规范等造成。预防：手术尽量操作轻柔、熟练快捷，保障操作时可以看到透镜；若屈光度过低，则尽量不进行全飞秒的 SMILE。处理：①利用相对尖端的手术分离钩寻找微透镜的边缘；②放大显微镜观察倍数或打开附置的裂隙灯，确认透镜位置；③必要时应用眼前节 OCT 测量角膜的厚度及观察手术扫描痕迹，确认微透镜的位置；④如仍不能找到透镜，可暂将切口闭合，将已分离的组织平整复位，数月后行表层手术或 F-LASIK 等其他手术方式。

7.角膜帽、角膜瓣穿孔或划开　在掀开角膜瓣或分离透镜时，由于患者的眼球突然转动或操作不慎或力度过大，导致器械刺透角膜瓣或角膜帽，也可与角膜瓣或角膜帽过薄和角膜瓣掀开或透镜分离困难等有关。预防：注意激光能量不要过高或过低、负压环吸引不要过紧。处理：尽量使破损部位角膜严密对位，放置绷带式角膜接触镜，避免角膜上皮植入。

8. 角膜上皮损伤　由于表面麻醉剂使用次数过多或患者自身角膜上皮不健康（以前配戴过硬性角膜接触镜、隐形眼镜，或册有干眼症）等，导致术后立即出现的角膜上皮片状缺损或剥脱。预防：术前应用人工泪液或保护角膜上皮的滴眼液；手术室麻醉药使用不要过量，建议 2 ～ 3 次；手术操作轻柔、仔细。处理：可配戴绷带式角膜接触镜，辅以促进上皮愈合的滴眼液。

9. 不透明气泡（opaque bubble layer，OBL）产生　通常与飞秒激光的光致破裂机制相关，水蒸气和 CO_2 聚集于板层间隙，也可深达后部角膜基质或前房。发生于 SMILE 中的 OBL 形态多弥散，密度很小，程度均较轻，经分离透镜前表面后均消失，一般不影响手术的正常进行，但有时出现在微透镜侧切部位的 OBL 会使得在分离透镜组织过程中稍显困难，需仔细轻柔地分离。F-LASIK 气泡较多，可以等待几分钟再进行角膜瓣的分离和准分子激光切削。预防：负压吸引不要过紧。处理：可以等待几分钟。在分离透镜时一定要小心，不要过分用力分离，避免造成错层分离或形成夹层，避免过多地干扰组织而影响手术后的恢复。边缘 OBL 时，要小心分离，避免残留组织。如有离断，注意取出透镜的完整性。

10. 角膜基质内扫描区"黑斑"　激光扫描时，角膜基质可出现与扫描区域颜色不同的暗区，形同黑斑，也称为"黑区"。一般是激光不能扫描到的区域。预防：清洁结膜囊，避免眼睑睑板腺分泌物或结膜囊内异物附着于角膜或接触镜表面；注意检查激光输出情况。处理：①发现较大面积黑斑出现，建议将负压停止，中断扫描。寻找可能的原因并予以排除。②扫描区黑区的出现会使角膜瓣或透镜的分离难度增加，也可造成瓣或透镜撕裂。分离要仔细、小心，避免器械尖端穿透角膜表面，使角膜表面不规则瘢痕或斑翳。③已形成较大面积的黑区暂不建议手术，寻找原因后择期重新扫描。

（八）术后并发症的预防与处理

由于此类手术具有后角膜细胞比较安静、神经损伤少及切口整齐的特点，因此手术后干眼症、haze、屈光波动、回退比例很少（图 2-2-11）。

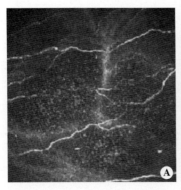
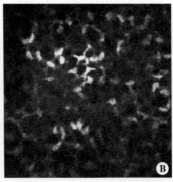
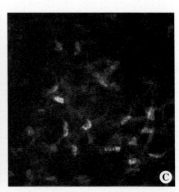

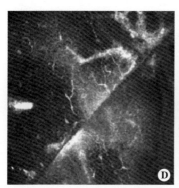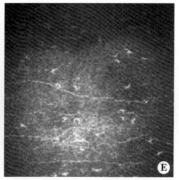

图 2-2-11　SMILE 手术后角膜基质细胞安静、神经损伤少、角膜周边小切口对合整齐

1. 弥漫性板层角膜炎（diffuse lamellar keratitis，DLK）　非炎症性、非感染性弥散性层间炎性细胞浸润多发生在术后 24 小时，表现为细小的白色颗粒样混浊。可能与早期的飞秒激光仪器设备能量较高、手术操作及个体等因素有关。预防：规范手术操作流程，清洁结膜囊，操作仔细。处理：①增加糖皮质激素局部点眼次数和时间；②如无消退迹象，必要时可层间注入低浓度的糖皮质激素冲洗。随诊，随时调整局部激素应用浓度和次数。

2. 视觉不良现象　术后早期或术后一段时间内少数患者可能有视物薄雾状不清、眩光，与角膜早期反应、水肿有关，随着时间推移可逐渐消失。个别与瞳孔直径较大或个体敏感性等相关。

3. 角膜基质层间雾状混浊（haze）　也可能是手术操作过程引发。此类混浊不同于表层切削术的角膜上皮下混浊，程度较轻，且较快消失。预防：角膜瓣或角膜帽不要过薄。处理：①适当增加局部糖皮质激素使用次数和浓度。②观察：随着时间的推移，haze 会逐渐消退。

4. 感染　发生率极低，一旦发生会或多或少影响术后远期效果。预防：围手术期局部使用抗生素滴眼液非常必要，同时手术器械严格消毒和无菌操作。处理：找出感染原因，局部大量使用抗生素（或抗真菌药物），严格按照感染性角膜疾病治疗。

5. 屈光度回退或欠矫、过矫　少数屈光度较高者或术前屈光不稳定及特殊的个体可能会出现术后屈光度的回退或欠矫、过矫。预防：对于屈光度不稳定者尽量不手术；年轻人注意适当增加屈光度，减少欠矫，年长者适当减少屈光度，避免过矫。处理：手术后欠矫、过矫，条件许可时通过再手术进行矫正。再手术时机通常以初次手术 1～3 个月后，角膜情况良好且屈光状态基本稳定时为佳。一般情况下，如角膜瓣正常，剩余基质足够，可采用直接掀开角膜瓣的方法；如角膜瓣过薄或不规则，可重新制作角膜瓣或改用表层手术方式，以及角膜地形图或波前像差引导的手术。根据出现的屈光度数，密切随访其屈光度，在完全稳定的情况下可以考虑做加强手术。

6. 视力恢复延迟或最佳矫正视力下降　少数患者术后可以出现视力恢复延迟或最佳矫正视力下降。部分 SMILE 患者术后视力恢复慢。可能由于患者个体差异、手术操作或激光性能稳定性等原因诱发术后早期角膜水肿等愈合反应。预防：熟练手术操作；通常无特殊预防手段。处理：可让患者耐心等待，一般在术后 1 周至 1 个月内多恢复至最佳矫正视力。根据病因，对症处理，如出现角膜水肿等，必要时可适当辅以糖皮质激素滴眼液或非甾体类抗炎滴眼液、人工泪液等。

7. 上皮植入　预防：避免过度冲洗，避免瓣或帽水肿；术毕配戴角膜绷带镜。处理：观察，必要时给予药物或手术刮除。

8. 角膜板层层间微细纹或皱褶　指前弹力层下浅层基质出现的微皱纹或皱褶，多见于中、高度近视患者术后或局部外伤后。预防：术毕配戴角膜绷带镜；避免眼外伤。处理：细纹可不予干预。皱纹可以重新冲洗、对位重新铺平。

9. 干眼症　较少，多在术后早期，且恢复相对较快（多于术后 3 个月左右）。预防：术前有睑板腺体功能异常或既往存在干眼症或者长期配戴角膜接触镜者，提前局部应用人工泪液。处理：可采取睑板腺热敷、按摩及局部应用人工泪液，特别是无防腐剂的人工泪液等。

10. 其他　因各种原因可能出现的角膜或眼部其他未知表现。

（九）临床效果评价

大量的临床研究已显示飞秒激光角膜屈光手术安全、有效、可预测和稳定性强。手术后 97% 的患者可以达到最佳的术后视力矫正。手术疼痛轻微、术后视力恢复较快。特别是与传统角膜屈光术比较，具有角膜瓣或角膜帽薄、角膜生物力学影响小的特点，从而使越来越多的人接受和选择。

（张光明　李　莹）

参 考 文 献

李凤鸣，谢立信 .2014. 中华眼科学 . 第 3 版 . 北京：人民卫生出版社 .

李绍伟，陈茂盛，任毅，等 .2007. 不撕除后弹力层的角膜内皮移植治疗大疱性角膜病变一例 . 中华眼科杂志，43（9）：852-853.

李莹 .2006. 直面角膜屈光手术后的生活视觉质量 . 眼科，15（3）：161-163.

李莹，张潇，罗岩，等 .2009. LASIK 术后角膜上皮植入的原因及分型 . 眼科，18（3）：165-168.

史伟云 .2012. 角膜手术学 . 北京：人民卫生出版社 .

王雁，鲍锡柳，汤欣，等 .2013. 飞秒激光角膜微小切口基质透镜取出术矫正近视及近视散光的早期临床研究 . 中华眼科杂志，49（4）：292-298.

王雁，武志清，汤欣，等 .2014. 飞秒激光 2.0 mm 微切口角膜基质透镜取出术屈光矫正效果的临床初步研究 . 中华眼科杂志，50（9）：671-680.

王雁，赵堪兴 .2014. 飞秒激光屈光手术学 . 北京：人民卫生出版社 .

王忠海，李莹，王若蛟，等 .2014. 三种准分子激光角膜屈光手术后视觉质量的比较 . 中华眼视光学与视觉科学杂志，16（1）：10-14.

夏又春，张明昌，吕文秀 .2008. 自体角膜缘干细胞移植联合羊膜移植术治疗复发性翼状胬肉的临床研究 . 国际眼科杂志，8（6）：1268-1270.

徐婧，姜洋，李莹，等，2013. 角膜板层刀制瓣和飞秒激光制瓣准分子激光原位角膜磨镶术临床效果比较 . 协和医学杂志，4（2）：123-127.

徐婧，李莹，余晨颖，等 .2013. 角膜板层刀和飞秒激光制瓣准分子激光原位角膜磨镶术后泪液功能及角膜神经再生速度的比较 . 中华眼视光学与视觉科学杂志，15（7）：396-400.

张明昌，黄渝侃，姜冬玲，等 .2005. 纯甘油保存人羊膜治疗翼状胬肉的临床研究 . 眼科新进展，25（5）：

436-438.

中华医学会眼科学分会角膜病学组 .2015. 激光角膜屈光手术临床诊疗专家共识（2015）. 中华眼科杂志，
　　51（4）：249-254.

张明昌，王勇 . 2007. 重视翼状胬肉基础与临床研究 . 中华眼科杂志，43（10）：868-871.

Aug M，Tan D，Mehta JS. 2012. Small incisison lenticule extraction（SMILE）versus laser in-situ
　　keratomileusis（LASIK）：study protocol for a randomized, non-inferiority trial. Trials, 13：75.

Bethke W. 2008. Injecting innovation into DSEK. Rev Ophthalmol, 15：1.

Ham L，van der Wees J，Melles GR. 2008. Causes of primary donor failure in descemet membrane endothelial
　　keratoplasty. Am J Ophthalmol, 145（4）：639-644.

Ide T. 2009. Descemet's stripping automated endothelial keratoplasty injecting device. Expert Rev Ophthalmol,
　　4（1）：5-9.

Ivarsen A，Asp S，Hjortdal J. 2014. Safety and complications of more than 1500 small-incision lenticule
　　extraction procedures. Ophthalmology, 121（4）：822-828.

Kamiya K，Shimizu K，Igarashi A，et al. 2014. Visual and refractive outcomes of femtosecond lenticule
　　extraction and small-incision lenticule extraction for myopia. Am J Ophthalmol, 157（1）：128-134.

Kang SJ，Kim MH，Kim MK. 2013. Effects of a novel push-through technique using the implantable collamer
　　lens injector system for graft delivery during endothelial keratoplasty. Korean J Ophthalmol, 27（2）：87-
　　92.

Luo J，Yao P，Li M. 2015. Quantitative analysis of microdistortions in bowman's layer using optical coherence
　　tomography after SMILE among different myopic corrections. J Refract Surg, 31（2）：104-109.

Moshirfar M，McCaughey MV，Reinstein DZ，et al. 2015. Small-incision lenticule extraction. J Cataract Refract
　　Surg, 41（3）：652-665.

Price FW Jr，Price MO. 2005. Descemet's stripping with endothelial keratoplasty in 50 eyes：a refractive neutral
　　corneal transplant. J Refract Surg, 21（4）：339-345.

Price FW Jr，Price MO.2006. Endothelial keratoplasty to restore clarity to a failed penetrating graft.Cornea,
　　25（8）：895-899.

Price MO，Price FW Jr. 2006. Descemet's stripping with endothelial keratoplasty：comparative outcomes with
　　microkeratome-dissected and manually dissected donor tissue. Ophthalmology, 113（11）：1936-1942.

Reinstein DZ，Carp GI，Archer TJ，et al. 2014. Outcomes of small incision lenticule extraction（SMILE）in
　　low myopia. Journal of Refractive Surgery, 30（12）：812-818.

Sekundo W，Gertnere J，Bertelmann T，et al. 2014.One-year refractive results, contrast sensitivity, high-order
　　aberrations and complications after myopic small-incision lenticule extraction（ReLEx SMILE）. Graefes
　　Arch Clin Exp Ophthalmol, 252（5）：837-843.

Sekundo W，Kunert KS，Blum M. 2011. Small incision corneal refractive surgery using the small incision
　　lenticule extraction（SMILE）procedure for the correction of myopia and myopic astigmatism：results of a 6
　　month prospective study. Br J Ophthalmol. 95（3）：335-339.

Shah R，Shah S，Sengupta S. 2011. Results of small incision lenticule extraction：all-in-one femtosecond laser
　　refractive surgery. J Cataract Refract Surg, 37（1）：127-137.

Terry MA，Ousley PJ. 2001. Deep lamellar endothelial keratoplasty in the first United States patients：early
　　clinical results. Cornea, 20（3）：239-243.

Terry MA，Wall JM，Hoar KL，et al. 2007. A prospective study of endothelial cell loss during the 2 years after
　　deep lamellar endothelial keratoplasty. Ophthalmology, 114（4）：631-639.

Zhang J，Wang Y，Wu W，et al. 2015. Vector analysis of low to moderate astigmatism with small incision
　　lenticule extraction（SMILE）：results of a 1-year follow-up. BMC Ophthalmology, 15：8.

第三章　白内障手术

现代白内障手术经历了从白内障囊内摘除术（intra-capsular cataract extraction，ICCE）到白内障囊外摘除术（extra-capsular cataract extraction，ECCE），再到白内障超声乳化术的发展，白内障手术在技术上逐步趋于完善。近年来微切口白内障手术（micro incision cataract surgery，MICS）兴起，手术切口可以缩小到 1.8mm，适应相应切口的人工晶体也同步跟进。冷超乳作为新型超声乳化能量释放模式，提高超声效率的同时也减少了热量的释放及对眼内组织的损伤。飞秒激光技术应用于白内障超声乳化手术，在切口设计和制作、前囊截开及劈核方面一定程度上取代了手工操作，大大提高了手术的精准性，为进一步提高患者术后视觉质量提供了保障。

第一节　白内障摘除术

一、白内障囊内摘除术

随着眼科显微手术的发展，现代的白内障囊内摘除术与传统的囊内摘除术相比有了很大不同。

（一）适应证

白内障囊内摘除术只适用于一些不能用超声乳化或囊外摘除的特殊情况，如严重的晶状体脱位而不能保留囊袋者，或晶状体完全脱位于前房，或Ⅴ级硬核完全脱位于玻璃体腔而不适用于超声粉碎者等。

（二）禁忌证

绝对禁忌证包括计划植入后房型人工晶体者；年龄小于 35 岁的青少年白内障患者；外伤性白内障囊膜破裂者。相对禁忌证如原来有玻璃体视网膜疾病的患者；高度近视患者；合并青光眼患者；伴有糖尿病、甲状腺疾病、肾功能失代偿等系统性疾病的患者。

（三）手术方法

1. 白内障冷冻摘除法　开睑器开睑，做一上直肌牵引缝线。做大小为 160° ～ 180° 的结膜瓣和周边角膜或角巩膜缘切口，预置缝线 2 根。常规做虹膜周边切除，以避免术后瞳孔阻滞。掀起切口处角膜并牵开虹膜，吸干晶状体前表面水分。打开冷冻机，擦干冷冻头，将其避开虹膜置于晶状体前囊上 1/3 与下 2/3 交界处数秒，直至发生冷冻黏着，将晶状体轻轻提起并左右摆动、旋转，以促使一方悬韧带先断裂，然后向切口方向拉出整个晶状体。恢复虹膜和切口前缘，拉紧并结扎预置缝线，关闭切口。向前房内注入空气或平衡盐溶液，间断缝合切口。

2. 白内障囊镊摘除法　①翻跟斗法：做 160° ～ 180° 的周边角膜或角巩膜缘切口，掀开角膜瓣，将上方瞳孔缘虹膜推开，晶状体镊夹住下方赤道部至瞳孔缘间的晶状体前囊膜，稍稍提起，左右摆动使下方及两侧的悬韧带离断，直至在瞳孔区可见晶状体下方边缘。将晶状体进一步缓慢提起，同时用斜视钩轻压下方角膜缘以助晶状体反转，并逐渐向切口方向娩出。上方悬韧带最后离断，关闭切口。②滑出法：切口完成后掀开角膜瓣，用晶状体镊夹住上方赤道部至瞳孔缘间的晶状体前囊膜，稍稍提起，轻轻摆动并旋转的同时慢慢向切口方向拉出晶状体，关闭切口。

3. 白内障圈套器摘除法　做 160° ～ 180° 的周边角膜或角巩膜缘切口，将圈套器顺暴露的晶状体赤道部插入晶状体的后方，托起整个晶状体，沿切口方向娩出晶状体。

（四）手术要点

1. 手术切口位置选择　手术切口位置不宜太靠后，否则可能会引起大出血。
2. 预置前房灌注可减少暴发性脉络膜出血的风险，灌注口一般做在下方。
3. 如有玻璃体溢入前房并嵌顿于切口位置，则需要行前段玻璃体切除术。

（五）手术并发症

1. 常见的术中并发症有虹膜出血、虹膜根部离断、玻璃体脱出、晶状体囊膜破裂、虹膜或角膜冻伤、暴发性脉络膜出血等。
2. 术后并发症包括继发性青光眼、角膜功能失代偿等。

（六）临床效果评价

1. 单纯白内障囊内摘除术切口较大，故术后角膜散光也比较明显，恢复较慢。
2. 术后用框架镜矫正无晶状体状态可造成较大像差，严重影响视觉效果并因镜片较厚而造成生活不便。
3. 术中联合缝线人工晶体植入术能获得更好的屈光矫正，但会增加手术并发症风险。

二、白内障囊外摘除术

与白内障囊内摘除术相比，现代白内障囊外摘除术保留了完整的晶状体后囊膜和周边的前囊膜,不仅便于植入人工晶体,而且可以减少玻璃体脱出、视网膜脱离等并发症的发生,具有手术切口小、恢复快、并发症少等优点。虽然这种手术方式已逐渐被超声乳化白内障摘除术所取代,但对部分不具备开展白内障超声乳化术的地区或眼部条件不适宜此手术者仍可起到重要作用。

(一)适应证

一般来说,除晶状体脱位、严重的半脱位及晶状体后囊不稳定外,现代囊外白内障摘除术几乎适用于所有类型的白内障。特别适用于:

1. 成熟的年龄相关性白内障。

2. 第一眼做白内障囊内摘除术发生玻璃体脱出或玻璃体与角膜粘连引起角膜水肿者。

3. 眼内需植入后房型硬性人工晶体者。

4. 中年以上已有硬核的外伤性白内障者。

5. 伴有高度近视的硬核性白内障者。

6. 有广泛虹膜后粘连或玻璃体情况不明的并发性白内障者。

7. 第一眼白内障囊外摘除术后发生视网膜脱离或手术眼之前曾患视网膜脱离者。

8. 第一眼做白内障囊内摘除术,术中发现晶状体悬韧带特别强韧或术后发生瞳孔阻滞者。

(二)禁忌证

1. 晶状体全脱位或严重不全脱位者。

2. 其他全身或局部疾病不适宜做白内障摘除手术者。

(三)术前准备

1. 术前眼部常规系统检查 包括视功能及最佳矫正视功能检查、测量眼压、检查眼前段、检查晶状体混浊情况、了解眼后段的情况、测量角膜曲率和眼轴长度、计算人工晶体的度数。

2. 了解全身情况。

3. 术前用药 术前局部点用抗生素滴眼液 2～3 天,3～4 次 / 日。

4. 术前眼部处理 冲洗泪道和结膜囊,术前尽量散大瞳孔。

(四)手术要点

1. 开睑、上直肌牵引缝线固定。

2. 结膜瓣 适合现代白内障囊外摘除术的结膜瓣有两种:以穹隆部为基底的结膜瓣;以角膜缘为基底的结膜瓣。目前以前者最为常用,沿上方角膜缘剪开球结膜,范围以稍大于预做的角巩膜缘切口为宜。

3. 巩膜表面止血 采用湿式电凝器烧灼止血。止血时,应针对局部的出血点进行止血,切忌大范围地对角巩膜缘血管网和巩膜血管烧灼止血,否则会破坏角巩膜缘干细胞或造成巩膜坏死、溶解等。

4. 手术切口 分为内切口和外切口，内切口的位置一般都位于 Schwalbe 线及其附近或巩膜静脉窦之前的无功能小梁；外切口的位置可以分为三种：巩膜切口、角膜缘切口和透明角膜切口。其中巩膜切口是传统 ECCE 常用的手术切口，透明角膜切口因术后角膜散光等原因较少采用。切口平行于角膜缘，可做成阶梯状，增加切口闭合程度，一般取 10 点 30 分至 1 点 30 分时钟位，范围约 90°。

5. 撕囊 切口穿刺后，向前房注入黏弹剂，开始撕囊，撕囊的直径约为 6mm。临床上常用的前囊膜切除有五种方式：开罐式前囊切除术、线状前囊切开术、前囊点刺法、连续环形撕囊法和激光前囊膜切开。传统临床上采用最多的是开罐式的前囊切除术，目前临床上多采用连续环形撕囊法。晶状体前囊膜截囊处应位于晶状体前囊膜的正中，其四周残余的晶状体前囊膜瓣的大小应基本相等。

开罐式前囊切除术：使用截囊针，在前房注入黏弹剂的条件下，针尖弯端水平位经切口进入前房，旋转截囊针，使针尖朝下垂直于晶状体前囊膜刺入，做环形排列的小前囊撕裂口，各点之间互相不连接，完成 360°，然后用截囊针由周边向中心划动，使各小撕裂口相互连接，撕下完整的中央部分前囊膜。

注意事项：

（1）一般从 6 点钟或 12 点钟方位开始截囊，截囊时要充分，各点之间既要均匀又不会相互连接，撕囊后残留的晶状体前囊膜瓣的边缘要整齐，注意避免形成反射状裂口，否则在植入晶状体时可能导致后囊膜破裂。

（2）每个点刺开时，深度不易过深，以免晶状体皮质溢出影响操作。

（3）操作时保证前房充盈状态，截囊针在前房内注意针尖向下，以免误伤角膜内皮。

6. 扩大切口 撕囊后需扩大切口以便娩出晶状体核，一般使用巩膜隧道刀或角膜剪扩大切口，范围为 120° ～ 140°，注意使内外切口大小一致，切口组织在同一平面。

7. 游离晶状体核 将灌注液注入晶状体前囊膜下，使晶状体后皮质与后囊膜分离，再使用调位钩使晶状体核做上下左右活动，使晶状体充分松动后，再将晶状体核在晶状体囊袋内旋转，旋转没有阻力时说明晶状体已经与其囊膜完全游离。

8. 娩核 娩核主要使用圈套法和加压法，目前加压法已经很少用。圈套法：拨动晶状体核或直接压迫切口后唇暴露上方晶状体核赤道部，将已注水的晶状体圈套器插入晶状体核与晶状体后皮质之间已游离腔隙中，逐渐伸向 6 点钟方位，稍向上托起晶状体核，然后一边通过圈套器向前房内注水，一边用晶状体圈下压上方切口后唇，使晶状体顺着晶状体圈套器娩出，或者在暴露晶状体核赤道部之后在晶状体核的上下方注入黏弹剂，然后自晶状体核的下方伸入晶状体圈套器，再一边后退一边向切口后唇加压，即可将晶状体核娩出。

注意事项：向上托起晶状体核时要注意力度，避免与角膜内皮接触而损伤角膜内皮；扩大切口时，如果切口不够大，要及时扩大，切不可勉强，否则切口后唇会因受力过大而致晶状体后囊膜破裂。

9. 切口缝合 娩核后立即用 10-0 尼龙缝线间断缝合切口 2 ～ 3 针，保证前房关闭，避免眼内压过低。

10. 皮质吸除 皮质吸除时需保持前房的充盈状态，尽量在高倍视野下进行。

注意事项：

（1）注吸时切不可将抽吸针头对准晶状体后囊膜，以防损伤晶状体后囊膜。

（2）先吸住周边前皮质，再向瞳孔中心牵引，进而将赤道部皮质及后皮质拉出并吸除。

（3）尽量吸净晶状体上皮细胞及残留皮质，若晶状体皮质与晶状体囊膜粘连紧密难以吸除，可先植入人工晶体，将人工晶体在晶状体囊袋内旋转，借用人工晶体的旋转力将残留皮质刮下，进而吸除。

（4）注吸过程中如感觉有阻力，同时后囊膜又出现放射状皱褶或弧形环时，则提示注吸针头吸住后囊膜，应该立即终止吸力，利用灌注液回退使晶状体后囊膜复位。

11. 晶状体后囊膜抛光 其目的主要是去除晶状体的上皮细胞，减少术后炎性反应及后发性白内障形成。在前房内注入黏弹剂或灌注液，保持前房充盈，用抛光针头或注吸针头于后囊膜上及虹膜后的前囊膜下做上下来回或同心圆运动，以去除残留的晶状体上皮细胞与皮质纤维。

12. 人工晶体植入 根据患者的具体病情，植入合适的人工晶体，主要包括前房型人工晶体植入和后房型人工晶体植入。

（五）手术难点及对策

1. 小瞳孔 常给连续撕囊造成困难，同时核的娩出过程受到限制，此时可在灌注液中加入肾上腺素（配制后浓度约为 0.000 04 %）或使用虹膜拉钩等。

2. 高度近视合并白内障 术前仔细测量角膜曲率和眼轴长度，若术中出现悬韧带异常、断裂，后囊不完整的情况，术中可进行囊袋张力环的植入、人工晶体的缝线悬吊等。出于安全考虑，也可以同期不植入人工晶体，下次手术时再植入。对于玻璃体液化严重的患者，可以预置前房灌注。

3. 高眼压 术前一定要加以控制，以防止术中眼内容物脱出、暴发性脉络膜出血。术前可点用降眼压药物，口服碳酸酐酶抑制剂，静脉用高渗剂脱水，术中按摩眼球降压。

4. 低眼压 眼球壁或巩膜壁过于柔软，易造成切口不整齐。

（六）术后监测与处理

1. 每日 1 次无菌换药，局部应用抗生素联合糖皮质激素滴眼液，必要时可全身应用抗生素和糖皮质激素。

2. 根据具体情况，可局部联合应用非甾体类药物。

3. 如眼压升高，可采取适当措施降低眼压。

4. 术后叮嘱患者注意休息并避免术眼受到碰撞，避免用力。

5. 术后常规检查术眼的远视力、近视力及矫正视力，并使用裂隙灯检查伤口的愈合情况。注意观察角膜有无混浊水肿、前房深度、房水闪辉、有无皮质残留，瞳孔位置、形态及光反射情况，眼底镜检查眼底有无并发症等。

（七）术后常见并发症的预防与处理

1. 感染 术前滴用抗生素滴眼液及眼局部严格消毒对于预防术眼感染至关重要。手术室环境及术中使用的一切药物和器械都必须严格消毒，术后密切观察，一旦发现感染迹象应立即取材做细菌培养及药敏试验，全身及眼局部使用大剂量的广谱抗生素，待细菌培养及药敏试验有结果后，再考虑是否更换药物。

2. 持续性角膜水肿　术前应常规行角膜内皮检查，对角膜内皮不良者选择合适的手术方式，术中避免损伤角膜内皮，使用灌注液及黏弹剂保护角膜内皮。术后局部使用抗生素及糖皮质激素滴眼液，或联合结膜下糖皮质激素注射，必要时可使用高渗性滴眼液及营养角膜的药物。

3. 前房积血　少量积血可自行吸收。若前房积血量较大，同时伴高眼压，在保守治疗效果不佳时可考虑做前房冲洗。

4. 术后前房浅　术后前房浅、无前房或已形成的前房重新消失，可能原因：切口裂开、渗漏，睫状体脉络膜脱离，瞳孔阻滞等。如果考虑为切口问题，可做 Seidel 试验，若 Seidel 试验阳性，但未见明显的切口裂开，可给予散瞳，绷带加压包扎，若发现切口裂开，应立即手术修补。超声生物显微镜（UBM）检查可清晰地发现睫状体脉络膜脱离，一旦确诊，可先行保守治疗，包括全身及局部使用糖皮质激素、睫状肌麻痹剂松弛睫状肌、抑制房水分泌、促进脉络膜上腔渗液吸收等，治疗 1 周后仍不能改善者，应考虑手术治疗。术后若发现瞳孔阻滞迹象，可予以快速散瞳剂活跃瞳孔，必要时需行手术分离瞳孔阻滞。

5. 瞳孔位置改变及变形　若不影响患者视功能，可不予处理，否则应寻找原因并行手术修复，不能手术修复时可以选择配戴小瞳角膜接触镜。

6. 葡萄膜炎　可局部或全身应用皮质类固醇、散瞳剂等治疗，同时寻找病因，明确致病菌并行针对性治疗或是否伴有全身免疫因素等，注意观察对侧眼情况，预防交感性眼炎。若术后炎症及刺激症状长期不能控制，且有加剧趋势，应注意前房是否有大量残留皮质或上皮植入前房生长等。

7. 继发性青光眼　白内障术后青光眼的治疗应局部和全身进行降压处理的同时对病因治疗。由晶状体残留皮质阻塞房角及引起炎症者，应做前房冲洗；术后浅前房引起者，应恢复前房深度，通畅引流；血影细胞性青光眼药物治疗无效时，可做前房冲洗和玻璃体切除术。

8. 后发性白内障　可用 Nd：YAG 激光做后囊膜切开。

9. 眼后节并发症　主要包括黄斑囊样水肿、视网膜脱离、玻璃体积血等。预防眼后节并发症，术中动作应轻柔、准确，避免较大的眼压波动，术中如有玻璃体脱出，应尽量清除。玻璃体积血可先行保守治疗，保持半卧位，积血长时间不吸收可行玻璃体切除术。一旦确诊患者合并视网膜脱离，应立即行手术治疗。

第二节　白内障超声乳化术

一、适应证与禁忌证

近年来白内障超声乳化术技术和设备发展迅速，此术式可适用于绝大多数白内障患者。

一般来说，凡适合做囊外白内障手术的患者均可行超声乳化手术。但超声乳化手术患者的选择、手术适应证和禁忌证的范围，应根据术者的手术技巧和经验来决定，并根据自身手术水平的提高不断修正。术者术前应对患者全身及眼部进行全面评估，以决定患者是否适合超声乳化手术。对于有经验的手术者，既往如Ⅴ级硬核白内障、半脱位的白内障、瞳孔强直、顽固性浅前房、角膜混浊等手术禁忌证，也可以根据具体情况实行白内障超声乳化术。

（一）晶状体核的硬度

目前晶状体核的硬度分级大多数参照 Emery 及 Little 核硬度分级标准：Ⅰ级，透明、无核、软性；Ⅱ级，核呈黄色或黄白色、软核；Ⅲ级，核呈黄褐色、中度硬度核；Ⅳ级，核呈琥珀色、硬核；Ⅴ级核呈棕褐色或黑色、极硬核。Ⅱ～Ⅲ级核适合初学者，Ⅰ级和Ⅳ级核相对有经验的超声乳化医生可处理，Ⅴ级核适合具有丰富手术经验的超声乳化医生。另外，可以通过术前眼底红光反射来判断核的硬度。若通过眼底的红光反射能看清晶状体前囊膜则提示核的硬度在Ⅲ级以下。随着核硬度的增加，眼底的红光反射会逐渐减弱，同时瞳孔区会出现相应的暗区，前囊膜的细节观察不清。

（二）眼球暴露情况

良好的眼球暴露情况可以提供好的手术视野和操作平台。清晰的手术视野方便术者观察术中的前房组织结构及前房涌动情况；充分的手术操作平台使术者对超声乳化手柄、I/A头和手术器械等有良好的操控性。小睑裂、深眼窝患者适合由经验相对丰富的超声乳化医生操作。

（三）角膜条件

角膜完全透明是做好超声乳化术的基本条件。角膜局限性混浊及有其他影响其透明度的病变不适合初学者。术前角膜内皮细胞计数低于 $1000/mm^2$ 提示术后角膜失代偿的可能性增加。

（四）虹膜及瞳孔条件

术前瞳孔散大≥ 6mm 较安全。健康的虹膜对术中灌注液的冲刷、器械的干扰、黏弹剂的反应均有良好的耐受，可以维持术中的散瞳环境。对于瞳孔不能散大或虹膜功能不良的病例，均不适合超声乳化术初学者。

（五）前房深度

术中必须保持前房足够的深度。前房过浅，使手术操作空间缩小，对角膜内皮及晶状体后囊的损伤威胁大。前房过深，超声乳化手柄的控制性会明显下降。同时，由于显微镜景深的限制，对于晶状体后囊膜的观察受限，增加了后囊膜受损的危险，从而导致一系列的并发症。对于顽固性浅前房等病例的选择要慎重。

（六）晶状体条件

晶状体的前囊膜、核、后囊膜及悬韧带是否正常都与手术难度息息相关。术前应对晶状体进行全面评估，硬核且合并有晶状体囊膜或悬韧带病变的患者是初学者的手术禁忌证。

（七）眼部其他疾病

外伤性白内障、并发性白内障、高度屈光不正性白内障手术都属于难度较大的手术，初学者应避免，有经验的超声乳化医生需谨慎对待。

总之，对于初学者，白内障类型为中等硬度、中等大小核，同时角膜内皮功能良好、眼底红光反射良好、瞳孔可以散到足够大的老年性白内障病例较为适合。当术者的技巧和经验进一步丰富后，可以逐步扩大手术适应证。

二、手术方法

（一）白内障超声乳化

通过角膜隧道切口、角巩膜缘隧道切口、巩膜隧道切口进入前房，前房注入黏弹剂，撕囊镊或撕囊针环形撕囊，水分离。置入超声乳化手柄，应用超声能量将混浊的晶状体核和皮质乳化后吸除，I/A注吸残留皮质，保留晶状体后囊。常规的超声乳化手术即超声乳化头由钛金属乳化针头和软性硅胶套管组成，集灌注、乳化、抽吸功能于一体，左手在操作过程中起辅助作用。

（二）人工晶体植入

白内障晶状体摘除或行超声乳化吸除术后，患眼成为无晶状体眼，需在囊袋内植入人工晶体以解决患者的屈光异常状态。随着超声乳化设备的改进、手术技巧的提高，以及折叠式人工晶体的广泛应用，超声乳化联合折叠式人工晶体植入术已经成为白内障手术治疗的主要手段。目前人工晶体按其硬度分为硬性和软性，软性即折叠式。术中晶状体的植入部位取决于囊袋的完整程度，首选植入囊袋内，其次为睫状沟或前房（如虹膜固定），或行人工晶体缝线悬吊。

（三）人工晶体植入方法

1. 折叠式人工晶体植入　包括折叠镊植入法和推注器植入法。

（1）折叠镊植入法：通过应用人工晶体折叠镊和植入镊，将人工晶体光学部位对折后经切口植入晶状体囊袋内。

（2）推注器植入法：通过使用一种专门的植入器械，将人工晶体在植入器内卷曲后通过手术切口植入囊袋内。虽然各个厂家、不同型号的人工晶体推注器有所不同，但其主要结构类似，多由推注手柄和"飞机头"组成。

2. 硬性人工晶体植入　白内障超声乳化术后硬性人工晶体的植入与传统的白内障囊外摘除术后人工晶体的植入操作相似。但由于超声乳化手术切口小于硬性人工晶体光学区直径，故在植入硬性人工晶体前需扩大手术切口，一般扩大至 5.5mm，用晶状体植入镊夹住人工晶体光学区上方，将人工晶体前袢和光学部经切口送入前房，植入囊袋内。

三、手术并发症

白内障超声乳化可能发生的手术并发症与白内障囊外摘除相当。由于超声乳化切口较小，故相对于白内障囊外摘除切口及前房相关的并发症较少，但由于手术过程中会释放热量及液流在前房内流动，故手术对角膜内皮造成损害的机会大于白内障囊外摘除术。

（一）术中并发症

1. 浅前房或无前房　术中前房灌注不足或切口渗漏、眼球外力挤压或后房压力升高均可导致浅前房或前房消失。

2. 眼内组织损伤　角膜内皮、虹膜均可损伤。

3. 出血　术中前房积血可由切口处渗漏或虹膜根部离断，视网膜的血管破裂可引起玻璃体腔积血，暴发性出血是最严重的并发症，主要因为睫状后短动脉或睫状后长动脉、脉络膜静脉的破裂，大量而迅猛地出血。

4. 后囊破裂　裂口大可致玻璃体脱出或晶状体核或皮质经裂口坠入玻璃体腔。

（二）术后并发症

1. 出血　前房积血或玻璃体腔出血，迟发型脉络膜出血少见。

2. 眼压升高　术后可有短暂的眼压升高，一般 24 小时可恢复正常。如眼压持续升高，可导致青光眼。

3. 眼内炎　是白内障手术最严重的并发症，常见的感染源为手术野和手术器械、术后滴眼液。根据病原体致病性不同及病程长短，眼内炎可呈急性或慢性改变。

4. 慢性葡萄膜炎　与毒力较低的细菌或术前即存在的慢性葡萄膜炎有关。部分患者尚可由对人工晶体反应所致。

5. 后囊膜混浊　术后数月即可发生。

6. 角膜散光　角膜缘切开和缝合都会破坏角膜的完整性，引起散光。

7. 视网膜光毒性损伤　手术显微镜长时间强光照射会导致视网膜色素上皮层的光损伤。

8. 黄斑囊样水肿　相关因素包括前列腺素释放的炎症、玻璃体黄斑牵引、暂时或长时间的术后低眼压等。

（三）人工晶体植入术后并发症

1. 瞳孔纤维蛋白渗出　术后葡萄膜炎症反应致使纤维蛋白渗出沉积于人工晶体表面。

2. 人工晶体位置异常　包括瞳孔夹持、晶体偏位等。

3. 前房型人工晶体植入后损伤前房角和角膜内皮，引起继发性青光眼和角膜内皮失代偿。

4. 人工晶体屈光度误差　由人工晶体制造中、术前患者测量和计算中误差或错误导致。

第三节　复杂病例白内障手术

一、硬核白内障超声乳化手术

（一）手术难点

1. 手术中所需超声能量较高，操作时间长。过多的超声能量释放容易对角膜内皮及虹膜造成损伤。

2. 撕囊困难　硬核白内障常在撕囊时不具备较好的红光反射或完全没有红光反射，囊膜较薄而脆，容易向边缘裂开。选择截囊时囊口边缘薄弱点在术中受到外力作用下极易撕裂到边缘，导致后囊破裂。

3. 劈核困难　硬核白内障核块较大，部分核块中央韧性较大，不易劈开。

4. 硬核白内障往往在核块外缺乏有形的皮质保护，被劈裂开的碎核多具有尖锐的边缘，当核块在眼内翻转时容易划破后囊。

5. 被打碎的细小碎核块较软核白内障更容易出现核块隐藏夹持，并最终残留于睫状沟、前房角等处。

6. 硬核白内障悬韧带常较脆弱，处理硬核时更容易对囊袋施加外力，易于造成悬韧带离断现象。

（二）对策

1. 术前评估手术操作的时间、所需超声能量及进行角膜内皮测量，根据评估结果选择合适的手术方式及手术技巧。术中尽量使用分散型黏弹剂和软壳技术保护角膜内皮，如确实超声乳化风险较大，则改行囊外白内障摘除术。

2. 在撕囊前可进行囊膜染色（如使用台盼蓝），撕囊时注意控制撕囊的速度和动作幅度，如囊袋口撕裂并已接近后囊膜，则最好改为囊外白内障摘除术。

3. 尽量彻底劈开核块，使用合适的劈核器械和劈核技术。

4. 使用辅助器械控制核块在眼内的翻动。

5. 采取对核块进行分而治之的策略，尽量减少碎核块在眼内随液流飘动，用灌注抽吸设备对前房角及睫状沟进行必要的探查。

6. 操作要轻柔，避免对囊袋施加压力，充分水分离使核块游离非常重要，否则可能在转动核块时对悬韧带造成牵拉。如发生悬韧带断裂或后囊破裂情况，则停止超声乳化进程，改将残余核块娩出。如囊袋完整，可以植入囊袋张力环；如后囊破裂严重，有核块落入玻璃体腔，则需改行玻璃体切除联合超声粉碎手术。

二、晶状体脱位白内障超声乳化手术

晶状体脱位常见于眼外伤后或原有造成先天性晶状体半脱位的眼综合征（如 Marfan 综合征及 Marchesani 综合征）。针对发病原因和脱位程度，选择不同的手术处理方法。

对于外伤所致晶状体全脱位入前房，可根据晶状体核硬度及手术条件选择小切口或大切口白内障囊内摘除术，对比较软的核也可以选择经睫状体扁平部的晶状体切吸术。如果晶状体全脱位入玻璃体腔，则可以选择损伤较小的超声粉碎技术或使用全氟化碳液体（俗称"重水"）将晶状体托入前房，并从角膜缘切口娩出。对于晶状体不全脱位且脱位范围较小者（＜3 个钟点），多可直接完成超声乳化术，如更大范围的脱位可酌情选择植入囊袋张力环，如脱位范围过大或核过硬，也可选择白内障囊内术或白内障超声粉碎联合玻璃体切除术。

对于因先天性综合征所引起的晶状体半脱位，由于患者悬韧带发育不良而造成部分象限松弛，一般不选择保留囊袋，而是通过以上方法完全清除整个晶状体，继而根据情况选择是否植入巩膜缝线固定或无缝线固定的一期人工晶体植入术。

（一）手术难点

1. 由于晶状体位置不稳定且囊袋缺乏张力而导致撕囊困难。
2. 囊袋难以保持稳定，脱位晶状体容易跟随眼内液流及超声吸引而使脱位加重。
3. 吸取皮质时晶状体悬韧带离断处的囊膜易随注吸头移向中央区，在洗净皮质前植入囊袋张力环也使得皮质清除困难。
4. 前房深度难以控制。
5. 容易发生玻璃体溢出。
6. 人工晶体植入困难。

（二）对策

1. 撕囊时黏弹剂不宜注入过多，以免导致晶状体受压而向玻璃体腔方向倾斜，加重脱位并增加撕囊难度。先用撕囊针在近中央区刺破前囊膜，然后用撕囊镊缓慢进行连续环形撕囊。撕囊时需要注意观察晶状体位置，尽量保持撕囊口位置居中。撕囊口不宜过小，否则会造成操作困难，并且使术后更容易发生囊袋收缩综合征；过大的囊袋口更容易偏位，从而导致张力环容易脱出或不能植入。

2. 手术切口位置选择应尽量避开脱位区。超声乳化选择低流量、低灌注和低负压。术中进行充分的水分离和水分层，尽量使核块完全游离，甚至是脱出于囊袋外而在前房进行核块超声乳化。尽量避免吸引脱位区域囊袋组织，必要时可用囊膜拉钩固定脱位囊膜或用辅助器械帮助固定脱位囊袋。

3. 先吸除未脱位象限的皮质，然后再清除脱位区域皮质。如不能顺利吸除则先植入囊袋张力环固定囊袋，然后吸除残余皮质，此时吸除会较先前困难，需要耐心和仔细操作。当脱位范围较小时，可直接植入囊袋张力环，如脱位范围超过 180°，可使用 10-0 聚丙烯缝线帮助在脱位方向固定张力环。

4. 使用低灌注压进入眼内，然后根据情况逐步调整灌注压大小。

5. 轻柔操作，注意负压和灌注压的控制，尽量避免对玻璃体腔施加压力。如玻璃体进入前房，可切除玻璃体。

6. 如植入张力环，则可以选择一片式的软性折叠人工晶体。如不植入张力环，则选择三片式折叠人工晶体。植入时囊袋内多注入黏弹剂，操作时避免对囊袋施加压力。

三、小瞳孔白内障手术

小瞳孔是指直径 ≤ 4mm 的瞳孔。由于术中瞳孔不能散大，会对撕囊、劈核等造成困难，容易出现连续环形撕囊时前囊撕裂、误吸虹膜而造成瞳孔缘和虹膜损伤、后囊膜破裂、玻璃体脱出及核块落入玻璃体等并发症。临床上常见的造成小瞳孔的原因有：虹膜睫状体炎及青光眼急性发作后的虹膜后粘连，前节手术如青光眼小梁切除术后造成的虹膜后粘连，长期使用缩瞳剂，假性剥脱综合征，糖尿病患者伴或不伴虹膜新生血管，Marfan 综合征，老年性瞳孔开大肌萎缩等。有时反复发生或严重的虹膜睫状体炎还可造成瞳孔缘纤维化及瞳孔膜闭等。

（一）手术难点

1. 常伴有虹膜后粘连。
2. 术中瞳孔不能扩大，操作难度风险加大。
3. 合并虹膜粘连患者术后炎症反应较重。

（二）对策

1. 对于存在虹膜后粘连的患者需要在撕囊前先分离粘连，分离时注入黏弹剂后用撕囊针或黏弹剂针头小心进行分离。多数情况下后粘连仅限于瞳孔区，如果有未粘连的方位，则从此作为突破口，逐步分离全周粘连。有时也会有超越瞳孔区范围的广泛性后粘连，甚至可以延伸至虹膜根部，这时需要先分离瞳孔缘位置，然后将黏弹剂针头伸入虹膜下，边推注黏弹剂边分离，操作手法务必轻柔，避免过度分离造成出血及严重的术后炎症反应。

2. 对于存在虹膜后粘连的瞳孔，分离粘连后再注入足量的黏弹剂有可能获得 5 ~ 6mm 以上的瞳孔，此时一般能够完成沿瞳孔缘的连续环形撕囊并进行超声乳化操作，但对于手术者的操作技巧和经验要求较高。如分离后仍不能放大瞳孔，可使用虹膜拉钩或瞳孔扩张器。如没有以上辅助器械，则可以进行多位点瞳孔括约肌剪断，但此方法易造成术后瞳孔过大及变性等异常，可能造成手术源性复视或眩光。

对于没有虹膜后粘连的小瞳孔，可先尝试药物散瞳。术前使用短效睫状肌麻痹剂如托吡卡胺和去甲肾上腺素多次点眼。术前使用非甾体类抗炎药如普拉洛芬滴眼液滴眼 2 ~ 3 次可减少术中瞳孔缩小的可能。术中可在注入黏弹剂前将 1∶10 000 的肾上腺素注入前房。

注入黏弹剂可通过其推挤力使瞳孔扩大。如以上方法均不能将瞳孔扩大至手术要求，则建议使用虹膜拉钩（图3-3-1，图3-3-2）或瞳孔扩张器（图3-3-3～图3-3-6），以保证手术视野，提高手术安全性。

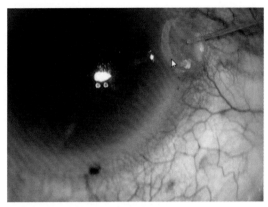

图 3-3-1　对于瞳孔不能扩大至手术要求时，可使用虹膜拉钩

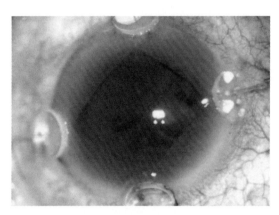

图 3-3-2　使用 4 个虹膜拉钩完全暴露手术视野

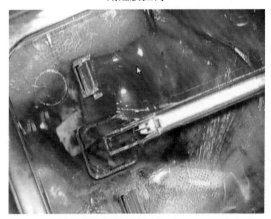

图 3-3-3　瞳孔扩张器

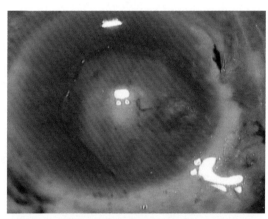

图 3-3-4　瞳孔扩张器植入眼内并将瞳孔支撑扩大

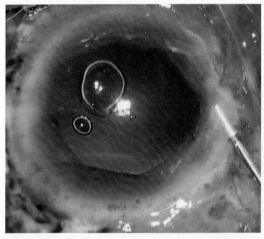

图 3-3-5　在瞳孔扩张器的扩张范围内完成超声乳化手术

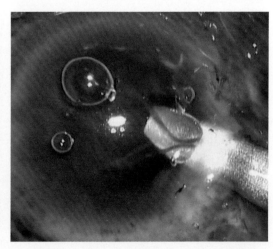

图 3-3-6　植入人工晶体后取出瞳孔扩张器

在小瞳孔下进行超声乳化操作时要注意所有的超声步骤均需在瞳孔区中央完成，并尽量保持低负压、低流量，以免不慎吸入虹膜和后囊。对于核块处理可以用超乳头吸住核块中央，用劈核器伸入囊袋内向核中央劈裂。多次操作后将核块劈裂为多个小块，然后在瞳孔中央区逐个乳化吸除。

3. 术前数日即可开始局部使用激素和非甾体抗炎药滴眼，术中尽量减少对虹膜的刺激和影响，术后全身及局部使用激素和非甾体抗炎药。避免短期内连续对双眼进行白内障手术。

四、短眼轴和（或）小眼球白内障手术

由于短眼轴或小眼球患者在眼球解剖和屈光状态方面的特殊性，使得对其进行白内障手术会增大手术难度及风险。单纯短眼轴患者眼轴长度为 20～23mm，常合并有不同程度的远视及浅前房。先天性小眼球患者眼轴更短，一般为 16～20mm，常伴有高度远视、晶状体厚度增加、浅前房、房角狭窄及虹膜肥厚。此类患者还通常伴有巩膜壁异常增厚及巩膜纤维超微机构异常，进而导致涡静脉回流障碍，容易导致脉络膜上腔渗液、脉络膜淤血、脉络膜脱离、视网膜脱离及睫状环阻滞性青光眼。先天性小眼球可以单独发生，也常见合并其他眼病。

（一）手术难点

1. 前房内操作空间狭小，导致操作困难，如撕囊困难、核块处理困难等。
2. 后房压力较高，尤其是合并闭角型青光眼患者。
3. 部分患者为小角膜或小眼球。

（二）对策

1. 采用针撕囊对于前房深度和囊袋压力的维持优于使用撕囊镊撕囊。如需要选择撕囊镊，则尽量选择小切口撕囊镊，撕囊时尽量避免对切口造成压迫，减少黏弹剂溢出前房外。乳化核块时应在囊袋内完成操作，以减少角膜内皮损伤。

2. 合并高眼压者可在术前 30 分钟快速静脉滴注 20% 甘露醇 250ml。术中提高灌注瓶高度以增加眼内灌注压。

3. 术前测量眼轴长度和角膜大小，对眼轴过短的小眼球患者需术前通过 B 超检查评估患者眼球壁厚度，必要时术中选择巩膜开窗术。

五、高度近视白内障手术

（一）手术难点

1. 术中前房稳定性差，导致操作困难，并且过多的前房波动使术中易于发生瞳孔骤然变化，最终造成瞳孔缩小而影响操作。

2.混浊多发生在晶状体核，核硬度常比显微镜下红光反射表现出的硬度更大，且晶状体核韧性大，不易通过劈核操作完全劈裂。

3.有时在术中出现玻璃体腔压力过高。

4.术后易发生低眼压和伤口漏水。

（二）对策

1.由于很多高度近视患者存在玻璃体液化，故容易出现灌注时前房急剧加深现象。超声乳化头开始进入眼内时先选择低灌注压和低负压，进入后根据前房深度逐步提高灌注压和负压。术前使用非甾体抗炎药滴眼 2～3 次可抑制术中瞳孔缩小，术中灌注液中加入肾上腺素有利于维持术中瞳孔放大状态。

2.对于Ⅳ级以上的硬核，可采用拦截－劈核技术，如不能一次将核块完全劈开，则需保持耐心，逐步劈核，先清除可游离的碎核，最后再处理不能完全劈裂的部分。

3.部分患者因为悬韧带松弛而造成术中灌注液进入玻璃体腔，增加了玻璃体腔压力。尽量缩短手术时间，控制灌注压力。高度近视患者悬韧带脆弱，易于发生悬韧带断裂，故要注意操作轻柔。如已发生压力过高现象，则术中使用 20% 甘露醇快速静脉滴注，等待一段时间后再继续手术，部分患者甚至需第二天继续手术。此情况需先排除术中脉络膜上腔出血的可能。

4.高度近视患者巩膜壁薄且软，术中选择切口时最好采用自闭式巩膜隧道切口并适当延长隧道，必要时可缝合 1 针，1 周后拆除。

六、过熟期白内障超声乳化手术

（一）手术难点

1.撕囊困难　过熟期白内障皮质松散或液化为乳糜状，呈乳白色外观，术中显微镜下缺乏红光反射。晶状体囊膜皱缩变脆而容易发生破裂，由于皮质呈液态，晶状体核浓缩变小并在囊袋内为游动状态，故撕囊时缺乏皮质和核的支撑，增加了撕囊的困难。在刺破囊袋时会有乳糜化皮质如烟雾状溢入前房，影响观察。

2.晶状体悬韧带非常脆弱，容易发生晶状体脱位。

3.术中无皮质和壳核保护，晶状体核在眼内游动性大，如操作不慎容易造成后囊膜破裂。由于过熟期白内障晶状体核较小，在液流的冲击下会造成其在囊袋内旋转而难以进行蚀刻操作。

（二）对策

1.过熟期白内障患者撕囊时难以分辨囊袋边缘，通过提高照明亮度及增加侧照可帮助观察囊袋，而撕囊前进行囊膜染色（如使用台盼蓝）则可使撕囊过程非常清楚。撕囊时先用撕囊针在靠近中央的区域刺破前囊，此时会有乳糜化皮质溢出，用注射器冲洗吸除部分乳化皮质至视野清晰，然后注入适量黏弹剂，过少不利于将囊袋压平，使用过多黏弹剂则有可能导致囊袋撕裂。使用撕囊镊在破口处缓慢完成连续环形撕囊。部分患者可能有前囊钙化现象，撕囊时需注意避开钙化区，以免造成囊袋撕裂，如发生撕裂，则用囊膜剪在撕囊方向剪开囊膜，然后继续撕囊直至完成。

2. 术中要注意操作轻柔，不要对囊袋施加压力，如发现悬韧带离断而囊袋完整，可植入囊袋张力环。

3. 吸住核块并拖至前囊口平面进行操作，尽量远离后囊膜操作。选择合适的核块处理技巧，如双手拦截劈核技术进行乳化。

七、玻璃体视网膜术后白内障手术

玻璃体视网膜手术后易于并发白内障或使已有的白内障加重，尤其是玻璃体切除术联合硅油填充术后白内障发生率几乎达到 100%。一般认为玻璃体视网膜手术 6 个月后再进行白内障手术比较安全。

（一）手术难点

1. 对于撕囊口大小、人工晶体的选择和囊袋位置的稳定性有一定要求。

2. 切口选择要求高　对于已行玻璃体切除的患眼，由于无玻璃体对后囊的支持作用，容易出现术中前房波动大的情况，并有可能出现低眼压及眼球变形。

3. 对于已行玻璃体切除的患眼，一旦后囊膜撕裂，则核块很容易落入玻璃体腔。

4. 术中容易出现房水反流综合征，即房水及灌注液通过悬韧带反流入玻璃体腔，增加玻璃体腔压力，使前房变浅。常见于悬韧带松弛及合并高度近视患者。部分硅油眼玻璃体腔压力过高。

5. 硅油眼后囊膜混浊较严重。

（二）对策

1. 术中撕囊口不宜过小，宜控制在 5.5～6.0mm，否则可能会对术后眼底观察造成一定影响。对于需填充硅油的眼不宜选择硅凝胶人工晶体。术中尽量避免对悬韧带造成影响，因为此类患者悬韧带支持多较弱。对于有囊袋和悬韧带损伤或稳定性欠佳的患眼，则需要保证人工晶体牢固固定，建议选择 PMMA 袢的三片式人工晶体或植入囊袋张力环。

2. 应根据晶状体核硬度合理选择切口大小，一般应在不影响手术效果和增加手术损伤的情况下选择更小的切口。如确实需要做较大的切口或切口巩膜壁过薄，则需要选择辅助前房灌注，灌注压不宜过高，并在超声乳化过程中关闭辅助灌注以免使眼内压过高而使前房过深。对于核块过硬的患者，可以选择做平坦部灌注，以便在选择娩核时维持玻璃体腔压力，减少脉络膜上腔出血及核块落入玻璃体腔的风险。行切口前缝合巩膜支撑固定环也可有效防止术中低眼压和眼球变形。切口一般需要缝合，确保无漏水。灌注瓶高度不宜过高，尤其是在进入眼内时应尽量选择低的灌注压，术中再根据前房深度调整灌注瓶高度。

3. 一旦发现后囊破裂，立即停止手术，注入黏弹剂稳定核块，将其控制在前房，继而扩大切口，打开灌注并取出核块，一般来说娩核有一定难度，使用圈套器圈核效果更好。

4. 出现房水反流综合征时不宜通过增加灌注瓶高度对抗高玻璃体腔压，增加瓶高只会使更多液体进入玻璃体腔，使前房更浅。此时需要通过黏弹剂恢复前房，采用低灌注压、低流量和低负压完成超声乳化操作。如压力过高可暂停手术，等待一段时间后继续完成手术。注入过多硅油的硅油眼可能在白内障手术中表现为玻璃体腔压力过高，术中需合理控制灌注压，必要时可先从平坦部释放少许硅油以维持压力平衡。

5. 硅油眼可能造成较厚且粘连紧密的后囊膜混浊，术中需小心并耐心抛光后囊膜，尽量减少术后 YAG 激光后囊切开的概率，避免相关并发症的发生。

（黄渝侃）

第四节　飞秒激光白内障手术

现代白内障手术已经进入屈光手术时代，白内障手术后患者不仅要求看得见，还要求看得清楚和看得舒服。随着人工晶体的发展，矫正散光人工晶体及多焦点人工晶体得以广泛应用，这些人工晶体的使用帮助患者实现了上述期望，同时也对白内障手术的安全性、准确性、可重复性提出了很高的要求。单纯凭借医生手术技巧难以达到如此高的准确性和可重复性，飞秒激光的出现实现了这方面的突破。

飞秒激光的定义源于每个激光脉冲持续的时间仅有千万亿分之一秒。飞秒激光的激光波长为 1053nm，位于红外光谱，每个激光斑的直径小于 2μm。激光束可以聚集到眼内的任何组织，在焦点处激光在极短时间内释放高能量产生等离子体，随后产生空腔气泡和震荡，从而实现对组织的切开或分离。多年以前飞秒激光已经被屈光手术医生用于制作准确、精密和可重复性高的角膜切口和角膜瓣。现在飞秒激光应用于白内障手术中，为白内障手术的很多步骤提供了高度精准的切割。飞秒激光辅助下的白内障手术标志着白内障手术新时代的到来。

目前有多种飞秒激光工作平台可用于辅助白内障手术。与用于角膜屈光矫正手术的飞秒激光不同，用于白内障手术的飞秒激光器可提供具有高能量的窄激光束，此类飞秒激光穿过屈光间质及混浊的晶状体之后仍然具有较高的能量，可以有效地对混浊晶状体产生光裂解作用。

用于白内障手术的飞秒激光系统需要作用于不同深度的晶状体组织，而不同患者的眼球解剖结构（角膜厚度、前房深度、晶状体厚度与大小）个体差异较大，飞秒激光的设置需要"个性化"，因此用于白内障手术的飞秒激光系统需要导航以调整激光的聚焦。眼前节 OCT 是飞秒激光白内障手术的最佳导航工具，其采集的数据经过三维数字化成型之后，可以提供晶状体囊膜和晶状体核的立体形态参数。

目前临床上主要用于白内障手术的飞秒激光设备有：① LenSx 飞秒激光系统（图 3-4-1）；② LensAR 飞秒激光系统（图 3-4-2）；③ Catalys 飞秒激光系统（图 3-4-3）；④ Victus 飞

秒激光系统（图 3-4-4）。

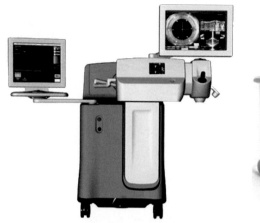 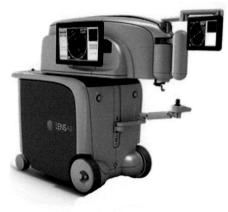

图 3-4-1 LenSx 飞秒激光系统（爱尔康公司） 图 3-4-2 LensAR 飞秒激光系统（托普康公司）

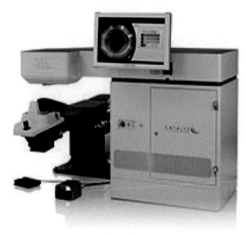 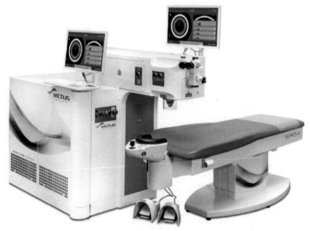

图 3-4-3 Catalys 飞秒激光系统（雅培公司） 图 3-4-4 Victus 飞秒激光（博士伦公司）

LenSx 飞秒激光系统是市场上第一个用于白内障手术的飞秒激光平台，也是目前较为常用的辅助白内障手术操作平台。LenSx 具有广角的 OCT，可以提供眼前节实时三维成像，具有高分辨率的视频显微镜，手术医生在手术过程中可以监视全部眼前节。

LensAR 飞秒激光系统是一款可移动的飞秒激光设备，以 Scheimpflug 成像系统为基础进行眼前段三维重建。

Catalys 飞秒激光系统具有专利性的液体光学界面，透明液体填充于激光和患者眼球之间的空间，可以减少角膜皱褶。

Victus 飞秒激光系统是能够全程通过 OCT 显示眼结构的设备，在对接等步骤中使用带有压力传感器的界面来减少角膜皱褶。

飞秒激光设备可以帮助医生对如下手术步骤进行精准地设置：角膜切口的制作、矫正散光角膜松解切口的制作、前囊膜的切开、晶状体核的裂解。

一、适应证

患者无飞秒激光辅助白内障手术禁忌证，有接受飞秒激光辅助白内障手术的意愿，有积极的态度，能够理解这种手术的意义并可以接受这种技术可能出现的问题。理想的患者是不紧张、配合度好、能够稳定注视手术显微镜光源且晶状体核具有小于Ⅳ级硬度的患者。

二、禁忌证

1. 瞳孔不能充分散大　激光距离瞳孔缘至少 1mm 以上，激光发射点过度接近瞳孔可刺激虹膜导致瞳孔收缩。一般情况下预期的囊膜切开直径为 4.5 ～ 5.5mm，因此瞳孔直径应为 5.5 ～ 6.5mm。小瞳孔、虹膜粘连或瞳孔偏心者不适合进行激光辅助白内障手术。

2. 眼球暴露受限　很深的眼窝、过高的鼻梁、小睑裂及眼睑病变导致眼球不能充分暴露，则激光辅助白内障手术无法完成。

3. 结膜疾病影响对接　明显的青光眼滤过泡、严重的结膜松弛、翼状胬肉等结膜改变影响对接，意味着激光手术步骤无法完成。

4. 角膜疾病　角膜曲度过大或过于平坦，影响对接，角膜混浊、角膜薄翳或角膜水肿可阻断激光束通路或降低激光能量，导致囊膜切开不完全。

5. 前房过浅　可导致激光进行囊膜切开时和角膜内皮层距离过小而损伤角膜内皮。

6. 前房存在血液或其他物质　可阻断激光束通路或降低激光能量，导致前囊膜切开和晶状体核裂解失败。

三、术前准备

飞秒激光设备可以安放在手术室外的独立房间，也可以根据需要安放在手术室内。医生要根据设备位置设计出理想的手术流程。手术床必须能够升降，以 LenSx 为例，手术床需能够将患者抬高 77cm，以确保患者的眼睛可接触负压吸引环，手术床的宽度不应超过 78.8cm。

四、手术要点、难点及对策

飞秒激光辅助的白内障手术分为激光操作部分和手术部分。

（一）激光操作部分

激光操作部分即使用飞秒激光制作角膜切口、前囊膜切开及晶状体核裂解，在此步骤中切口不会自行打开，因此此过程属于非无菌操作部分，可在手术室外的激光室完成。

1. 对接前程序设定　在对患者实行激光操作前，手术医生必须根据患者的个体情况对主切口和次切口的位置、宽度、长度及形态结构进行设置，对囊膜切开的直径大小进行设定，根据晶状体核的硬度和其他参数选择晶状体核的裂解模式。设置单独激光点的能量、发射频率及激光点之间的距离，通常这些参数是固定的。

2. 对接 目前所有的激光都需要通过一个界面使激光和眼球之间稳定地对接，进而实现激光系统在眼球的精确操作。对接需使用一种特殊的、带有负压的接口。术前患者滴用眼局部麻醉药，平卧于可升降的手术床上，眼球位于激光下方，使用开睑器撑开睑裂，使角膜充分暴露，结膜囊无液体淤积，最重要的是保持眼球绝对水平，此后通过控制激光设备和手术床使患者眼球和激光设备逐渐靠近，此时手术医生必须引导患者正确连续地注视激光直至对接。激光与角膜接触的界面在设计上与角膜形态相适应，可以尽量减少角膜皱褶的出现。

对接是激光过程最重要的步骤。如果操作不正确，可能导致 OCT 测量结果不准确，所有对手术的设置也不准确，甚至引起并发症。例如，如激光界面不完全平行于晶状体的前表面，角膜切口的位置可能不准确，囊膜切开可能不完全，晶状体核裂解可能不充分，极端情况下可能会出现后囊膜的破裂。

不正确的对接也可能导致手术过程中脱吸，从而使激光程序终止。在激光操作中出现脱吸的迹象必须引起重视，如显示屏上出现半月形结膜组织。若出现此种情况，角膜切口的制作应停止，改由常规手术方式完成。较小的睑裂、扁平角膜是脱吸的危险因素。

3. OCT 检查 当激光和患者眼球进行对接后，计算机在眼球表面投射出角膜切口和前囊膜撕开所需的圆圈和直线，此时进行第一次眼前节 OCT 测量。获得 OCT 图像后，第一步是手术医生识别前后囊膜位置并设计囊膜切开方案；第二步是根据前后囊膜位置手工设计晶状体裂解的位置和模式；第三步是通过 OCT 测量对角膜切口位置进行设计和修改。确认治疗参数后所有数据输入计算机内，然后踩下踏板开始飞秒激光操作。

4. 囊膜切开 激光对前囊膜进行切开时，激光发射从囊膜下方 300 ～ 400μm 处开始，呈倒三角形逐渐向上移动，到达前囊膜后呈正三角形继续向上移动，进入前房300μm处终止。由于不同区域的囊膜不是完全对称的，所以这样的激光发射方式可以弥补不完美对接造成的小差异。由于激光不能对虹膜后的囊膜进行操作，因此瞳孔直径对于设定激光切开囊膜的直径至关重要。飞秒激光极大地提高了前囊膜的精度，据报道在人眼使用飞秒激光技术切开前囊膜全部可达到 ±0.25mm 的精度，而手工连续环形撕囊一般只能达到 ±1.00mm 的精度。

5. 晶状体裂解 飞秒激光可以将晶状体分割，有多种裂解模式可以选择。裂解模式的选择和晶状体的硬度有关。

对于 Ⅱ 级及以下的核，可以选择柱形模式，目的是液化中央区晶状体，此后术者通过超乳系统的灌注／抽吸模式即可吸除晶状体。柱形模式对于年龄＜45 岁的患者和进行屈光性手术的患者尤为重要。

对于较硬的核推荐使用线性模式。使用十字交叉模式可以将晶状体核分为 4 个象限，也可以分为 6 个或 8 个象限。

对于更硬的核可以选择混合模式，即在中央直径 3.5mm 的区域同时运用液化和裂解，使手术医生可以较为轻松地去除晶状体中央部分，然后再逐象限吸除晶状体。

一般情况下，任何模式的激光切割均由晶状体后部开始，逐渐向前移动，距后囊的安全距离在不同的激光系统略有不同，通常设定为 500μm 左右。对于倾斜的晶状体，手术医生要特别注意，因为在某些地方激光可能离后囊膜更近。如果手术医生增加激光切割线的长度，为了保证周边部激光距离后囊膜有 500 ～ 700μm 的安全距离，中央部分距离后囊膜的距离需增加到 1.5mm，但是这样会使得中央区核块难以分开，飞秒激光的优势丧失。激光裂解晶状体通常在激光切开前囊膜后进行，这样裂解晶状体核所产生的气泡就能够溢出。

6. 主切口制作　主切口可以在任何轴向进行，通常将主切口制作方位选择在 12 点钟方位或角膜较陡峭的轴位。主切口的位置、形状、长度、宽度和深度（角膜厚度的百分比）可通过程序进行设计。由于激光在血管化组织中的分离能力降低，因此外切口的位置应位于角膜缘偏内侧。

7. 侧切口制作　侧切口位置通常选择在距主切口 90° 或 120° 处，其长度、宽度和深度可通过程序进行设定。

8. 角膜松解切口制作　对于存在散光的患者可以使用飞秒激光制作角膜松解切口。角膜松解切口通常为长度 8 ～ 11mm 的环形切口，深度为角膜厚度的 80% ～ 90%。角膜松解切口的长度、深度可根据患者需要矫正的散光度数进行设定。

（二）手术操作部分

1. 打开切口和注射黏弹剂　激光部分完成后，患者需移至手术显微镜下完成白内障摘除的手术操作。手术部分需严格按照内眼手术要求进行消毒铺巾。打开切口时使用钝铲刀将飞秒激光制作的切口钝性分离。前房注射少量的黏弹剂以维持前房，在注入过程中尽量避免将中央区前囊膜推离原来的位置。为了避免前房突然变浅或消失造成的前囊膜破裂，可以先用钝铲刀打开侧切口，前房注入少量黏弹剂后再打开主切口。

2. 中央前囊膜取除　取除已经被飞秒激光切割出的中央区前囊膜，取除的方法和常规白内障手术中的连续环形撕囊截然不同。医生首先要判断囊膜是否被 360° 完全切开，如果切开完全，通常通过囊膜镊夹住中央囊膜并均匀轻柔地给予向心的拉力，使中央区前囊膜和周围的囊膜分离。也有术者使用超声乳化手柄的针头吸住前囊膜的中央，并施以一个圆形的动作，从而使前囊膜与囊袋其他部分安全分开，此后给予负压或少量超声将分离的前囊膜去除。如前囊膜切开不完全，手术医生必须用撕囊镊小心地完成囊膜撕除，避免残留的连接造成囊口撕裂。前房的低可视度及囊袋内的气泡均可能使囊膜切开过程变得非常困难。若处理不当，则出现囊膜撕裂，使后面的操作风险增加。

3. 水分离　水分离过程与传统超声乳化白内障手术也明显不同。由于飞秒激光裂解晶状体时产生气泡使囊袋内的压力增加，如水分离时注入过多液体可能造成囊袋破裂，为了避免这种情况的发生，可以在前囊膜下晶状体赤道部方向注射少量液体来完成水分离。水分离结束时应进行晶状体核的旋转。

4. 超声乳化　由于晶状体核已被飞秒激光预分为若干核块，超声乳化即将预分核块以最小的超声能量进行乳化吸除。根据研究，交叉模式可以使超声能量减少 43%，使超声乳化手术步骤的时间缩短 51%，内皮损失减少 25%。

如果晶状体裂解不完全，深部的晶状体未被裂解，则手术医生必须能够处理这些呈"碗状"靠近后囊的晶状体核。

5. 皮质吸除和后囊膜抛光　皮质吸除的过程与传统白内障超声乳化手术相似。有手术医生认为激光分离晶状体核块后吸除晶状体皮质的难度增加，残留的皮质多且与晶状体前后囊袋连接紧密，可能是激光切开晶状体前囊膜时也切穿了前部皮质，也可能因为水分离过于谨慎。吸除皮质后可使用低负压的方式对后囊残存皮质进行抛光。

6. 人工晶体植入和黏弹剂吸除　与常规手术相同。

7. 切口封闭　飞秒激光制作的切口具有良好的自闭性，如果在手术操作部分没有损伤切口，则通常不需要水密切口。如有必要，可行水密切口操作，极特殊的情况下可用 10-0 缝线缝合切口。

五、术中常见并发症的预防与处理

飞秒激光辅助的白内障手术虽然极大地提高了白内障手术的精确性和安全性，但是这项技术也并非毫无并发症。手术医生必须熟练掌握眼睛与飞秒激光系统的匹配，正确判读 OCT 图像，正确设置激光参数，最大限度地避免并发症的发生。

1. 对接时负压丧失　对接时吸力丧失会导致整个激光程序中断，可以终止程序并尝试再次对接。第二次对接后的激光处理时，可以扩大囊膜切开的直径，从而使第一次不完全的囊膜切开涵盖在第二次囊膜切开的范围内。

2. 角膜皱褶、角膜上皮水肿和糜烂　如果对接不顺利，出现反复对接，激光操作后可出现角膜上皮糜烂或水肿。角膜水肿的出现会使内眼部分的操作变得较为困难，但是一般不至于严重到需要进行角膜上皮刮除来完成手术。

3. 切口制作困难　在编程阶段很难将超声乳化隧道切口位置设计准确。若主切口或侧切口的内口位置有新生血管或角膜不透明区域遮挡，飞秒激光制作的切口可能是不完全的，手术操作时需要用手术刀切开。

4. 囊膜切开不完全　对接导致的角膜皱褶、角膜局限云翳瘢痕可能干扰飞秒激光的切割，囊袋密度不均匀也可能导致裂开不完全，对接时前囊膜倾斜或激光发射时脱吸也可导致切开不完全，此时需使用撕囊镊完成撕囊，需注意囊袋边缘微小裂口向赤道及后囊方向扩大。

5. 晶状体碎屑进入前房降低可视度　激光切割前囊膜时会有激光作用于前囊膜下的表层皮质，晶状体碎屑可能进入前房而降低前房的可见度。此外晶状体核裂解过程中产生的等离子气泡也可造成前房可视性降低，此种情况下去除前囊膜和进行水分离时要特别注意。

6. 瞳孔收缩　激光在靠近瞳孔缘的位置工作可能对虹膜产生直接刺激或刺激前列腺素的释放，使得瞳孔收缩。手术医生可以在术前使用 10% 的去氧肾上腺素来预防瞳孔收缩的发生。激光和手术操作部分的间隔越短越好。

7. 晶状体后囊膜破裂及晶状体核脱位　前囊膜边缘有微小裂口未认真处理，或者囊膜切开不完全、处理不当，都有可能造成前囊放射状向后延伸，导致晶状体后囊膜破裂及晶状体核脱位，对于这种情况应有预案。

六、临床效果评价

飞秒激光是白内障手术的一个革命性改变。飞秒激光白内障手术精确的切口使患者术后医源性散光更小，术后视力更佳。此外，激光在撕囊方面所能达到的精确性是手工操作所不能企及的，在使用特殊人工晶体时具有极大的优势。飞秒激光进行的晶状体核裂解提高了超声乳化的效率、降低了超声乳化所需的能量、减少了手术导致的内皮细胞损伤。但是在操作方面较常规白内障手术烦琐及较高的费用使飞秒激光辅助白内障手术的应用受到一定限制，但是如同其他处于萌芽期的新技术，接受和广泛应用需要一个过程，发展和改进是值得期待的。

（张顺华）

第五节　儿童白内障手术

儿童白内障通常是指各种原因导致在儿童期发生的晶状体混浊，包括先天性白内障、并发性白内障、代谢性白内障和外伤性白内障等，是一组严重影响儿童视力发育的致盲性疾病。

一、适应证

1. 全白内障。
2. 核性白内障（图 3-5-1，图 3-5-2）。

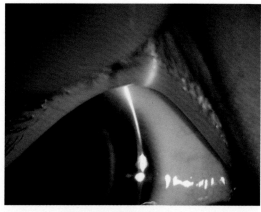 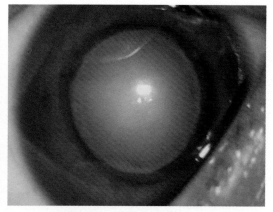

图 3-5-1　核性白内障（1）　　　　　图 3-5-2　核性白内障（2）

3. 绕核性白内障。
4. 极性白内障（中央混浊 ≥ 3mm）（图 3-5-3 ～ 图 3-5-5）。

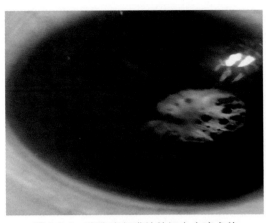

图 3-5-3　瞳孔残留膜并前极白内障术前

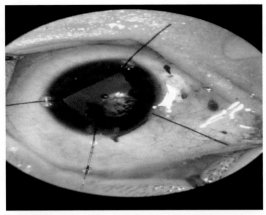

图 3-5-4　瞳孔残留膜并前极白内障术中

5. 后晶状体圆锥。

6. 膜性白内障。

7. 永存原始玻璃体增生症（persistent hyperplasia of primary vitreous，PHPV）并发白内障。

8. 任何原因所致的单眼或双眼晶状体混浊，位于视轴中央明显的混浊直径 > 3mm，致密的核混浊，影响医生检查眼底的混浊及合并有斜视者。

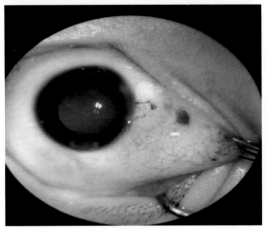

图 3-5-5　瞳孔残留膜并前极白内障术后

二、禁忌证

1. 合并活动性眼表炎症，如睑腺炎、急性结膜炎、新生儿泪囊炎等。

2. 风疹病毒感染活动期。

3. 相对禁忌证，如小眼球、小角膜、先天性青光眼、先天性无虹膜、严重的角膜内皮病变者。

三、术前准备

1. 术前视力检查　儿童视力表、对于很小的婴幼儿选择性观看、追光是否具备固视功能等；有条件者要检查视网膜视力、视网膜电图（electroretinogram，ERG）及视觉诱发电位（visual evoked potential，VEP），视力检查不配合的患儿，应根据 ERG、闪光或 VEP 检查确定视功能发育状态，眼球震颤、斜视及固视不良者提示中心视力发育障碍，术后视力较差，手术应慎重考虑。

2. 术前检查应充分散大瞳孔，检查晶状体混浊形态、部位、密度，晶状体是否吸收、液化、钙化，囊膜是否完整，注意有无虹膜发育异常、虹膜前粘连或后粘连。同时应注意角膜直径、前房深度、眼压。

3. 超声波检查了解眼轴长度，玻璃体有无混浊、机化条索，有无视网膜脱离等。了解是否合并早产儿视网膜病变、永存性原始玻璃体增生症和视网膜母细胞瘤等。

4. 全麻手术前常规全身检查，先天性白内障患儿往往伴有全身发育异常，术前检查时应排除是否合并半乳糖血症、风疹病毒感染、Lowe 综合征、Alport 综合征等。

5. 术前三天滴用抗生素滴眼液或应用抗生素眼膏。

四、手术要点

1. 患儿全麻后剪睫毛，眼科常规消毒铺巾，冲洗术眼结膜囊。

2. 开睑，2％利多卡因与0.75％布比卡因1∶1混合后做上方球结膜下浸润麻醉。

3. 根据情况，需要时做上直肌牵引缝线固定眼球。

4. 沿角膜缘10点钟至11点钟半环形剪开球结膜，分离其下筋膜，巩膜表面电凝止血。

5. 做11点钟方位巩膜隧道切口、3点钟透明角膜辅助口。

6. 前房注入黏弹剂，经巩膜隧道口穿刺入前房。

7. 连续环形撕囊，撕囊直径为5.5～6.5mm，充分水分离。

8. 注吸混浊的晶状体，抽吸时应尽可能保持瞳孔散大，在直视下将晶状体抽吸干净。

9. 根据患儿年龄及眼轴发育情况，决定是否同期植入人工晶体。

10. 注吸黏弹剂至干净，10-0尼龙线间断缝合巩膜隧道切口，维持前房深度如常，眼压T-1，缝合球结膜。

11. 术毕，结膜下注射地塞米松（根据体重酌情用量），在结膜囊内涂抗生素眼膏，纱布包术眼，绷带加压。

五、手术难点及对策

（一）完善的术前评估是判断术后视力预期及与患儿家长沟通的保障

1. 晶状体混浊类型对视力预后影响很大　白内障的混浊形态众多，如全白内障、膜性白内障、后极性白内障、绕核性或核性白内障，永存胎儿脉管系统血管、后圆锥形晶状体、前极性、粉尘状、点状（图3-5-6）、缝状、盘状、花冠状白内障等特征性形态。白内障的发生时间、术前视觉损害的严重程度、弱视潜在的可能性及手术并发症的风险都是决定最终视力结果的主要因素。

2. 是否合并其他异常对视力预后也有重大影响　需要在裂隙灯或手持裂隙灯下检查眼前节情况，是否伴有其他的眼前节异常如小角膜、虹膜发育不全和青光眼等。

3. 视觉功能评估可以排除中枢性视觉障碍　如果有可能的话应行彻底的视网膜和视神经检查。对所有先天性白内障患儿术前例行 ERG 及 VEP 检查，这样不仅在术前对患儿的视网膜发育及视神经通路情况有全面的了解，而且还可作为术后屈光矫正治疗的根本。对于没有条件的医院，则至少应进行眼部超声检查，以排除眼后段异常，如视网膜脱离、原始玻璃体增生症等。

（二）把握正确的手术时机

由于绝大多数类型的先天性白内障晶状体的混浊程度将会随时间推移而进展，因此，对于伴有不明显视力下降的新生儿和婴幼儿，应密切随访，观察白内障的进展情况，并适时

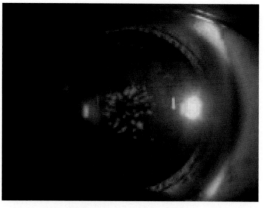

图 3-5-6 点状白内障

进行干预。白内障引起的斜视、眼球震颤等并发症应立即手术，而对于非致密性白内障，当中央部混浊＞3mm 或混浊影响医生检查眼底时则需要手术治疗。所有的学者都强调尽早手术对获得良好预后的重要性，但过早地手术往往将伴随更多的并发症，常需要经历更多次的手术来处理并发症。因此，对手术时机的把握必须权衡各方面因素综合考虑。

（三）手术切口的选择

一般对不需要植入人工晶体（intraocular lens，IOL）的患儿选择角巩膜缘后约 2mm 的巩膜隧道切口。若术中植入 IOL，则选择 3mm 或更小的角巩膜缘切口。它可有效地防止术中虹膜脱出并能很好地维持前房稳定。由于儿童巩膜切口不能形成良好的水密自闭，故切口需使用 10-0 缝线缝合。

（四）前囊膜的处理

由于婴儿前囊膜较薄，连续环形撕囊不易控制撕囊的大小和形状，容易造成前囊膜的放射状撕裂及撕囊过大至赤道部，建议设计撕囊范围时应较实际撕开范围稍小，撕囊速度宜慢。

（五）皮质（核）的处理

儿童白内障核较软，晶状体皮质或软核一般可通过灌注抽吸手柄清除，当存在钙化时则可使用超声能量。

（六）后囊膜及前段玻璃体的处理

后发性白内障是儿童白内障不可避免的术后并发症，因此有许多方法用于延缓后发性白内障的发生，以维持视轴区的长期透明。目前被大多数学者采用的方式是后囊膜切开联合前部玻璃体切除，此技术被认为可明显降低后发性白内障的发生率。后囊膜撕开可由手法撕囊、电子撕囊仪或玻璃体切割仪完成。曲安奈德辅助的前段玻璃体切除可使眼前段残余的玻璃体清晰可见，以利于残余玻璃体的彻底清除。也有学者尝试使用后囊膜切开联合 IOL 光学区夹持，将 IOL 的袢放入囊袋内，光学部嵌入后囊膜开口的后方。他们认为此技

077

术可通过避免 IOL 光学部与前囊膜的接触而抑制囊袋的纤维化，同时保持 IOL 居中。关于先天性白内障手术中后囊膜的处理尚存在争议，有学者推荐，对于小于 2 岁的先天性白内障患儿，应行后囊连续环形撕囊（posterior continuous curvilinear capsulotomy，PCCC）联合前段玻璃体切除术，2～6 岁的患儿建议行 PCCC，而对于 6 岁以上的先天性白内障患儿应保留后囊。笔者认为对于年龄较大的儿童，如果能配合术后 YAG 激光后囊切开治疗，则不宜术中人为破坏后囊膜及玻璃体的完整性。

（七）IOL 植入的时机

关于 3 岁以下儿童 IOL 植入的时机一直是比较有争议的话题，笔者认为是否一期植入 IOL 需要考虑是否存在其他眼部异常，如小眼球、眼前节发育不全、青光眼等。一般伴有眼部其他异常的白内障病例，晶状体混浊仅仅是影响视力发育的一个因素，因此综合考虑植入 IOL 后相关并发症的风险及难以预估的屈光状态变化，笔者建议此类白内障患儿不宜一期植入 IOL。

对于不合并其他先天异常的先天性白内障患儿，植入 IOL 的年龄，尤其是单眼先天性白内障患儿植入 IOL 的时间，也有不同看法，欧美发达国家有学者认为单眼先天性白内障患儿任何年龄均可植入 IOL，双眼先天性白内障 2～3 月龄以上者可以植入 IOL。国内多数学者对于 IOL 植入的时机则相对保守。鉴于婴幼儿眼球处在不断发育之中及 IOL 度数选择的限制，笔者认为小于 6 月龄的患儿植入 IOL 时仍需谨慎。建议单眼先天性白内障患儿较早期植入 IOL，可避免因屈光参差导致不可逆性弱视的发生，而对于双眼白内障患儿建议 2 岁后行 IOL 植入。在未植入 IOL 前应配戴眼镜矫正屈光。

Ⅰ期 IOL 植入建议将 IOL 植入囊袋内，以确保 IOL 居中。Ⅱ期 IOL 植入手术在没有条件进行前后囊膜分离的情况下，只要患儿有足够的周边囊膜支持，将 IOL 植入睫状沟内也是安全的。

（八）IOL 度数的选择

儿童的眼球处在不断发育的过程之中，屈光状态十分不稳定。如何为不同年龄的患儿选择合适的 IOL 度数仍然存在较大争议。有学者认为儿童 IOL 的植入度数应立即达到术后正常视力，但如果患儿眼球正在发育，将有可能存在术后发展成高度近视的风险。因此有学者建议植入的 IOL 保留一定度数的欠矫，术后剩余的屈光不正通过框架眼镜或角膜接触镜来矫正。Enyedi 等建议预留的屈光状态为：1 岁 +6.00 D，2 岁 +5.00 D，3 岁 +4.00 D，4 岁 +3.00 D，5 岁 +2.00 D，6 岁 +1.00 D，7 岁平光。有学者建议采用 Piggyback 法，即在囊袋内植入中等度数的 IOL，同时在睫状沟植入低度数的 IOL，待眼球发育基本稳定后，出现明显的近视时取出睫状沟的 IOL。目前，对于两片晶状体的度数的选择存在较大争议。这种晶状体植入方式长期的安全性与有效性也有待进一步观察。

由于婴幼儿不能配合常规眼部检查，对其进行眼部详细检查本身就是一件很困难的事情，常常需要药物诱导其入睡后才能进行，加上儿童眼内手术后葡萄膜的高反应性及其眼球还处在不断发育之中，眼轴、角膜曲率等都在不断变化，以及有些病例除先天性白内障外还合并其他发育异常（全身和眼局部），使手术后还面临着葡萄膜炎、虹膜粘连、瞳孔不易扩大、后发性白内障的处理，以及持续不断的动态屈光矫治、弱视治疗、立体视觉的建立及其他发育异常的处理等问题，而每一个问题对于儿童视力的恢复都是至关重要的。因此，儿童白内障绝不是一次白内障手术就能恢复视力的简单疾病，而是一个需要持续性、综合性治疗的复杂疾病，迄今为止关于先天性白内障各种治疗的相关问题都未形成较统一的意见，各种方法的疗效也需要进一步长期临床随访观察和探索。

六、术后监测与处理

1. 每日 1 次无菌换药并散瞳，局部应用抗生素及激素。

2. 术后常规术眼视力评估，检查伤口的愈合情况，注意角膜有无水肿、前房深度、房水闪辉情况、有无出血、虹膜纹理是否清晰、瞳孔位置及大小、有无残留皮质、后囊膜有无皱褶及混浊。如有眼压升高，可采取适当措施降低眼压。

七、手术并发症的预防与处理

1. 感染　术前滴用抗生素滴眼液及眼局部严格消毒，手术室环境及术中使用的一切药物和器械都必须严格消毒，术后密切观察，一旦发现感染迹象应立即取材做细菌培养基药敏试验，全身及眼局部使用大剂量的广谱抗生素，待细菌培养及药敏试验有结果后，再考虑是否更换药物。

2. 角膜线状混浊及角膜水肿　术中避免任何对角膜内皮的机械性或化学性损伤，使用黏弹剂保护角膜内皮。术后用抗生素与皮质类固醇滴眼液合剂滴眼或结膜下注射，眼部可用高渗性滴眼液及营养角膜的药物。

3. 前房积血　少量积血可在数天内完全吸收，不必特殊处理。占前房 1/2 以上的较大量积血，因自行吸收时间较长，为预防眼压升高和血染角膜，可做前房冲洗，如合并切口裂开，应及时修补，并清除积血。

4. 虹膜脱出　通常由眼球受到碰撞、挤压或眼压升高所致，应及时进行手术将脱出的虹膜复位。

5. 术后浅前房　若术后 2～3 天前房仍不能恢复或又重新消失，应注意以下情况：切口渗漏、睫状体脉络膜脱离。可通过 Seidel 试验检查有无切口渗漏，若有渗漏，但无明显切口裂开，可给予散瞳，加压绷带包扎。如发现切口裂开，应立即修补。预防睫状体脉络膜脱离的措施应涉及白内障手术的每一个环节，其中最主要的是手术切口及其闭合是否为水密状态。睫状体脉络膜脱离可先保守治疗，包括睫状肌麻痹剂松弛睫状肌、抑制房水分泌、促进脉络膜上腔渗液吸收等，若治疗 1 周后仍不能改善，应考虑手术做脉络膜上腔引流。

6. 葡萄膜炎　可局部或全身应用皮质类固醇、散瞳剂等治疗。如术后炎症及刺激症状长期不能控制，并且有加剧趋势，应注意上皮植入前房生长。

7. 上皮植入前房　一经诊断，应切除病变区切口附近的深层巩膜，并冷冻受累区角膜后面的增生上皮组织，切除受累的虹膜，冷冻或切除受累的睫状体，必要时行前段玻璃体切除。

8. 瞳孔上移及变形　可用 Nd：YAG 激光或手术做 6 点钟方位瞳孔括约肌切开。

9. 继发性青光眼　根据引起眼压升高的不同情况分别予以处理，由晶状体残留物质阻塞房角及引起炎症者，应做前房冲洗，并注意散瞳及抗感染；血影细胞性青光眼药物治疗无效时，即可做前房冲洗和玻璃体切除术。

10. 黄斑囊样水肿　预防黄斑囊样水肿发生，手术动作应轻柔、准确，避免刺激虹膜；术中如有玻璃体脱出，必须彻底清除。术后可给予吲哚美辛（消炎痛）滴眼。

11. 视网膜光损伤　术中在清除晶状体皮质及做后囊膜抛光时，光强度不宜过高，当不做眼内操作时，应用消毒的圆形橡皮片或湿棉片遮盖角膜，并且尽量缩短手术时间。

12. 视网膜脱离　按视网膜手术原则处理。

13. 后发性白内障　可用 Nd：YAG 激光或手术做后囊膜切开。

14. 前房渗出及瞳孔机化膜形成　行抗感染治疗，治疗以皮质类固醇为主，全身应用地塞米松，必要时用地塞米松 2mg 结膜下注射，使用快速散瞳剂扩瞳，并局部热敷，渗出物一般在 1～2 周消失。炎症消退后，若残留瞳孔膜，可用 Nd：YAG 激光切开。

15. 人工晶体瞳孔夹持　若无其他合并症，可以密切观察，暂不做处理。若有合并症如眼压高、反复炎症、自觉有眩目现象、复视、畏光，需给予手术复位或人工晶体取出术。

八、临床效果评价

儿童白内障手术临床效果评价主要包括：术后视力（弱视发生的危险性、弱视矫正情况、将来的近视漂移、与对侧眼的屈光参差等）、后发性白内障、角膜水肿及角膜内皮情况、术中及术后并发症及术源性角膜散光等。

（陈　雯）

参 考 文 献

姚克 . 2008. 复杂病例白内障手术学 . 北京：北京科学技术出版社 .

姚克 . 2012. 微小切口白内障手术学 . 北京：北京科学技术出版社 .

Arbisser LB. 2004. Managing intraoperative complications in cataract surgery. Curr Opin Ophthalmol, 15（1）：33-39.

Ashwin PT, Shan S, Wolffsohn JS. 2009. Advances in cataract surgery. Clin Exp Optom, 92（4）：333-342.

Bellini LP, Brum GS, Grossi Rs, et al. 2008. Cataract surgery complication rates. Ophthalmology, 115（8）：1432.

Blecher MH, Kirk MR. 2008. Surgical strategies for the management of zonular compromise. Curr Opin Ophthalmol, 19（1）：31.

Boisvert C, Beverly DT, McClatchey SK. 2009.Theoretical strategy for choosing piggyback intraocular lens powers in young children. J AAPOS, 13（6）：555.

Chan E, Mahroo Oa, Spalton DJ. 2010. Complications of cataract surgery. Clin Exp Optom, 93（6）：379-389.

Dada VK, Sharma N, Sudan R, et al. 2004. Anterior capsule staining for capsulorhexis in cases of white cataract：comparative clinical study. J Cataract Refract Surg, 30（2）：326-333.

Devgan U. 2007. Surgical techniques in phacoemulsification. Curr Opinion Ophthalmol, 18（1）: 19-22.

Enyedi LB, Peterseim MW, Freedman SF, et al.1998. Refractive changes after pediatric intraocular lens implantation. Chinese Journal of Practical Ophthalmology, 126（6）: 772.

Hardwig PW, Erie JC, Buettner H. 2004. Preventing recurrent opacification of the visual pathway after pediatric cataract surgery. J AAPOS, 8（6）: 560-565.

He L, Sheehy K, Culbertson W. 2011. Femtosecond laser-assisted cataract surgery. Current Opinion in Ophthalmology, 22（1）: 43-52.

Jaffe NS. 1990. Cataract Surgery and its Complications. 5th ed. St. Louis: Mosby-Year Book.

Jensen AA. 2002. When may the posterior capsule be preserved in pediatric intraocular lens surgery? Ophthalmology, 109（2）: 324-327.

Joseph J, Wang HS. 1993. Phacoemulsification with poorly dilated pupil. J Cataract Refract Surg, 19（4）: 551-554.

Liu DT, Fan DS, Chan WM, et al. 2005. Axial length and age at cataract surgery. J Cataract Refract Surg, 31(8): 1478-1479.

Lucio B, Liliana W, Maurizio Z, et al. 2009. Phacoemulsification: Principles and Techniques. 2nd ed. Fabiano-Milano: SLACK, 116（3）: 431-436.

Menapace R, Findl O, Georgopoulos M, et al. 2000. The capsular tension ring: designs, applications, and techniques. J Cataract Refract Surg, 26（6）: 898-912.

Nagamoto T, Bissen-Miyajima H. 1994. A ring to support the capsular bag after continuous curvilinear capsulorhexis. J Cataract Refract Surg, 20（4）: 417-420.

Naranjo-Tackman R. 2011. How a femtosecond laser increases safety and precision in cataract surgery? Current Opinion in Ophthalmology, 22（1）: 53-57.

Praveen MR, Shah SK, Vasavada VA, et al.2010. Triamcinolone-assisted vitrectomy in pediatric cataract surgery: intraoperative effectiveness and postoperative outcome. J AAPOS, 14（4）: 340-344.

Roberts TV, Lawless M, Chan CC, et al. 2013. Femtosecond laser cataract surgery: technology and clinical practice. Clinical & Experimental Ophthalmology, 41（2）: 180-186.

Shah SK, Vasavada V, Praveen MR, et al. 2009.Triamcinolone-assisted vitrectomy in pediatric cataract surgery. J Cataract Refract Surg, 35（2）: 230.

Shaw AD, Ang GS, Eke T. 2007. Phacoemulsification complication rates. Ophthalmology, 114（11）: 2101.

Tello A. 2006. History of the quick-chop technique. J Cataract Refract Surg, 32（10）: 1594.

Yu Y, Yao K. 2012. New applications of femtosecond laser in cataract surgery. Eye Science, 27（1）: 50-56.

Zhao YE, Wang QM, Qu J, et al. 2003. The visual outcome and related factors in cataract patients with extreme myoia. Chinese Journal of Ophthalmology, 39（9）: 537-540.

Zuberbuhler B, Seyedian M, Tuft S. 2009. Phacoemulsification in eyes with extreme axial myopia. J Cataract Refract Surg, 35（2）: 335-340.

第四章　青光眼手术

第一节　周边虹膜切除术

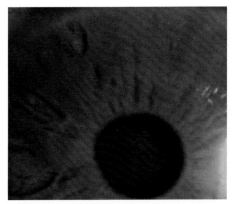

图4-1-1　11点钟周边虹膜切除术后

周边虹膜切除的目的是在虹膜周边部切除少量虹膜组织，使后房房水直接经此切口流入前房，达到解除因瞳孔阻滞导致的周边虹膜向前隆起及阻塞前房角情况。临床上常用的方法包括手术周边虹膜切除（图4-1-1）和激光周边虹膜切除。

一、适应证

1. 急性闭角型青光眼临床前期、缓解期。
2. 慢性闭角型青光眼以瞳孔阻滞因素为主，并且眼前房角粘连闭合范围少于1/2圆周者。
3. 存在发生原发性闭角型青光眼的高危易感解剖因素（危险浅前房和窄房角），并有闭角型青光眼家族史，尤其是UBM显示裂隙样或周边虹膜与小梁网同位接触时，没有条件定期随访观察的患者。
4. 作为标准滤过性手术的组成部分，以避免虹膜组织阻塞巩膜切口。
5. 晶状体不完全脱位导致的继发性瞳孔阻滞性青光眼，但又暂时不需要做晶状体摘除者。
6. 白内障囊内摘除术后的无晶状体眼，由于玻璃体前界膜前移，造成瞳孔阻滞及眼压升高者。
7. 玻璃体视网膜手术的硅油注射期间，在下方做一周边虹膜切除术，以避免硅油引起瞳孔阻滞。
8. 为特殊白内障手术如青光眼白内障与人工晶体植入联合手术者。
9. 因全身原因不能坐于裂隙灯之前或不能配合激光虹膜切除术者。
10. 持续或反复发作的炎症引起的激光虹膜切除孔多次堵塞者。

11. 角膜混浊眼不能看清虹膜，无法行激光虹膜切除术者。

二、禁忌证

新生血管性青光眼。

三、术前准备

1. 一般检查同其他内眼手术。
2. 患者术前 1 ～ 3 天抗生素滴眼液滴眼。
3. 术前缩瞳。
4. 如果患者正在服用阿司匹林类药物，应停用 5 天。
5. 术前可服用糖皮质激素和吲哚美辛减轻术后反应。
6. 对精神紧张者，术前 2 小时给予少量巴比妥类药物。

四、手术要点

1. 结膜囊表面麻醉，结膜下浸润麻醉。
2. 上开睑器，抗生素生理盐水彻底冲洗结膜囊。
3. 在上方做以穹隆部为基底的小结膜瓣，暴露巩膜并烧灼止血。
4. 右侧角膜缘行前房穿刺。
5. 平行于角膜缘垂直切开巩膜深达 3/4 厚度，用 2.8 ～ 3.2mm 宽尖隧道刀斜向切开剩余的 1/4 巩膜。
6. 待周边虹膜自行脱出切口，或用虹膜恢复器轻压切口后唇使虹膜脱出后，平行角膜缘切除位于巩膜外的虹膜组织。
7. 复位虹膜。
8. 用 10-0 尼龙线缝合角膜缘切口一针。烧灼闭合或缝合结膜，使结膜覆盖角膜缘切口。
9. 经角膜穿刺处向前房内注入平衡盐水，恢复前房。
10. 术毕，结膜囊内涂妥布霉素地塞米松眼膏（典必殊）后眼垫包眼。

五、手术难点及对策

（一）虹膜脱出困难的防治

1. 术前应充分缩瞳，牵拉周边部虹膜使之变平，以利于术中虹膜脱出。
2. 对于有虹膜萎缩或周边虹膜前粘连的患眼，周边虹膜切除应尽可能选择在虹膜没有发生萎缩和前粘连的位置，以避免其难以脱出和复位的问题。

3. 角膜缘切口处必须充分分离和止血，以便清楚辨认角膜缘后界解剖标志。角膜切口应保持与眼球壁垂直，切口越向前倾斜，虹膜脱出越困难，并且虹膜切除偏向中幅，虹膜切除后复位也较困难；切口位置若过于偏前，则在前房切开后，房水容易缓慢地流出而造成周边虹膜难以脱出。遇到上述情况时，可用显微有齿镊使切口哆开，再将嵌于切口中的虹膜拉出切口外切除。切口偏后则靠近睫状体，这种切口位置不但造成周边虹膜脱出困难，而且还容易引起出血。可在切口两侧边缘向前扩大切口，用显微无齿镊抓住并拉出嵌入切口内的周边虹膜组织并予以切除。

4. 由于术前用降眼压的药物或切开前房后房水过早流失等造成眼压过低、眼球变软，也常常导致周边虹膜脱出困难。这时，可以用显微有齿镊抓住切口的后唇，并向后下方加压使切口哆开，同时用显微无齿镊直接夹出卡在切口内缘上的虹膜组织予以切除，操作应格外轻巧并严格控制进入的深度。

5. 当虹膜与晶状体或玻璃体发生后粘连时，切开前房后周边部虹膜也不能自行脱出，通常需要扩大切口，再用显微无齿镊将周边虹膜拉出切口外切除。

（二）前房积血和炎症的防治

1. 术前应充分缩瞳，牵拉周边部虹膜使之变平，减少术中出血。

2. 角膜缘切口位置应准确无误，切口偏后容易损伤虹膜根部或睫状体，引起出血。

3. 角膜缘切口处必须充分止血，尽可能避免切口处出血进入到前房。

4. 虹膜难于脱出，需要用显微无齿镊直接夹出卡在切口内缘上的虹膜组织时，操作应迅速、准确、轻巧，尽可能避免对虹膜的反复刺激，以减少出血、加重炎症的机会。通常有弹性的虹膜可自动回缩复位。如果虹膜不能自行复位，可用虹膜恢复器或冲洗针头回纳，并从角膜表面向瞳孔方向轻柔按摩，直至瞳孔恢复圆形。也可将冲洗针头放在切口内侧缘，注射少量平衡盐液，促使瞳孔恢复。

前房积血时应取半卧位休息，并用止血药。前房炎症较重时，除常规抗感染治疗外，还需应用短效散瞳剂活跃瞳孔。

六、术后监测与处理

1. 术后每天换药。

2. 术后第二天起滴用抗生素滴眼液和糖皮质激素滴眼液，每日 4 次，持续滴眼约 2 周。

3. 根据病情继续服用皮质类固醇和吲哚美辛，并逐渐减量。

4. 每日裂隙灯显微镜观察术眼充血、缝线、前房、周切口、瞳孔及眼压情况。

5. 滴用短效散瞳剂，防止虹膜后粘连。

6. 5 日后拆除结膜缝线。

7. 术后应定期观察眼压变化，特别是术前已有部分房角粘连的原发性慢性闭角型青光眼或手术后周边前房没有明显加深的患者。

七、术后常见并发症的预防与处理

1. 出血　多来自于虹膜辐射状血管，或切口内巩膜深层血管，造成前房积血。应取半卧位休息，并用止血药。少量积血几天内能自行吸收，极少数积血较多者，如发生无法控制的继发性眼压升高和炎症反应加重，应做前房冲洗。

2. 虹膜后粘连　与手术创伤、患者术后反应差异有关。术后可给予常规抗感染治疗，并用短效散瞳剂活跃瞳孔。

3. 切口渗漏　术后伤口漏水可表现为眼压过低、小滤过泡形成、前房变浅。其原因包括切口不整齐、缝合不牢、伤口中虹膜组织嵌顿，以及术后眼压过高导致伤口裂开。对切口渗漏明显者，应尽早处理，重新缝合角膜缘切口，防止长期的低眼压引发白内障和黄斑水肿。

4. 术后眼压升高　可能为周边虹膜未完全切穿，残留一层色素上皮，或者切口被血凝块阻塞所致，一般不需要再手术，可用 Nd: LYAG 激光切开残留上皮组织或击碎血凝块即可。合并明显高褶虹膜引起的非瞳孔阻滞性闭角型青光眼，在周边虹膜切除术后滴用散瞳药物后，可因为周边虹膜堆积阻塞房角，引起房水外流受阻，发生眼压升高，可先滴用毛果芸香碱滴眼液，待伤口愈合后做激光周边虹膜成形术。

5. 角膜散光　引起角膜散光的根本原因是角膜缘切口的缝线结扎过紧。多数患者于术后 2 个月内逐渐恢复，若散光度数过大又不能自行恢复者，可将缝线拆除或激光断线。

6. 白内障的发生或发展　虹膜脱出困难时，用有齿镊伸入前房抓拉虹膜，或是周边虹膜剪除后，用虹膜恢复器或冲洗针头进入前房整复虹膜都有可能不慎损伤晶状体，造成晶状体局部混浊。若不影响视力，一般可不做处理。但已患白内障的患者，周边虹膜切除术后白内障常常会加速发展，一段时间后需要对白内障进行治疗。

7. 眼内感染　这种并发症发生率很低，治疗原则与其他眼内感染相似。

八、临床效果评价

前后房沟通，前房加深，眼压稳定或下降。

（曹　阳）

第二节　小梁切除术

1968 年由 Cairns 首先提出小梁切除术，并已广泛用于治疗各类青光眼，是当代最流行的一种青光眼滤过手术。其方法为在板层巩膜下切除部分角巩膜组织，使房水引流至结膜下形成滤过泡，随之被吸收。随着抗代谢药物和巩膜瓣可松解缝线技术的应用，现代的小梁切除术实际上已发展成一种复合式手术。

085

复合式小梁切除术由标准小梁切除术＋巩膜瓣可拆缝线＋抗代谢药物应用联合组成。通过相对牢固的巩膜瓣缝合，恢复和维持正常的前房深度，防止术后早期由于房水过度外流而发生低眼压、浅前房及脉络膜脱离等并发症。如术后需要增加房水流出量，可通过拆除控制巩膜瓣缝线使滤过量合适。而联合应用抗代谢药物能有效抑制滤过区域的瘢痕形成。上述三种技术联合应用，有利于功能性滤过泡的形成和理想地控制眼压。

一、适应证

1. 药物、激光或手术治疗无效的原发性青光眼。
2. 与其他手术联合治疗的一些难治性青光眼。
3. 房角切开术或小梁切开术失败的先天性青光眼。
4. 与小梁切开术联合治疗的先天性青光眼。
5. 某些继发性青光眼，如色素播散型青光眼、剥脱综合征、青光眼睫状体炎综合征、外伤性房角后退继发青光眼等。

二、禁忌证

1. 结膜、筋膜有严重瘢痕粘连，分离困难者。
2. 未做处理的严重新生血管性青光眼。
3. 严重巩膜病变，如化学巩膜烧伤、巩膜葡萄肿、巩膜炎、睫状体电凝或巩膜环扎术后。

三、术前准备

1. 一般检查同其他内眼手术。
2. 高度远视的患者要测量眼轴长度。
3. 术前 1～3 天抗生素滴眼液滴眼。
4. 术前 1～3 天可开始滴用 1% 泼尼松龙滴眼液。
5. 如果患者在服用阿司匹林类药物，应停药 5 天。
6. 对精神紧张者，术前 2 小时给予少量巴比妥类药物。

四、手术要点

1. 结膜囊表面麻醉，结膜下浸润麻醉。
2. 上开睑器，抗生素生理盐水彻底冲洗结膜囊，上直肌牵引缝线。
3. 做球结膜瓣，可于距离角膜缘 8～10mm 处采取高位结膜切口，做以角膜缘为基底的结膜瓣，或采取角膜缘结膜切口，做以穹隆为基底的结膜瓣。

4. 暴露巩膜，水下电凝烧灼止血。

5. 做以角膜缘为基底的大小约 3mm×4mm 的巩膜瓣，厚度约为 1/2 或 1/3 巩膜厚度，至透明角膜内 1mm。

6. 根据患者情况，可选用浸泡于 25 ～ 50mg/ml 的氟尿嘧啶药液或 0.2 ～ 0.33mg/ml 丝裂霉素药液的棉片放置在巩膜瓣和结膜瓣下，1 ～ 5 分钟后生理盐水彻底冲洗角膜、结膜面和滤过区残留的药液。

7. 右侧角膜缘行前房穿刺，缓慢放出房水。

8. 于巩膜瓣下切除 1.5mm×2mm 角巩膜组织。

9. 周边部虹膜切除。

10. 将巩膜瓣复位，可拆缝线缝合巩膜瓣。然后将平衡盐液注入前房，观察巩膜瓣侧边液体外渗情况，决定是否予以调整。

11. 缝合球结膜伤口后，向前房内注入平衡盐液，以便恢复前房。

12. 术毕，结膜囊内涂典必殊后眼垫包眼。

五、手术难点及对策

（一）暴发性脉络膜上腔出血的预防

1. 术前　术前一定要先控制相关内科疾病，充分控制血压、血糖，纠正凝血功能障碍。闭角型青光眼手术前应停用缩瞳剂。一定要尽可能用药物，包括滴眼液、口服药和静脉用药等，使眼压降到 30mmHg（1mmHg=1.33322×10²Pa）以下，术前使用甘露醇静脉滴注后，一定嘱患者尽可能排空膀胱，避免术中因憋尿屏气引起血压升高。

2. 术中　如眼压实在难以控制，可在给予球后麻醉后，充分加压按摩软化眼球，然后再开始手术，尽量避免在高眼压状态下操作。术中房水要缓慢放出，防止眼压骤然降低，尤其是在高眼压状态下。术中可从穿刺口注入消毒空气或透明质酸钠，尽可能保持正常前房深度，使眼压达到或接近正常范围。

3. 术后　应避免撞击眼部、恶心呕吐、剧烈咳嗽、用力大便等。

（二）浅前房的防治

1. 术前　预防措施同暴发性脉络膜上腔出血的预防。

2. 术中

（1）避免在高眼压状态下手术：如术前眼压实在难以用药物控制，可在给予球后麻醉后，充分加压按摩软化眼球，然后再开始手术。眼压仍无法降低者，可穿刺前房于不同时间分次缓慢放出房水直到眼压接近正常，切忌一次快速放出房水，迅速降低眼压。术中可通过注入消毒空气的方法使眼压维持在正常范围。

（2）结膜瓣和巩膜瓣的处理：以角膜缘为基底的结膜瓣较以穹隆部为基底的结膜瓣虽然操作较困难且费时，滤过泡包裹发生率较高，但与抗代谢药物联合应用更安全可靠，伤口渗漏、低眼压、浅前房的发生率远低于后者，而且术后早期方便做滤过泡旁按摩。术毕结膜瓣的紧密缝合对预防浅前房非常重要。以穹隆部为基底的结膜瓣做结膜瓣游离缘间断缝合时，缝线应牢固固定于浅层角膜缘组织，并覆盖约 1mm 周边角膜，以防止术后巩膜瓣切口外露和滤过泡前缘渗漏。以角膜缘为基底的结膜瓣下眼球筋膜应缝合在靠近上穹隆处，而球结膜应保持原位缝合，针距要密且每针均要拉紧对合，结膜伤口内不能嵌顿眼球筋膜组织，以免影响伤口愈合。对于闭角型青光眼及有发生恶性青光眼倾向者，宜做 1/2 巩膜厚度巩膜瓣，原发性开角型青光眼及各种难治性青光眼患者，宜做房水排出阻力小、引流更为通畅、小于 1/3 巩膜厚度的薄瓣。做以穹隆部为基底的结膜瓣时，巩膜瓣切口不宜太靠前，以免结膜瓣覆盖过多角膜，导致愈合不良。

（3）合理使用抗代谢药物：使用抗代谢药物的适应证包括各种难治性青光眼、正常眼压性青光眼、视神经损害严重的晚期青光眼及年轻的原发性开角型青光眼患者。而对于前房极浅或有恶性青光眼倾向的原发性闭角型青光眼，或有脉络膜渗漏或出血倾向的青光眼，或球结膜菲薄、筋膜囊萎缩的老年患者，可以不用抗代谢药物。术中不慎撕裂球结膜或穿破巩膜时，原则上避免使用抗代谢药物。切忌超范围、超强度使用抗代谢药物，否则容易发生浅前房、低眼压、滤过过强、角膜毒性、黄斑水肿等并发症。另外，抗代谢药物棉片应尽量避免与结膜切口接触，取出棉片后应彻底冲洗结膜切口，以免术后发生伤口渗漏。

（4）可拆缝线的应用：术前应根据青光眼性质、视神经损害程度和个体特点制订手术滤过量，除了选做不同厚度巩膜瓣以外，还可通过控制巩膜瓣可拆缝线张力和数目，迅速恢复和维持正常的前房深度，最大限度地减少术后早期低眼压、浅前房的发生。在巩膜瓣缝合可拆缝线后，从前房穿刺口注入生理盐水恢复前房，观察巩膜瓣边缘液体外渗情况决定是否予以调整。对于闭角型青光眼及有发生恶性青光眼倾向者，巩膜瓣不能有渗漏。如前房不能维持，必须找出渗漏的部位，缝针加固。对于原发性开角型青光眼及各种难治性青光眼患者，只要前房能维持，巩膜瓣可稍有渗漏，不必紧密缝合。

3. 术后 可局部或全身应用皮质类固醇激素，以减轻眼部炎症反应及组织水肿。睫状肌麻痹剂可使晶状体 - 虹膜隔后移，有助于前房的恢复。有恶性青光眼解剖危险因素的患者，术后可以用 1% 阿托品眼膏，以防止恶性青光眼的发生。

术后滤过过强者可采取滤过泡压迫包扎法，或配戴软接触镜及称为青光眼壳或巩膜壳的特殊接触镜纠正。对于小的结膜瓣渗漏口，可以加压包扎。对于较大的渗漏，应找到渗漏部位，分层紧密缝合。脉络膜脱离药物治疗无效者，应及时行脉络膜上腔放液和前房成形术。恶性青光眼多种药物联合治疗 2 ～ 3 天无效，特别是角膜已发生水肿混浊者，应及时选择前段玻璃体切除联合前房成形、房角分离联合白内障超声乳化和人工晶体植入联合前后节沟通术，若为眼压高者，必要时还要联合小梁切除术。

（三）滤过泡形成不良及瘢痕化的防治

1. 术前 积极控制眼部炎症，术前眼部存在明显的炎症反应时，如急性闭角型青光眼急性发作或葡萄膜炎继发青光眼的患者，容易促进手术后滤过道的创伤修复反应，导致滤过泡瘢痕化。所以，术前应充分降低眼压，同时局部使用抗炎药以减轻术后炎症反应，严重者甚至可考虑全身给药。另外，术前应尽量避免或减少可破坏血 - 房水屏障的缩瞳剂的使用。

2. 术中

（1）尽可能减少组织损伤：组织损伤越严重，术后相应炎症反应就越严重，损伤修复也越困难，滤过道发生机化包裹的概率也越大。术中宜尽可能避免对结膜、巩膜和虹膜组织不必要的刺激和操作；结膜下组织应做钝性分离；色素膜、结膜及结膜下组织的出血以压迫止血为主，巩膜表面血管出血宜用水下电凝，且不能烧灼过重，缝合巩膜瓣、结膜瓣之前要消除活动性出血点，并尽量清除术野内组织表面的血凝块，以免促进术后瘢痕形成。

（2）使用抗代谢药物：抗代谢药物能在伤口愈合过程中抑制成纤维细胞增殖，减少瘢痕化和延缓瘢痕化进程，对于预防滤过泡瘢痕化具有重要意义。目前最常用的抗代谢药物有氟尿嘧啶和丝裂霉素 C，丝裂霉素 C 抗增殖效果明显优于氟尿嘧啶，适用于具有手术失败高危因素的患者。抗代谢药物浓度的选择，棉片的大小、放置的时间、位置，应根据患者的个体情况，包括年龄、疾病类型、结膜下筋膜囊组织的厚薄等综合评价后个性化使用。如果是初次手术、非难治性青光眼或年龄较大、结膜下筋膜组织薄的患者，抗代谢药物可以选择低浓度、短时间，或仅放置在巩膜瓣下。难治性青光眼手术结束时，也可于手术切口对侧球结膜下注射氟尿嘧啶一次。

（3）防止滤过内口堵塞：术中对巩膜瓣至少应剖入透明角膜内 1.0mm 处，以避免切除角巩膜组织后睫状突堵塞瘘口及损伤睫状体和玻璃体引发出血和玻璃体脱出。角巩膜组织切口不应小于 1mm×1.5mm，切除处的内口不要残留任何深层角巩膜组织，以建立通畅的滤过道。巩膜瓣下虹膜切除应大于角巩膜组织切除宽度，在缺损区至少能看到 3 个睫状突，以免术后虹膜根部嵌顿于角巩膜组织切除口内与巩膜内口发生粘连，导致滤过泡形成不良。术野内的出血灶应电凝止血和充分冲洗，以免血凝块堵塞滤过道。若因眼内有成形物质堵塞滤过道，可及早打开伤口探查。

（4）巩膜瓣可拆缝线的应用：通过利用可拆缝线技术相对牢固地缝合巩膜瓣，迅速恢复和维持正常的前房深度，可以有效预防术后早期由于房水过度流出而引起的低眼压、浅前房及脉络膜脱离等并发症。而术后 2 周内，根据术后眼压水平、滤过泡形态和前房恢复情况，如需要改善或增强滤过量，则可通过控制巩膜瓣缝线拆除的时间和拆线数目，使房水流出量达到理想的状态。同时，可以避免因缝合过紧导致巩膜瓣过早愈合，滤过泡发生瘢痕化。

（5）恶性青光眼及结膜渗漏、脉络膜脱离引起的浅前房都可能导致滤过泡的形成不良，如不能得到及时处理，滤过泡瘢痕化不可避免，其防治措施详见"浅前房的防治"。

3. 术后

（1）使用皮质类固醇激素和睫状肌麻痹剂：可以局部或全身应用皮质类固醇激素，每日 4 次，2 周后逐渐停药可以减轻眼部炎症反应。而局部使用睫状肌麻痹剂也有助于恢复血-房水屏障，减少可促进伤口愈合的炎性细胞、血浆蛋白的释放，防止滤过泡瘢痕化。

（2）按摩及拆除巩膜瓣可拆缝线：若术后早期眼压正常或偏高，滤过泡扁平，可用玻璃棒在滤过泡旁轻轻压迫巩膜，一旦滤过泡明显弥散隆起，即应停止按压巩膜。如果无效，可于术后 3～14 天拆除巩膜瓣可拆缝线，每次只拆除一根线，1～2 天后根据眼压、滤过泡的情况再拆除其他缝线。如果滤过泡仍无明显隆起，则应给患者做眼球按摩，最好按摩几次后，马上观察滤过泡弥散隆起的情况、前房深浅的变化及注意前房是否有出血等。一般做到房水冲破尚未牢固形成的组织粘连，滤过泡开始弥散隆起即止，最好在按摩前后各测一次眼压以了解按摩效果。按摩过程中切勿用力过猛、过大致眼压突然下降，引发脉络膜脱离、前房积血、伤口渗漏等并发症。另外，术后眼球按摩还是长久保持滤过道通畅最行之有效的办法，有利于患者眼压得到长期有效的控制。

（3）使用抗代谢药物：对于难治性青光眼患者，可术后每日给予氟尿嘧啶于滤过泡对侧球结膜下注射一次，每次5mg，持续1周。对于滤过泡明显充血、具有局限化或包裹趋势、眼压升高的非难治性青光眼患者，若经拆除缝线或按摩后无改善，应尽早结膜下注射氟尿嘧啶。球结膜下注射氟尿嘧啶后应彻底冲洗结膜囊，以避免残留药物对角膜上皮的毒副作用。

若以上措施无效，可采用滤过泡针刺分离联合氟尿嘧啶结膜下注射。进针口应当在滤过区旁，而非在滤过区，防止出现滤过泡渗漏、愈合不良。滤过泡隆起、眼压下降，表明粘连分离成功。如果出现前房变浅、低眼压等并发症，可先包扎限制滤过，次日根据眼压和前房恢复情况按摩眼球。

六、术后监测与处理

1. 主要是预防感染，控制前段葡萄膜炎症，维持适度瞳孔散大，避免并发症和促进功能性滤过泡形成。

2. 术后第1周每日换药，检查患者视力，裂隙灯观察结膜伤口对合情况、有无渗漏、滤过泡是否隆起、有无充血和局限、前房深度是否正常、瞳孔大小、虹膜周切口是否通畅及前房有无炎症，并测量眼压。术后7天拆除伤口缝线。

3. 术后第1天开始滴用抗生素滴眼液，每日3～4次。根据病情全身及局部应用糖皮质激素，2周后逐渐停药，以免引起眼压升高及白内障。局部点用短效睫状肌麻痹剂，每天2次，持续1～2周，防止虹膜后粘连。特殊情况下可能需要用强效睫状肌麻痹剂，如阿托品散瞳。

4. 术后第2周隔天复查一次，术后3个月内每1～2周复查一次。其后根据眼压、滤过泡情况及视神经萎缩与视野是否进展决定随访时间。

七、术后常见并发症的预防与处理

（一）伴有眼压偏低的浅前房

1. 滤过作用过强　常由于术中巩膜瓣做得过薄、过小，或边缘对合不良，巩膜瓣缝线过少、过松，或者过早拆除了巩膜瓣可拆缝线，也可能与抗代谢药物应用浓度过高、时间过长有关。表现为术后前房浅或消失，滤过泡弥漫、高隆，眼压常低于6mmHg。此时应加强局部散瞳及抗炎治疗，可采取滤过泡压迫包扎法，或配戴软接触镜及称为青光眼壳或巩膜壳的特殊接触镜（图4-2-1）。

2. 结膜渗漏　可能的原因包括术中修补的结膜撕裂口愈合不良；术中忽略了结膜存在的纽扣样小孔；结膜切口有筋膜嵌顿或抗代谢药作用致愈合不良。如果是术后发生低眼压性浅前房，且滤过泡扁平，尤其是术中应用抗代谢药物的患者，上述情况更应该被重视。应在裂隙灯下仔细检查滤过区结膜有无缺口渗漏存在，Seidel 试验阳性有助于明确诊断（图4-2-2）。术中勿在滤过区结膜下注射麻醉药；抗瘢痕药物棉片应尽可能避免与结膜切口接触，取出抗代谢药物棉片后应彻底冲洗伤口；以角膜缘为基底的结膜瓣应分层缝合筋膜及结膜组织，以穹隆为基底的结膜瓣应间断或连续缝合固定于角膜浅层以防伤口渗漏。小的渗漏口可以加压包扎。较大的渗漏应找到渗漏部位，分层紧密缝合。

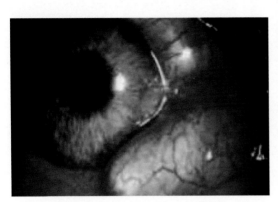 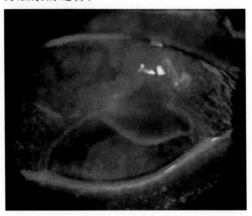

图 4-2-1　小梁切除术后滤过过强　　　　图 4-2-2　小梁切除术后伤口渗漏，Seidel 试验阳性

3. 脉络膜脱离　具有特征性周边部眼底浅棕色、光滑球形隆起的外观，通常伴有低眼压和浅前房，由压力差过大，引起浆液性液体从脉络膜毛细血管进入血管外间隙所致。手术前一定要尽可能用药物使眼压降到 21mmHg 以下，如眼压实在难以控制，可在给予充分球后麻醉后，加压按摩软化眼球，然后再开始手术，尽量避免在高眼压状态下操作。术中要防止骤然降低眼压。术后可局部及全身应用皮质类固醇激素，以减轻眼部炎症反应及组织水肿。睫状肌麻痹剂可使晶状体 - 虹膜隔后移，有助于前房的恢复。高渗剂可使玻璃体浓缩，晶状体 - 虹膜隔后移，促进前房形成。当药物治疗无效时，晶状体（人工晶体）或玻璃体与角膜接触，对角膜内皮和晶状体构成威胁，同时可能导致滤过泡变平或消失，应及时行脉络膜上腔放液和前房成形术（图 4-2-3）。

（二）伴有眼压偏高的浅前房

1. 恶性青光眼　术后发生高眼压（一般术后第 1 天眼压超过 10mmHg）、Ⅱ b 或Ⅲ级浅前房，此即为恶性青光眼（图 4-2-4）。为了预防其发生，术前应停用缩瞳剂，有恶性青光眼解剖危险因素的患者，术后可以用 1% 阿托品眼膏，以防止恶性青光眼或瞳孔阻滞的发生。全身可应用高渗剂，局部应用睫状肌麻痹剂，眼局部及全身应用皮质类固醇激素，口服乙酰唑胺减少房水的产生及向玻璃体迷流房水量。如病情好转，眼压稍控制，前房逐渐形成，即可以将药物减量。若多种药物联合治疗 2 ～ 3 天无效，特别是角膜已发生水肿混浊者，可选择前玻璃体切除联合前房成形、房角分离联合白内障超声乳化和人工晶体植入联合前后节沟通术，眼压高者，必要时还要联合小梁切除术。

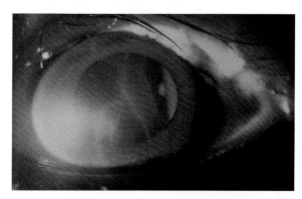

图 4-2-3　小梁切除术后脉络膜脱离

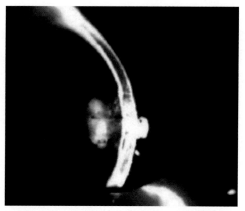

图 4-2-4　青光眼术后睫状环阻滞性青光眼

2. 暴发性脉络膜上腔出血　是最具破坏性的并发症，常为眼压突然下降伴随脉络膜较大血管破裂的结果。它的危险因素包括：浅层巩膜静脉压升高、真性小眼球、术前高眼压未能控制、无晶状体眼、高血压动脉硬化、糖尿病、血液病和高度近视等，术后则与撞击、恶心呕吐、剧烈咳嗽、用力大便等因素有关。手术前一定要先控制相关内科疾病，并尽可能用药物使眼压降到 21mmHg 以下，如眼压实在难以控制，可在给予充分球后麻醉后，加压按摩软化眼球，然后再开始手术，尽量避免在高眼压状态下操作。同时术中要防止骤然降低眼压。暴发性脉络膜上腔出血发生时患者突感剧烈眼痛，突然睫状突外翻、前房消失、眼球变硬，应马上牢固缝合关闭切口。出血发生后 7～10 天内宜先用药物保守治疗，必要时再行手术排出积血（图 4-2-5）。

3. 滤过泡形成不良及瘢痕化　术后早期，对于前房形成好而滤过泡扁平者，可马上按摩，滤过泡一般会立刻形成，如果仍不能形成，可以拆除可调节缝线。滤过泡失效的原因包括：滤过道被肉芽组织阻塞、巩膜瓣或结膜瓣与其下方巩膜组织瘢痕愈合及包裹性滤过泡形成。若因眼内有成形物质堵塞滤过道，可及早打开伤口探查。对于滤过泡明显充血、具有局限化趋势的患者，可及早给予氟尿嘧啶滤过泡对侧球结膜下注射。若以上措施无效，可采用滤过泡针刺分离联合氟尿嘧啶结膜下注射（图 4-2-6）。

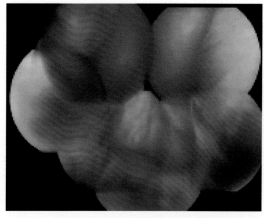

图 4-2-5　暴发性脉络膜上腔出血

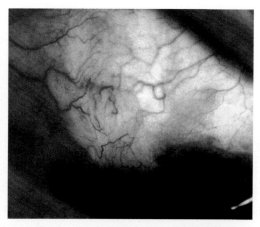

图 4-2-6　小梁切除术后滤过泡瘢痕化

4. 葡萄膜炎　闭角型青光眼急性发作期、炎症活动期的葡萄膜炎性青光眼、高眼压状态下施行手术、前房积血等容易引发、加重葡萄膜炎。对术前有明显炎症的患者应予以积极控制，并尽可能有效降低眼压后再手术，术中尽量减少眼内操作及刺激虹膜，术毕即用阿托品眼膏散瞳及激素结膜下注射。一般患者术后局部点激素滴眼液，同时局部点睫状肌麻痹剂可逐渐恢复，严重者可做结膜下注射、口服或静脉滴注皮质类固醇激素。

5. 白内障发生和加重　相关危险因素包括：手术操作、术后虹膜炎症、长期低眼压或浅前房等。所以，应该尽量避免或减少手术器械进入前房，以免损伤晶状体。做虹膜周切时不要使器械伸入过深，恢复瞳孔时必须在角膜表面操作，不可应用虹膜复位器在周切口处操作；术后积极控制眼内炎症，防治低眼压或浅前房。如果日后晶状体混浊膨胀引起继发性青光眼，应立刻行白内障超声乳化联合人工晶体植入手术。

6. 眼内炎　滤过泡感染或化脓性眼内炎多见于术中应用了抗代谢药物的小梁切除术患者，与薄壁微囊状滤过泡渗漏关系密切。一旦发现薄壁微囊状滤过泡出现明显渗漏或破裂，应及时予以修补并局部应用抗生素滴眼液预防感染。临床上只要出现滤过泡周围结膜充血、苍白的泡壁变混浊，且表面附着有分泌物、结膜渗漏、前房突然变浅和房水内炎性细胞阳性，就应尽早按感染性眼内炎治疗：抽取房水和玻璃体做涂片检查和细菌培养加药敏试验；局部及全身应用高剂量广谱抗生素，其后根据培养及药敏试验结果选择最有效的药物；玻璃体受累者，可先行玻璃体注药治疗，若无效应及时行玻璃体切除手术。

八、临床效果评价

1. 眼压评价　有效控制眼压。
2. 视力评价　保持有用的视功能。

（曹　阳）

第三节　小梁切开术

小梁切开术又称为外路小梁切开术，通过从外路切开房角异常解剖组织，在前房和Schlemm管之间建立直接通道，使房水流入Schlemm管，减少小梁压力，增加房水排出而降低眼压。主要用于治疗先天性青光眼，疗效与房角切开术相当，但对角膜混浊看不清房角及较大的婴幼儿可取得更好的效果，解剖定位精确，并发症相对较少。

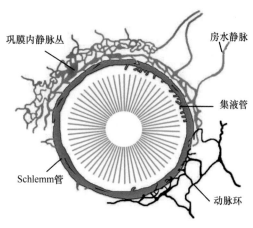

图 4-3-1　Schlemm 管和集液管系统

一、适应证

1. 单纯小梁发育不良患者。

2. 婴幼儿或青少年型青光眼。

3. 角膜水肿、角膜瘢痕的先天性青光眼。

4. 房角切开失败的先天性青光眼。

二、术前准备

1. 控制好术眼眼压，尽量将眼压降至正常范围，使角膜透明，以便于手术。

2. 角膜上皮水肿患者术前可滴数滴甘油使角膜透明。

3. 术前常规使用抗生素滴眼液点术眼。

4. 术前常规冲洗泪道和结膜囊。

5. 术前使用毛果芸香碱缩瞳。

6. 术前测量眼压，若患儿不配合，可服用水合氯醛后测量。

7. 常规全麻术前准备。

8. 基础麻醉时测量眼压、眼底杯盘比及角膜直径，一旦诊断明确即行手术。

9. 准备小梁切开器。

三、手术要点

1. 一般为全身麻醉，取得良好麻醉效果后测量角膜直径、眼压及检查眼底。

2. 消毒铺巾后，上直肌做牵引缝线固定眼球，也可做角膜缘牵引缝线。

3. 做 12 点钟以穹隆部为基底的结膜瓣，电凝止血。12 点钟处做一 6mm×4mm（角膜缘扩张，巩膜瓣起点应适当偏后）、1/2 巩膜厚的巩膜瓣，前至透明角膜缘内 2mm。巩膜瓣尽量偏前，如 Schlemm 管找不到，可改做小梁切除，避免睫状突堵塞切口。

4. 确认巩膜瓣下蓝灰（角膜和小梁）交界和灰白（小梁和巩膜嵴）交界，巩膜嵴为一白色环状发亮组织，较易辨认。以巩膜嵴为中心，垂直在灰白交界线上做一约 2mm 切口，蓝灰交界可作为前界。有时巩膜嵴不易确认，可以蓝灰交界处为前界向后逐层划开巩膜 2mm。

5. 加大显微镜放大倍数，在仔细观察下逐渐加深切口，直至切口内有清亮或淡红色液体流出，但前房并不变浅，说明 Schlemm 管外壁被打开，分离暴露 Schlemm 管，并在管内插入 5-0 尼龙线探查 Schlemm 管，确定后可用前房穿刺刀沿管道两边各切开 1mm 以做标记。如未找到 Schlemm 管前，前房过早穿破，可前房注入黏弹剂维持前房。

6. 小梁切开刀从一侧 Schlemm 管腔插入，轻轻转动手柄，切开 Schlemm 管约 90°，然后切开另一侧管道。注意切开小梁阻力，过大可能损伤其前的后弹力层或其后的虹膜睫状突（图 4-3-2）。

7. 切开后观察前房，如过浅可注入空气泡或黏弹剂加深前房。

8. 缝合巩膜瓣和结膜瓣。

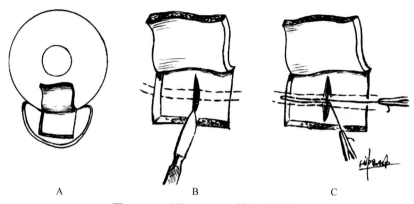

A　　　　B　　　　C

图 4-3-2　寻找 Schlemm 管的关键步骤

四、手术难点及对策

1. Schlemm 管定位是手术成功的关键，可通过以下方法进行定位：①增加显微镜放大倍数至 15～20 倍。②巩膜瓣剖切至少 1/2 厚，这样可清晰辨认角膜缘组织，并能较快找到 Schlemm 管。③通过颜色和纤维走向定位：蓝色的角膜和灰白色的小梁组织最易区分，可以此为界向后做 2mm 左右切口，一般 Schlemm 管在切口中央。Schlemm 管外壁纤维多呈环形走向，与其后织网状的巩膜纤维、其前规则排列的角膜纤维较易辨认。

2. 逐层切开后可见 Schlemm 管断端有液体渗出，先用 5-0 的尼龙线穿入，应无较大阻力，弯曲尼龙线如能回位可确认。确认后可用 15° 穿刺刀挑开一部分 Schlemm 管以进一步确认。

3. 置入小梁切开刀会遮挡术者一部分视野，事先应在眼外预演切开路线。进入 Schlemm 管后向前房旋转有轻微阻力是正常的，如阻力较大，可能插入巩膜或睫状体，应退出重新进刀（图 4-3-3）。

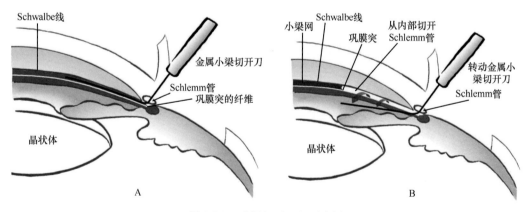

A　　　　　　B

图 4-3-3　小梁切开刀切开小梁

4. 旋转切开小梁时要密切注意出刀的位置，偏前损伤后弹力层，偏后损伤虹膜和睫状体，不断适度调整出刀位置。

5. 一般选择 12 点钟作为手术部位，巩膜瓣尽量剖切至角膜内 2mm，如此一旦由于解剖变异或 Schlemm 管塌陷找不到管口，可改做小梁切除术，小梁切除口尽量偏角膜可避免睫状突堵塞。

五、术后监测与处理

1. 术后注意观察眼压、前房、角膜直径。
2. 应用缩瞳剂扩张小梁切口，加用皮质类固醇减轻炎症。

六、术后常见并发症的预防与处理

1. 前房积血　术中小梁切开后少量出血难以避免，被认为是切开成功的指示之一，如术中大量出血，需警惕切开部位错误，反复检查确认，防止误伤睫状体。少量出血几天后可自行吸收，如出血较多可给予止血药，必要时行前房冲洗。
2. 浅前房　术中浅前房一般由于过度牵拉眼球或操作时按压眼球导致房水流出过多所致，术中可加用黏弹剂维持前房，待前房形成后再继续操作，以免误伤晶状体、睫状体等邻近组织；术后浅前房多因早期滤过过强，一般可自行恢复，如前房完全消失，需尽早行前房成形术。

七、临床疗效评价

1. 眼压正常。
2. 角膜透明且直径恢复正常。
3. 眼底杯盘比较术前恢复。

第四节　房水引流物植入术

难治性青光眼的治疗一直是临床工作中的棘手问题，此类患者滤过性手术的成功率较低，且部分患者不具备做滤过手术的条件，但仍保留有一定的视力。对于这部分患者，房水引流物植入术可以起到一定效果。房水引流物植入术是通过在眼前房与结膜筋膜下安置一种人工引流装置，将房水从前房引流到眼外，以期获得永久性的房水外引流通道的手术。目前有多种引流物在临床应用，本节仅介绍 Ahmed 青光眼引流阀（图 4-4-1）在青光眼术中的应用。

Ahmed 青光眼引流阀是治疗难治性青光眼的一种常用引流植入物，呈纵椭圆形，有一根硅胶引流管和埋藏在硅胶引流盘中的"阀"相连，最常用的为 Ahmed 青光眼阀 52 型，其表面大小为 16mm×13mm，厚度 1.9mm，出口处有一个压力敏感活瓣阀门，阀门结构由两片硅胶弹力薄膜组成，长 8mm，宽 7mm，当眼压为 8 ～ 12mmHg 时，阀门开放，允许房水外流，通过调节房水的单向流动，可使房水缓慢排出，降低术后早期浅前房的发生率。

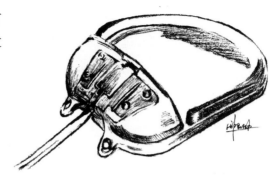

图 4-4-1 Ahmed 青光眼引流阀

一、适应证

1. 新生血管性青光眼。
2. 多次滤过手术失败的青光眼。
3. 葡萄膜炎继发性青光眼。
4. 角膜移植术后和玻璃体切除术后青光眼。
5. 虹膜角膜内皮综合征。
6. 外伤性青光眼。

二、禁忌证

全周结膜损伤或结膜瘢痕化者慎用。

三、术前准备

1. 评估全身情况，如为糖尿病、高血压患者，需将血糖、血压控制平稳，将全身疾病控制平稳后方可手术。
2. 术前降低眼压。
3. 眼底病变引起的新生血管性青光眼，术前尽可能行视网膜激光全光凝。
4. 葡萄膜炎继发性青光眼患者，术前应加强眼部的抗感染治疗。
5. 术前常规抗生素滴眼液点术眼，冲洗泪道和结膜囊。

四、手术要点

1. 球后麻醉加手术部位结膜下浸润麻醉。
2. 手术部位应位于两条直肌之间，以颞上方为首选，颞下方其次，尽量避免鼻上方，鼻上方操作易损伤上斜肌引起术后斜视，且 Ahmed 植入物植入鼻上象限时，植入物与视神经仅 1mm 距离，需十分慎重。12 点钟方向可做角膜缘牵引缝线，充分暴露术野。结膜瓣要与引流阀所放区域相适应。
3. 现以颞上方为例，6-0 可吸收缝线于角膜缘 12 点钟处做牵引线，将眼球向 6 点钟方向牵引，沿角膜缘 12 点 30 分至 2 点 30 分位置剪开结膜，分离结膜下筋膜至赤道部，制作以穹隆部为基底的结膜瓣，电凝止血。
4. 结膜瓣下做一 6mm×4mm、1/2 巩膜厚的巩膜瓣，前距角膜缘 1mm，以便留出穿入前房隧道。如无异体巩膜瓣，可在巩膜瓣后再做一约 4mm×4mm 巩膜瓣，两端不剪开，用于遮盖引流管。0.04% 丝裂霉素棉片筋膜下放置 5 分钟，大量生理盐水冲洗。

5. 生理盐水冲洗引流阀管道，确认引流阀畅通后将其置于赤道部，以 5-0 编织线借助阀体部前缘小孔将阀体缝于巩膜上距角膜缘 8～10mm 处，如暴露良好可将引流阀体偏后缝，这样可取得较好的引流腔隙，但要注意不要压迫视神经，同时观察阀体两边不要压迫肌肉导致术后斜视。

6. 以 23G 针头于巩膜瓣下穿刺入前房，要注意穿行隧道稍长，先平行角膜缘进针，再平行虹膜穿入前房。修剪引流管，注意宁长勿短，将管斜面朝上经虹膜前插入前房约 2mm。

7. 10-0 尼龙缝线缝合巩膜瓣，以异体巩膜覆盖于引流阀体表面。剪除上直肌固定缝线，缝合结膜瓣。如为"水眼"或担心引流过强，可用 8-0 可吸收缝线缝合引流管一针（图 4-4-2）。

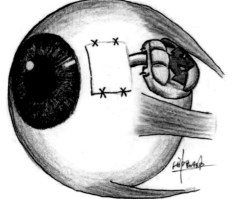

图 4-4-2 引流阀植入后模式图

五、手术难点及对策

1. 本手术对术野暴露要求较高，可用 6-0 可吸收缝线穿过相应角膜缘做角膜牵引缝线。

2. 引流阀首选放在颞外，前缘距角膜缘 8～10mm，如暴露良好，则尽可能放后一点，远期疗效可能会更好，但要注意对视神经和肌肉的压迫（图 4-4-3）。

3. 结膜瓣和巩膜瓣的位置要选择适当，正好在两条肌肉之间。选择前要考虑眼外肌的宽度，为后续手术提供良好视野。

4. 巩膜瓣剖切距角膜缘 1～2mm 即可，这样可在瓣下做一个较长的隧道切口以便限制引流管口在前房的位置，隧道切口应先平行角膜缘穿入 1mm，再平行虹膜穿入前房，总长为 1.5～2mm。切口尽量用配套针头制作，可减少房水渗漏导致术后低眼压。引流管的送入使用专用镊子会更加快捷。

5. 引流管入口和阀体固定缝线容易蚀穿结膜，尽量用板层异体巩膜覆盖。如缺乏异体巩膜，可做较大的分段巩膜瓣遮盖引流管，尤其是引流管的入口。

6. 对于玻璃体切除术后的青光眼，可在引流阀植入后用 8-0 可吸收线结扎引流管，预防浅前房的发生，也可用 10-0 尼龙线结扎引流管，术后若眼压高，再行激光断线。

六、术后监测与处理

1. 术后注意观察眼压、前房及引流管口的位置。

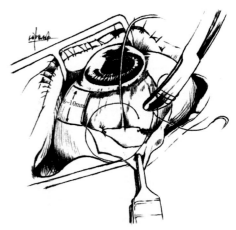

图 4-4-3 引流阀植入位置

2. 术后局部可应用抗生素、激素并活跃瞳孔。

3. 术后每 2 周复查一次并逐渐延长至半年随访一次，观察患者视功能、引流管在前房的位置及管口情况等，密切关注眼压。

七、术后常见并发症的预防与处理

1. 低眼压性浅前房　如滤过过强，可在滤过泡方向垫压小棉片加压包扎。如考虑脉络膜脱离，可做 UBM 确诊，局部应用扩瞳药和激素，全身静脉推注高渗糖加维生素 C 以减少渗漏。如前房消失，需尽早行前房成形术。

2. 高眼压　早期考虑凝血块和炎症物质阻塞引流管，药物控制欠佳者可先试行 YAG 激光清除阻塞物，无效者则行前房冲洗，尽可能用冲洗针头穿入引流管口冲洗。晚期高眼压考虑引流阀周围结膜瘢痕化，若药物控制无效，可行引流阀周围瘢痕组织切除术。

3. 引流管移位　引流管在巩膜上固定不当可能导致术后向后移位并脱出前房，需要重新将引流管插回原位，并重新固定于巩膜上。术后若挤压眼球、发生眼球钝挫伤，容易把引流管推向角膜，接触角膜导致角膜溶解，需要将植入物取出。

4. 引流物侵蚀局部巩膜、结膜　术后包裹引流物的局部巩膜、结膜出现免疫性溶解，要减少这种并发症的发生，需把握好合适的巩膜瓣厚度。

5. 眼内炎　早期眼内炎需尽快取出被污染的引流盘、引流管，待感染控制后再植入新的植入物，晚期眼内炎主要因引流管暴露引起，需进行手术修复。

6. 复视及眼球运动障碍　引流盘过大、植入鼻上象限均容易影响眼外肌功能，引起斜视和复视。可通过更换更小的引流盘或更改引流盘植入位置来消除复视。

7. 并发性白内障或术后白内障加速形成　前者常见于引流管插入太深或位置靠后接触晶状体者，后者与手术操作刺激相关，术后浅前房持续时间过长、反复多次手术也会加速白内障形成，白内障加重影响视力，可常规手术摘除。

8. 术后角膜内皮失代偿　术后持续浅前房，引流管直接接触角膜内皮，损伤角膜内皮细胞，严重时可导致角膜内皮失代偿，术后应积极控制浅前房。

八、临床疗效评价

1. 眼压控制正常。

2. 前房正常。

3. 视力无明显下降。

4. 引流阀无外露。

5. 引流管口位置正常。

第五节　睫状体冷冻术

睫状体冷冻术是通过减少房水的生成来改善青光眼患者的高眼压症状，即睫状体破坏手术，通过破坏睫状体功能使其房水生成量减少，从而达到降低眼压的目的，但因此类手术容易伤及邻近眼组织，引起严重的炎症反应，同时并发症的发生率也较高，结果难以预测，因此不作为优先考虑，主要用于其他治疗措施无效的晚期青光眼或已经有严重视力损害又无法进行激光治疗的青光眼患者。多种能量可用于睫状体破坏手术，如热能、电化学能、放射能、光能、超声波、微波、冷冻等，这些能量可通过直接经巩膜、经眼内直视等途径到达睫状体而破坏睫状体。本节仅介绍最常用的术式之一：睫状体冷冻术。

睫状体冷冻术通过将低温作用于睫状体上皮及其血管系统，直接破坏睫状体细胞，并造成局部缺血，破坏睫状体上皮的分泌功能（图 4-5-1）。除了减少房水分泌外，因冷冻治疗时可导致角膜缘神经组织破坏，还可有效降低绝对期青光眼患者疼痛程度。睫状体冷冻需控制好冷冻温度、冷冻时间和冷冻范围，第一次手术的范围一般不宜超过 180°，因睫状体冷冻术为一种破坏性手术，在决定冷冻量时宁可不足，也不能过量，否则很容易引起术后眼压低、眼球萎缩。根据患者病情进行合理的手术前设计，可降低患者术后并发症发生率。

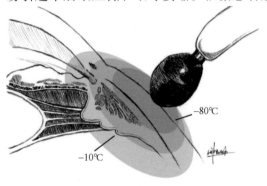

图 4-5-1　睫状体冷冻部位示意图

一、适应证

1. 新生血管性青光眼。
2. 无晶状体青光眼。
3. 多次青光眼手术失败青光眼。
4. 外伤房角后退性青光眼。

100

二、术前准备

1. 术前降低眼压　若眼压水平过高，术前可给予甘露醇静脉滴注，为防止术后反应性高眼压，可术前应用激素。

2. 调试好冷冻设备。

3. 本手术为破坏性手术，术后并发症较多且发生可能性大，需反复向患者及其家属交代。

三、手术要点

1. 球后麻醉加局部结膜下浸润麻醉。如需联合全视网膜冷凝，最好采用全麻。

2. 做上方或下方 180° 结膜瓣，分离结膜下组织，钩出内、下、外直肌（下方结膜瓣）并做牵引缝线。

3. 在外直肌及下直肌肌止点下方行冷冻点两点，每点重复冷冻 2 次，每次 1 分钟。注意冷冻前要先用棉棒沾干周围组织，以防冷冻时受累范围过大，累及邻近组织。冷冻结束后冷冻头和组织自然脱离后才可离开，不能点生理盐水或强行分离。

4. 做鼻下和颞下象限两排睫状体冷冻点，冷冻点位于角膜缘后 2mm 和 4mm 处，每个象限 4 个点，每点重复冷冻 2 次，每次 30 秒。据文献报道，冷冻点越偏角膜，术后降压效果越好，但要注意对角膜组织的损伤（图 4-5-2）。

5. 8-0 可吸收线间断缝合结膜伤口。

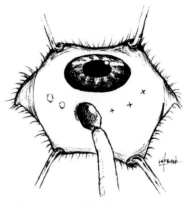

图 4-5-2　睫状体冷冻点示意图

四、手术难点及对策

1. 冷冻时应注意保护结膜组织，结膜损伤可导致术毕结膜难以缝合。冷冻头工作时，附近结膜组织要暴露好，冷冻结束时要待其自然冷却，切忌强行拉开导致结膜或筋膜撕裂。

2. 术毕发现眼压较高可行前房穿刺放出少部分房水，但要警惕浅前房的发生。

3. 如担心眼球萎缩，可不剪开结膜，直接在结膜上冷冻，每次冷冻一个象限，事先要与患者充分沟通。

五、术后监测与处理

1. 术后注意观察眼压和前房。

2. 局部和全身应用激素和扩瞳药以降低术后炎症反应。

3. 局部和全身应用降眼压治疗以控制术后早期反应性高眼压。

六、术后常见并发症的预防与处理

1. 一过性眼压升高　术中的一过性眼压升高与低温造成的巩膜急剧收缩、眼内容积突然减小有关，冷冻时可适当增加各冷冻点之间的间隔时间；术后的一过性眼压升高多发生在术后 6 小时，一般认为与术后早期眼前节炎症反应相关，可局部和全身应用降眼压和激素治疗。

2. 剧烈疼痛　术后早期常有剧烈疼痛，与一过性眼压升高、眼内炎症反应均相关，通常伴有前房内纤维素样渗出、虹膜色素脱落、虹膜后粘连等现象，可口服水杨酸制剂止痛，同时全身及局部应用糖皮质激素积极控制前房炎症。

3. 前房积血　多见于新生血管性青光眼患者，往往是一过性的，数天即可自行吸收。

4. 白内障　常在术后晚期出现，可能与手术冷冻过量、睫状体破坏过多有关。

5. 低眼压　一般是冷冻过量所致，可根据患者眼压和青光眼类型选择合适冷冻量来预防，但有时很难避免，长期低眼压会导致眼球萎缩，晚期可通过配戴义眼解决容貌问题，如并发疼痛可摘除眼球并做整形。

6. 眼前段坏死　发生概率相对小，但预后较差，表现为术后大量纤维性渗出物、严重虹膜脱色素，抗炎药物效果不显著，常以眼球萎缩告终。

七、临床疗效评价

1. 眼压正常或稍高。
2. 眼球无明显萎缩。
3. 原有视力无明显下降。

（陈　飞）

第六节　青光眼白内障联合手术

青光眼患者常常合并有白内障，尤其是老年人更为多见。对于没有明显影响视力的白内障患者，如果病情需要，可以先行小梁切除术控制眼压，待白内障影响患者日常生活和工作后再行白内障超声乳化术，并植入人工晶体。而青光眼患者已出现明显影响视力的白内障时，可以考虑同时行青光眼白内障联合手术。

随着白内障摘除技术的不断进步，具有抑制滤过泡瘢痕化的抗代谢药物的广泛使用，以及巩膜瓣可拆除缝线与激光断线技术的应用，使青光眼白内障联合手术的成功率显著提高，并发症大大减少。

目前青光眼白内障联合手术包括小梁切除术联合白内障超声乳化吸取术（超声乳化吸取、囊外摘除或小切口囊外摘除）及后房型人工晶体植入术，房角粘连分离术联合白内障超声乳化吸取术及后房型人工晶体植入术，非穿透小梁手术联合白内障超声乳化吸取术及后房型人工晶体植入术，眼内引流物（引流阀、引流钉等）植入术联合白内障吸取术及后房型人工晶体植入术，眼内镜睫状体光凝术联合白内障超声乳化吸取术及后房型人工晶体植入术等手术方式，其中疗效最佳、作用最持久的手术方式为复合式小梁切除术联合白内障超声乳化吸取术及后房型人工晶体植入术，而两切口白内障超声乳化吸取术联合小梁切除术较同一切口联合手术（相同切口的上方巩膜隧道白内障超声乳化吸取术与上方巩膜瓣小梁切除术）操作更容易，可明显减少滤过口的损伤，进一步降低术后滤过泡瘢痕化的风险。

一、适应证

1. 原发性开角型青光眼局部用药不能控制眼压，或不能耐受药物治疗，同时晶状体混浊而引起视力明显下降者。
2. 原发性闭角型青光眼激光或手术治疗后眼压仍无法通过药物控制，同时晶状体混浊明显影响视力者。
3. 膨胀期白内障继发青光眼者。
4. 外伤性白内障继发青光眼者。

5.晶状体脱位引起继发性青光眼者。

6.眼前部炎症引起继发性青光眼并发白内障者。

二、禁忌证

1.结膜筋膜有严重瘢痕粘连且分离困难者。

2.未做处理的新生血管性青光眼。

3.严重巩膜病变，如化学巩膜烧伤、巩膜葡萄肿、巩膜炎、睫状体光凝、睫状体电凝或巩膜环扎术后。

三、术前准备

1.一般检查同其他内眼手术。

2.测量眼轴长、角膜曲率，计算人工晶体度数。

3.患者术前 1～3 天抗生素滴眼液滴眼。

4.术前 1～3 天可开始滴用 1% 泼尼松龙，糖尿病患者术前滴用非甾体抗炎药 3 天。

5.闭角型青光眼患者术前停用毛果芸香碱。

6.术前应用药物使眼压尽可能降至正常，以减少术中并发症。

7.如果患者服用阿司匹林类药物，应停用 5 天。

8.对精神紧张者，术前 2 小时给予少量巴比妥类药物。

9.术前半小时滴用散瞳剂，每 5 分钟 1 次，连续 3 次。

四、手术要点

（一）两切口小梁切除术联合白内障超声乳化吸取术及后房型人工晶体植入术

1.表面麻醉，结膜下浸润麻醉。

2.上开睑器，生理盐水彻底冲洗结膜囊，缝上直肌牵引线。

3.做以穹隆部为基底或角膜缘为基底的球结膜瓣。

4.暴露巩膜，水下电凝烧灼止血。

5.1 点钟方位做以角膜缘为基底的大小约 3mm×4mm 的巩膜瓣，厚度约为 1/2 或 1/3 巩膜厚度，至透明角膜内 1mm。

6.根据患者情况，可选用浸泡于 25～50mg/ml 氟尿嘧啶或 0.2～0.33mg/ml 丝裂霉素的棉片放置在巩膜瓣和结膜瓣下，1～5 分钟后生理盐水彻底冲洗角膜、结膜面和滤过区残留的药液。

7.左侧角膜缘行前房穿刺，11 点钟方位做透明角膜切口。

8.注入黏弹剂，连续环形撕囊，水分离，水分层，乳化晶状体核，吸出皮质，注入黏弹剂，植入人工晶体，吸出黏弹剂，水密角膜切口。

9. 于巩膜瓣下切除 1.5mm×2mm 角巩膜组织。

10. 宽基底周边部虹膜切除。

11. 将巩膜瓣复位，可拆缝线缝合巩膜瓣。然后将平衡盐水经角膜穿刺处注入前房，观察巩膜瓣侧边液体外渗情况决定是否予以调整。

12. 缝合球结膜伤口后，经角膜穿刺处向前房内注入平衡盐水，以便恢复前房。

13. 术毕，结膜囊内涂典必殊眼膏后眼垫包眼。

（二）同一切口小梁切除术联合白内障超声乳化吸取术及后房型人工晶体植入术

1. 表面麻醉，结膜下浸润麻醉。

2. 上开睑器，生理盐水彻底冲洗结膜囊，缝上直肌牵引线。

3. 做以穹隆部为基底或角膜缘为基底的球结膜瓣。

4. 暴露巩膜，水下电凝烧灼止血。

5. 11 点钟方位做以角膜缘为基底的大小约 4mm×5mm 的巩膜瓣，厚度约为 1/2 或 1/3 巩膜厚度，至透明角膜内 1mm。

6. 根据患者情况，可选用浸泡于 25 ～ 50mg/ml 氟尿嘧啶或 0.2 ～ 0.33mg/ml 丝裂霉素的棉片放置在巩膜瓣和结膜瓣下，1 ～ 5 分钟后生理盐水彻底冲洗角膜、结膜面和滤过区残留的药液。

7. 左侧角膜缘行前房穿刺，角膜隧道刀在原板层巩膜瓣下、虹膜面上做切口穿刺入前房。

8. 注入黏弹剂，连续环形撕囊，水分离，水分层，乳化晶状体核，吸出皮质，注入黏弹剂，植入人工晶体，吸出黏弹剂，水密角膜切口。

9. 于巩膜瓣下切除 1.5mm×2mm 角巩膜深层组织。

10. 宽基底周边部虹膜切除。

11. 将巩膜瓣复位，可拆缝线缝合巩膜瓣。然后将平衡盐水经角膜穿刺处注入前房，观察巩膜瓣侧边液体外渗情况决定是否予以调整。

12. 缝合球结膜伤口后，经角膜穿刺处向前房内注入平衡盐水，以便恢复前房。

13. 术毕，结膜囊内涂典必殊眼膏后眼垫包眼。

五、手术难点及对策

1. 暴发性脉络膜上腔出血和浅前房的防治　详见小梁切除术。

2. 滤过泡瘢痕化的防治　详见小梁切除术。

3. 术后早期眼压升高的防治　通常与前房内黏弹剂、晶状体皮质残留或术后炎症有关，瞳孔不易或不能散大的青光眼患者，尤其是长期点用缩瞳剂且有瞳孔后粘连的闭角型青光眼患者、虹膜松弛症患者、糖尿病患者和曾发生瞳孔后粘连的葡萄膜炎患者容易发生。术前可以点用非甾体抗炎药避免术中瞳孔缩小；术中应使用器械辅助彻底吸净赤道部晶状体皮质、后房及人工晶体下的黏弹剂；术后早期如果眼压升高，可以行侧切口前房放液或眼球按摩，一般可以解决。尽量不要早期拆除可拆缝线，否则可能造成浅前房、低眼压及脉络膜脱离。

4. 角膜损伤的防治　闭角型青光眼前房较浅，对白内障手术操作造成了一定的困难，术中要使用黏弹剂保护角膜内皮，对于术前角膜水肿明显者、硬核白内障患者及高龄、既往做过青光眼手术者等角膜内皮细胞计数已有明显减少者，可采用软壳技术保护角膜内皮。术中应避免长时间灌洗前房，尽可能减少前房内操作，避免碎核块、玻璃体、器械和人工晶体与角膜内皮接触。同时严格控制超声乳化的能量强度和工作时间，超声乳化过程要尽可能在囊袋水平完成。另外，适当升高灌注液的高度虽然对加深闭角型青光眼患者的前房深度有好处，但要注意灌注液过高也可损害角膜内皮细胞的泵作用。一般角膜的线状混浊无需处理，多可在1周内恢复，如为持续性角膜水肿，可以给予皮质类固醇局部点眼或结膜下注射，以及高渗滴眼液及营养角膜的药物，最严重的可以出现大疱性角膜炎，这是由角膜内皮失代偿所致。经处理无效时，应考虑行穿透性角膜移植术或角膜内皮移植术治疗。

5. 角膜后弹力层与前面基质层之间仅疏松地附着，当切口过小、前房过浅时，超声乳化针头或显微器械进入切口时容易发生后弹力层脱离，若脱离范围较小，可继续进行手术；若脱离范围较大，可用黏弹剂支撑后弹力层，控制前房深度，尽快完成手术，术毕向前房内注入无菌空气使之复位。

6. 小瞳孔撕囊困难的防治　瞳孔不易或不能散大的青光眼患者，尤其是长期点用缩瞳剂且有瞳孔后粘连的闭角型青光眼患者、虹膜松弛症患者、糖尿病患者和曾发生瞳孔后粘连的葡萄膜炎患者，做完整而标准的连续环形撕囊有一定困难。术前可以点用非甾体抗炎药，撕囊时前房要用足量的黏弹剂支撑，然后尽量钝性分离瞳孔和虹膜后粘连，并用黏弹剂将瞳孔撑开，最好扩大至4mm以上。如果无法实现，可考虑使用虹膜拉钩或瞳孔缘放射状剪开来开大瞳孔。否则超声乳化过程会因前囊口过小而操作异常困难，引发其他严重并发症，包括瞳孔缘容易被超声乳化针头误吸导致虹膜撕裂，甚至根部离断。虹膜损伤出血可马上用黏弹剂压迫止血，根部离断应尽快修补，以免影响手术完成（图4-6-1）。

7. 后囊膜破裂、玻璃体脱出和核块坠落的防治　闭角型青光眼患者前房浅，后囊多有前膨，操作空间小，后囊膜破裂可能发生于超声乳化、皮质注吸和人工晶体植入过程中。术中可以升高灌注液的高度，充分利用黏弹剂来加深闭角型青光眼患者的前房深度，并保护后囊膜，同时根据白内障的硬度选择合适的负压和超声能量均能有效减少后囊破裂的机会。如果后囊膜发生破裂，但破口小，没有玻璃体

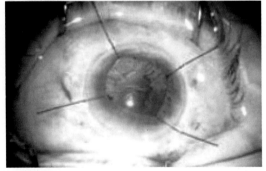

图 4-6-1　利用虹膜拉钩拉开无法扩大的瞳孔

脱出，可在黏弹剂的保护下，利用低灌注、低负压完成手术，人工晶体仍然可以植入囊袋内。如果破口较大，伴有玻璃体脱出，则应行前段玻璃体切除术，人工晶体可植入睫状沟，也可考虑二期植入人工晶体。如果有小块晶状体核或碎块坠入前玻璃体，可单独依靠玻璃体切除将其取出，如碎块较大，且坠入较深，则需要行后段手术，并借助"重水"将核块浮起取出（图4-6-2，图4-6-3）。

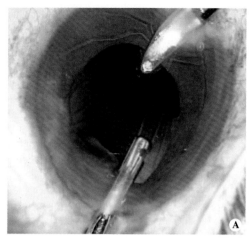 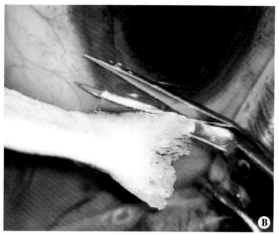

图 4-6-2　处理后囊膜破裂，玻璃体脱出

A. 前段玻切；B. 剪除切口处脱出的玻璃体

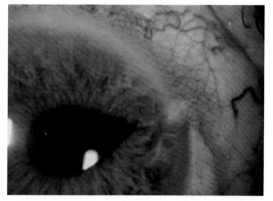

图 4-6-3　玻璃体脱出至侧切口，形成条索牵拉瞳孔变形

8. 感染性眼内炎的防治　眼内炎是青光眼白内障联合手术后最严重的并发症，若处理不及时可导致失明、眼球萎缩等严重后果。所以，术前常规局部滴抗生素 3 天，做好预防感染措施。术前认真冲洗泪道，排除慢性泪囊炎的可能。做手术切口之前，用抗生素生理盐水冲洗结膜囊，术中严格无菌操作，术闭切记水密隧道切口。临床上只要出现眼红、眼痛、视力急剧下降、前房大量絮状渗出甚至积脓、玻璃体出现明显混浊、眼底无法窥清等眼内感染的症状，则应尽早按感染性眼内炎治疗，可先行玻璃体注药治疗，并加强局部及全身抗生素的应用，若无效应及时行玻璃体切除手术及玻璃体注药术，同时做病原培养及药敏试验，根据结果选用最强药物以挽救视力。

9. 后发性白内障的防治　青光眼患者尤其是急性闭角型青光眼大发作者、葡萄膜炎继发青光眼者及合并糖尿病者，行青光眼白内障联合手术后前房炎症反应多较单纯白内障摘除术后严重，特别是长期点用缩瞳剂或葡萄膜炎致虹膜后粘连的小瞳孔白内障手术，术中晶状体皮质和晶状体上皮细胞常有残留，难以彻底清除，这些都有可能导致后发性白内障的发生。术中尽可能减少对虹膜的刺激，利用虹膜拉钩辅助尽可能清除残留的晶状体皮质和晶状体上皮细胞，植入具有防止后发性白内障发生而特殊设计的人工晶体，同时积极控制术后炎症反应，均可有效防止后发性白内障的发生（图 4-6-4）。

六、术后监测与处理

1. 术后第 1 周每日换药，检查患者视力，裂隙灯观察结膜伤口对合情况、有无渗漏、滤过泡是否隆起、有无充血和局限、前房深度是否正常、瞳孔大小、虹膜周切口是否通畅、前房炎症及人工晶体位置等，并测量眼压。术后7天拆除伤口缝线。

2. 术后第1天开始滴用激素滴眼液，每天4次，持续1个月；局部用非甾体类抗炎药，每天4次，持续2～4周；局部用抗生素，每天4次，持续1～2周。若术后炎症反应明显，可局部点用短效睫状肌麻痹剂，防止虹膜后粘连。

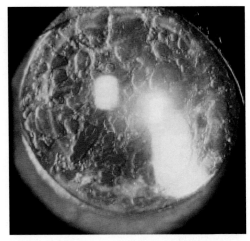

图 4-6-4　后发性白内障形成

七、术后常见并发症的预防与处理

1.伴有眼压偏低的浅前房　详见小梁切除术。

2.恶性青光眼　详见小梁切除术。

3.前房及暴发性脉络膜上腔出血　详见小梁切除术。

4.滤过泡形成不良及瘢痕化　详见小梁切除术。

5.术后高眼压　术后高眼压最常见的原因为黏弹剂及晶状体皮质残留，术中应吸净残留皮质，人工晶体植入后尽量将囊袋内、前房内的黏弹剂吸干净。对于早期高眼压，可以用指压按摩的方法使可调节缝线放松，若无效即刻拆除可调节缝线，仍无效则可从辅助切口下压后唇直接放出黏弹剂；若残留皮质过多，可再做前房注吸吸除。

6.虹膜损伤　虹膜脱出多因隧道内切口偏后所致，也见于虹膜松弛症患者，应使用黏弹剂将脱出的虹膜尽可能恢复，否则容易导致脱出虹膜发生色素脱失、撕裂、根部离断等情况。虹膜根部离断也可能发生在前房很浅时，由手术器械进出切口操作不当所致。而超声乳化针头误吸容易导致瞳孔缘撕裂，发生瞳孔变形、移位等。虹膜损伤出血可立刻用黏弹剂压迫止血，根部离断应尽快修补，而术前彻底散大瞳孔是避免瞳孔被误吸的有效措施。

7.角膜水肿　常因术中灌注液、晶状体核及皮质碎片、超声波、器械等损伤角膜内皮所致。术中应避免器械和人工晶体接触角膜内皮，使用黏弹剂保护角膜内皮，避免长时间冲洗前房；尽快处理玻璃体及其他组织与角膜内皮的接触，同时严格控制超声乳化的能量强度和工作时间均可在较大程度上减少术后持续性角膜水肿的发生。一般角膜的线状混浊无需处理，多可在1周内恢复，如为持续性角膜水肿，可以给予皮质类固醇局部点眼或结膜下注射，以及高渗滴眼液及营养角膜的药物，最严重的可以出现大疱性角膜炎，这是由角膜内皮失代偿所致。经处理无效时，应考虑行穿透性角膜移植术或角膜内皮移植术治疗（图4-6-5）。

8.后弹力层脱离　当切口过小、前房过浅时，超声乳化针头或显微器械进入切口时发生后弹力层脱离。若脱离范围较小，可继续进行手术；若脱离范围较大，可用黏弹剂支撑后弹力层，控制前房深度，尽快完成手术，术毕向前房内注入无菌空气使之复位（图4-6-6）。

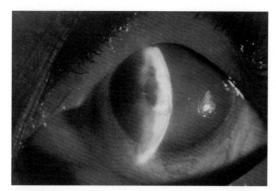

图 4-6-5　青光眼白内障联合手术术后角膜水肿

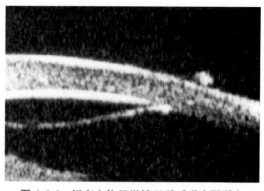

图 4-6-6　超声生物显微镜显示后弹力层脱离

9.非感染性炎症反应　与手术对眼内组织的损伤、术中使用药物对眼内的刺激、术中带入眼内物质、晶状体皮质残留、术中玻璃体溢出及人工晶体的毒性综合征有关。急性闭角型青光眼大发作者、糖尿病患者或有结缔组织病者对手术操作反应尤为敏感，术中对虹膜刺激较多时，术后前房内可出现明显炎性渗出。术前应控制相关指标至正常，局部使用激素和非甾体抗炎药，术中尽可能避免刺激虹膜，若术后反应明显，可同时局部及全身加强抗炎用药

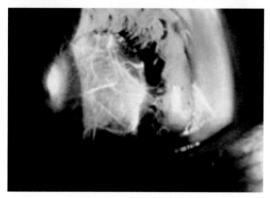

图 4-6-7　青光眼白内障联合手术术后葡萄膜炎

（图 4-6-7）。

10.后囊膜破裂　可能发生于超声乳化、皮质注吸和人工晶体植入过程中。如果破口小，且不伴有玻璃体脱出，可按步骤完成手术。如果破口大，且伴有玻璃体脱出，则应行前段玻璃体切除术。如果有小块晶状体核或碎块坠入前玻璃体，可单独依靠玻璃体切除将其取出，如碎块较大，且坠入较深，则需要行后段手术，并借助"重水"将核块浮起取出。

11.晶状体悬韧带断裂　有高度近视、高龄、视网膜色素变性、剥脱综合征、葡萄膜炎、眼外伤等导致晶状体悬韧带薄弱的病史，或手术时对晶状体悬韧带过分牵拉，可导致悬韧带离断。离断范围＜1/2圆周时，根据术中情况可考虑植入张力环或使用囊袋拉钩完成手术，如果断裂范围过大，则需要改变手术方式摘除白内障。如果晶状体悬韧带完全断裂，晶状体脱位至玻璃体腔，就需要通过行后段玻璃体切除术和超声碎核来予以摘除（图 4-6-8）。

12.人工晶体位置异常　人工晶体向前、向后异位可以并发葡萄膜炎、继发性青光眼、角膜内皮失代偿、黄斑囊样水肿、复视、高度远视等，如脱入玻璃体腔内，则可造成视网膜损伤。

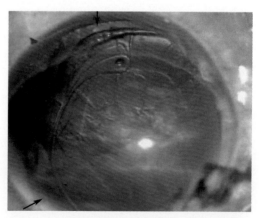

图 4-6-8　利用张力环（箭头所示）植入支撑半脱位的晶状体囊袋

108

应及时处理造成人工晶体异位的原因，必要时要进行手术复位或固定，取出或更换人工晶体。虹膜夹持若不引起眼压升高、明显屈光异常等，可暂时密切观察，不必急于做人工晶体调整手术。

13. 屈光不正 包括术后球镜误差和散光。对于眼轴过长或过短及角膜屈光手术后患者，要选择合适的人工晶体测算公式。严重的球镜误差需要进行人工晶体置换，轻度的球镜误差可以通过配镜或角膜屈光手术来解决。而对于术前就存在散光的患者，可以选择植入散光人工晶体，而术后存在的散光也可以通过配镜或角膜屈光手术矫正。

14. 后发性白内障 主要表现为后囊膜增厚混浊。术中彻底清除晶状体皮质和残留的晶状体上皮细胞，尽可能准确植入具有防止后发性白内障发生而特殊设计的人工晶体，积极控制术后炎症反应等可有效防治后发性白内障。治疗以 YAG 激光后囊膜切开为主，必要时手术。

15. 感染性眼内炎（图 4-6-9） 详见小梁切除术。

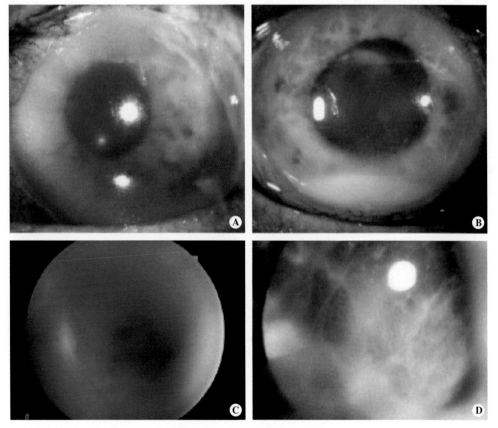

图 4-6-9 急性细菌性眼内炎

A. 角膜水肿；B. 纤维渗出膜及前房积脓；C. 玻璃体混浊；D. 严重玻璃体炎

八、临床效果评价

1. 视力评价 视力提高或保持。

2. 眼压评价 眼压有效控制。

（曹　阳）

参 考 文 献

李凤鸣 . 2004. 中华眼科学 . 第 2 版 . 北京：人民卫生出版社 .

李绍珍 . 2005. 眼科手术学 . 第 2 版 . 北京：人民卫生出版社 .

魏文斌，施玉英 . 2011. 同仁眼科手术操作与技巧 . 北京：人民卫生出版社 .

杨钧 . 2008. 眼科学彩色图谱 . 北京：人民卫生出版社 .

叶天才，王宁利 . 2007. 临床青光眼图谱 . 北京：北京大学医学出版社 .

周文炳 . 2000. 临床青光眼 . 第 2 版 . 北京：人民卫生出版社 .

Shields MB. 2000. 青光眼彩色图谱 . 易长贤译 . 北京：中国医药科技出版社，199.

Spaeth GL. 2005. 眼科手术学—理论与实践 . 第 3 版 . 谢立信主译 . 北京：人民卫生出版社 .

Colenbrander A. 2010. Assessment of functional vision and it's rehabilitation. Acta Ophthalmol，88：163-173.

Coobmes A，Cartry D. 2003. Fundamentals of Clinical Ophthalmology：Cataract Surgery. London：BMJ Publishing Group，157，189，226，274.

Fine IH，Mojon DS. 2010. Minimally Invasive Ophthalmic Surgery. Heidelberg：Springer，170.

Malhotra R. 2008. Eye Essentials：Cataract. Edinburgh：Elsevier，215.

Riordan-Eva P，Whitcher JP，Asbury T. 2008. Vaughan and Asbury's General Ophthalmology. 8th ed. London：Mc Graw-Hill.

Ritch R，Shields T，Krupin MB. 1996. The Glaucomas. St. Louis：Mosby.

Stamper RL，Lieberman MF，Drake MV. 2009. Becker-Shaffer's Diagnosis and Therapy of the Glaucomas . 8th ed. Philadelphia：Mosby.

Steinert RF. 1995. Cataract Surgery. Philadelphia：Saunders.

Weinreb RN，Khaw PT. 2004. Primary open-angle glaucoma. Lancet，363（9422）：1711-1720.

第五章　玻璃体视网膜手术

第一节　玻璃体切除术

经睫状体平坦部三通道玻璃体切除术（pars plana vitrectomy，PPV）的基本作用是切除混浊的玻璃体或切除玻璃体视网膜牵拉，恢复透明的屈光间质和促进视网膜复位。随着玻璃体手术器械和技术的发展，很多以前不能治疗的手术禁区已被打破，极大地扩展了玻璃体手术的适应证范围。

一、适应证

1. 不吸收的玻璃体积血或混浊　外伤、炎症或视网膜血管疾病等各种原因导致的玻璃体积血或混浊，经药物积极治疗后不吸收者，宜行玻璃体切除术，以利恢复视力、积极治疗眼底病变。

2. 感染性眼内炎　感染性眼内炎经药物治疗不能控制者需及时行玻璃体切除术，以清除炎症物质和病原体生长环境，恢复屈光间质透明度，眼内直接给药增加药物在眼组织中的浓度，同时可收集玻璃体液进行病原体培养鉴定和药敏试验。

3. 复杂孔源性视网膜脱离　合并玻璃体积血的视网膜脱离、巨大裂孔导致的视网膜脱离、多发裂孔或后极部裂孔导致的视网膜脱离、脉络膜脱离型视网膜脱离、牵拉性视网膜裂孔导致的视网膜脱离、伴有 C 级或 D 级增生性玻璃体视网膜病变（proliferative vitreoretinopathy，PVR）的视网膜脱离等宜进行玻璃体视网膜手术，可充分解除影响视网膜复位的牵拉因素，有效封闭所有裂孔，实现视网膜复位。

4. 牵拉性视网膜脱离　外伤、炎症、视网膜血管性疾病导致的玻璃体视网膜机化牵拉造成的视网膜脱离，宜采用玻璃体视网膜手术，解除牵拉，实现视网膜复位。

5. 增生性糖尿病视网膜病变　糖尿病视网膜病变导致的玻璃体积血、视网膜表面纤维血管膜形成、牵拉性视网膜脱离等宜行玻璃体切除术，清除积血，去除纤维血管膜，解除牵拉，即时眼内光凝，控制病变进展，复位视网膜。

6. 眼内异物　眼外伤造成眼内异物存留，如非磁性异物、巨大异物、多发异物、后极部异物等，宜采用玻璃体切除术取出，同时治疗眼内伴随的病变。

7. 黄斑部疾病　黄斑裂孔、黄斑前膜、视网膜前膜、玻璃体黄斑牵拉、视网膜下出血、视网膜下新生血管膜等可通过玻璃体切除术解除玻璃体后皮质对黄斑的牵拉，去除前膜、下膜等病变组织。

8. 葡萄膜炎 严重的非特异性后部葡萄膜炎引起玻璃体炎症混浊，适时进行玻璃体切除术，促进药物在眼内的渗透，有利于控制病情。急性视网膜坏死是一种特殊类型的葡萄膜炎，及时行玻璃体切除术去除炎症混浊，光凝坏死区视网膜，以控制炎症。

9. 晶状体或晶状体皮质脱入玻璃体腔、人工晶体脱入玻璃体腔、外伤或 Marfan 综合征所致的晶状体脱位、白内障手术中后囊破裂导致晶状体核或皮质脱入玻璃体腔可采用晶状体超声粉碎联合玻璃体切除术；人工晶体脱入玻璃体腔等可采用玻璃体切除术将人工晶体取出或固定于睫状沟位。

10. 早产儿视网膜病变 晚期病程造成视网膜脱离时，可通过玻璃体手术解除周边视网膜牵拉，促进视网膜复位。

11. 合并眼内先天异常的视网膜脱离 如合并牵牛花综合征、视盘小凹、视网膜劈裂的视网膜脱离，可通过玻璃体手术处理导致视网膜脱离的各种因素，复位视网膜。

12. 视网膜或脉络膜肿瘤 某些视网膜或脉络膜肿瘤，可通过玻璃体手术局部去除肿瘤，联合其他治疗，可避免摘除眼球，最大限度地保存视力。

13. 玻璃体活检 怀疑眼内细菌、真菌、寄生虫感染，肿瘤等侵犯眼内造成玻璃体混浊时，可行诊断性玻璃体切除术，收集玻璃体液行病原体或细胞学检查，有利于明确诊断。

二、禁忌证

活动性眼表炎症或角膜炎，如活动性沙眼、急性结膜炎、泪囊炎、内翻倒睫者。

三、术前准备

1. 术前详细的眼部及全身检查 眼部检查包括详细的视功能检查、眼压测量，对角膜、虹膜、晶状体、玻璃体、视网膜等重要组织结构详细检查，视网膜脱离患者可绘制眼底图。全身检查，尤其是对老年人，应评估糖尿病、心血管疾病、肺部疾病、肝肾功能等情况。

2. 清洁结膜囊 术前 3 天滴用抗生素滴眼液或手术当天频繁滴用抗生素滴眼液，术中用 5% 聚维酮碘冲洗结膜囊。

3. 睫毛处理 可剪除睫毛，但术后睫毛生长时部分患者有异物感；也可手术开始时用眼科专用手术薄膜将睫毛粘贴于眼睑皮肤上。

4. 泪道冲洗 如泪道阻塞但无分泌物，仍可考虑实施手术；但如泪道阻塞合并有分泌物，应按慢性泪囊炎处理，先行泪道探通术、鼻腔泪囊吻合或泪囊摘除术，若术后结膜囊细菌培养阴性，再行玻璃体切除术。

5. 充分散大瞳孔 瞳孔散大，保持有 6mm 直径的透明屈光间质就能完成玻璃体切除术。术前使用复方托比卡胺滴眼液点眼，使瞳孔充分散大。但糖尿病、眼外伤或陈旧性葡萄膜炎患者往往较难散大瞳孔，可联合使用 1% 阿托品和去氧肾上腺素滴眼液点眼，或结膜下注射散瞳合剂；当药物无法奏效时，如虹膜后粘连的情况下，需要术中分离粘连的虹膜，借助角膜缘穿刺孔进入前房分离后粘连的虹膜，借助黏弹剂或虹膜拉钩辅助和维持瞳孔散大，在灌注液中加入 1：1000 浓度的肾上腺素（500ml 液体中加入 0.5mg 肾上腺素）有助于术中维持瞳孔散大。

四、手术要点

（一）麻醉

玻璃体切除术多采用球后神经阻滞麻醉和球周麻醉，以下情况可采用全身麻醉：①对于不能合作的小儿、老年人、精神过度紧张及精神异常者；②时间长、复杂的手术；③术中需行控制性降低血压的手术，如脉络膜血管瘤手术。

（二）切口

20G 标准经睫状体平坦部三通道玻璃体切除术需要暴露睫状体平坦部表面巩膜及球结膜切开，可采用放射状、L 形、半环形角膜缘或全周角膜缘结膜剪开。随着微创技术和手术器械的发展，目前更多采用 23G、25G，甚至 27G 经结膜免缝合玻璃体切除术，灌注管和手术器械借助微型套管进入玻璃体腔。穿刺口的位置多选择 2 点钟、10 点钟、4 点钟（左眼）或 8 点钟（右眼）方位，其中上方两个切口以相距 170° 为宜，以便利用杠杆原理来转动眼球。在有晶状体眼选择离角膜缘后 4mm 处，在无晶状体眼和人工晶体眼选择离角膜缘后 3.5mm 处。婴幼儿的眼，或视网膜被前段纤维增生牵拉向前超过睫状体平坦部的眼，巩膜切口的位置应再靠前，或选择没有病变的部位。先做颞下方穿刺孔，插入灌注头并固定后再做上方两个巩膜穿刺孔。

（三）放置灌注头

灌注头的最佳长度为 4mm，但如果存在浓密的玻璃体积血混浊、严重的脉络膜脱离、睫状体平坦部脱离、睫状体平坦部被浓密的出血或纤维组织覆盖、周边部视网膜环形收缩明显时宜采用 6mm 长的灌注针头。20G 玻璃体手术时在颞下方的巩膜穿刺口两端用 8-0 可吸收缝线做 "8" 字缝合，将灌注针头旋转插入后缝线固定，证实针头位于玻璃体腔内后再打开灌注（图 5-1-1）。

如白内障或玻璃体积血浓密，术前观察不到灌注头是否进入患者眼内，可先用一个 20G 的针头从颞下刺入眼内达中心区，向眼内灌注，从上方巩膜穿刺孔插入切割头，待切除白内障或玻璃体积血看清眼前段后，再按常规方法插入灌注头。

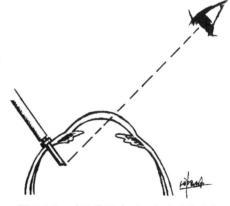

图 5-1-1　确认灌注头开口在玻璃体腔内

五、手术步骤

（一）角膜接触镜环的使用

将角膜接触镜环的两脚用 8-0 可吸收缝线缝合固定于角膜缘外 2mm 处，一般位于 3 点

113

钟和 9 点钟方位，以减少转动眼球时环脚的限制。目前部分手术也可采用非接触镜，则不必缝置角膜接触镜环，而是将广角镜悬挂在手术显微镜物镜上来进行玻璃体切除术。

（二）切除玻璃体

目前多采用高速玻璃体切除，从 2 点钟方向孔插入光导纤维，从 10 点钟方向孔插入切割头，插入方向指向眼球中心。角膜表面滴入黏弹剂后，先放置平凹镜切前段中央玻璃体，逐步后移切除后段玻璃体，一定要识别和切除玻璃体后皮质，再换高斜镜转动一周切除周边玻璃体，并在压陷巩膜的辅助下切除基底部玻璃体。全视网膜镜观察的范围大，能同时看到眼内结构的全貌，不必像普通接触镜那样不停地旋转斜面镜和压陷切除基底部玻璃体，而且在瞳孔较小时也能取得同样的观察范围，但其放大倍数较小，不适合精细的操作，因此在手术中可交换使用普通接触镜和全视网膜镜，充分利用各自的优点。术中应随时注意眼内器械与晶状体后囊的关系，避免损伤晶状体。

（三）玻璃体后皮质分离和切除

年轻患者和部分中老年患者，玻璃体皮质常常没有后脱离。将切割头放在接近视乳头处，用负压吸住残留的玻璃体，上下提拉玻璃体，可将玻璃体后皮质从视乳头表面撕脱，可观察到 Weiss 环飘起，说明剥离玻璃体后皮质成功，大部分患者采用此方法可取得成功。少数情况下可采用锐利的剥膜钩在视乳头鼻侧后极部顺着视网膜神经纤维层的方向钩破皮质层，再用吸拉法分离玻璃体皮质，完成玻璃体后脱离并切除。在剥离过程中，避免在玻璃体皮质与视网膜粘连牢固处将视网膜撕破，引起裂孔性视网膜脱离。在完成玻璃体后脱离并切除后，可向玻璃体腔内注入曲安奈德混悬液，用笛针吸出游离于玻璃体腔内的混悬液，如残留有玻璃体后皮质，可见白色颗粒样的曲安奈德混悬液附着在其表面，需继续采用上述方法剥离和切除玻璃体后皮质。

（四）气液交换，引流视网膜下液

存在视网膜脱离时，应松解影响视网膜复位的牵拉，当视网膜裂孔位于周边时，应用"重水"压平视网膜，使视网膜下液流向周边，气液交换通过周边视网膜裂孔引流，也可用于稳定漂浮的视网膜，以方便切除周边玻璃体。注入"重水"时，速度不能太快，避免形成"重水"小滴，容易流入视网膜下腔，同时应在注入"重水"前充分松解视网膜前膜或下膜，当未完全充分松解视网膜前膜或下膜时，即使注入"重水"也不能压平视网膜，甚至有可能通过裂孔进入视网膜下腔。当裂孔位于后极部时，可直接气液交换，利用气体的压力将视网膜下液通过后极部裂孔引流，平伏视网膜。

（五）视网膜光凝

视网膜光凝主要用于破坏视网膜无灌注区，封闭视网膜裂孔和变性区。先从较低能量开始，以达到 2 级反应为佳，光斑之间间隔为 0.5 ～ 1.5 倍光斑直径。小的视网膜裂孔可仅光凝裂孔边缘一排即可，大的裂孔需 2 ～ 3 排。

114

（六）惰性气体填充

惰性气体（六氟化硫 SF_6 或全氟丙烷 C_3F_8）能较长时间存留于眼内，更好地顶压视网膜裂孔，促进视网膜裂孔封闭，而且最终被吸收，无需再次手术取出。可采用直接注气法、气气交换法。

（七）硅油填充

硅油主要应用于严重的增生性玻璃体视网膜疾病、糖尿病视网膜病变、眼外伤、感染性视网膜炎等复杂性眼底疾病。主要采用硅油气体交换。但如巨大裂孔气液交换后，裂孔后缘易后卷或滑脱时，可采用硅油"重水"交换。在无晶体眼注入硅油前，必须做6点钟方位的周边虹膜切除（Ando孔），预防术后硅油进入前房引起瞳孔阻滞（图5-1-2，图5-1-3）。

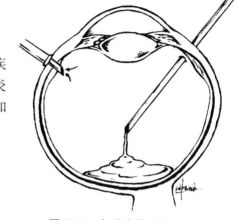

图 5-1-2 气液交换后注入硅油

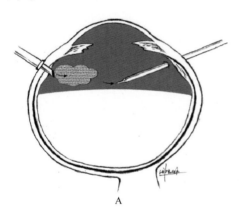

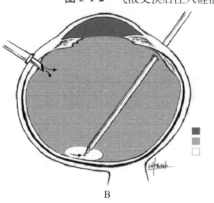

图 5-1-3 硅油"重水"交换

A.硅油由灌注头注入，笛针引流"重水"上方的液体；B.随着"重水"的减少，笛针向后极部移动

■代表玻璃体腔液体（灌注平衡液）；▨代表硅油；□代表"重水"

（八）闭合巩膜和结膜切口

眼内操作结束后，如发现穿刺口有玻璃体或色素样组织脱出，应用玻璃体切割头切除。用8-0可吸收缝线从穿刺口两端进针，"8"字缝合巩膜穿刺口，检查穿刺口是否密闭。拔出灌注针头时，先松开固定灌注头的缝线活结，解下缝线，助手拔出灌注头的瞬间，术者扎紧缝线，避免渗漏或漏气造成低眼压。缝合结膜时，用8-0可吸收线按原解剖位置对齐结膜依次缝合。23G巩膜穿刺口在拔出上方套管时用棉签轻压30～60秒，检查有无渗漏，但多数情况下仍需缝合。上方两个巩膜穿刺口可采用单针缝合，经结膜、板层巩膜及穿刺孔的中间在孔的对侧穿出打结；或"8"字缝合，先将套管拔出少许，在套管的两边缝合，在拔出套管的同时扎紧缝线，检查有无渗漏。颞下灌注的巩膜穿刺孔多需"8"字缝合。25G和27G巩膜穿刺口在拔出套管后用棉签按压数秒，不需要缝合穿刺口即可闭合。

六、手术难点及对策

1. 灌注液进入视网膜下腔　术前详细确认周边部视网膜脉络膜脱离情况，选择合适长度的灌注头，脉络膜脱离严重时先放出脉络膜上腔液体，提高眼内压后再插入灌注管，确认灌注头进入眼内之后再开始灌注。

2. 医源性裂孔　采用高切速、低吸引；切除或剥除玻璃体视网膜前膜时用力适度；牢记所有裂孔，或用眼内电凝标记视网膜小裂孔，以防视网膜复位后因看不清而遗漏。

3. 晶状体损伤　巩膜切口位置不宜靠前；切除基底部玻璃体时应用巩膜压迫法充分暴露基底部，避免切割头过度前伸；注意光导纤维与晶状体的位置关系。

七、术后监测与处理

1. 术后每天清洗换药。

2. 保持相应体位　惰性气体或硅油填充患者，保持低头、俯卧位，或根据视网膜裂孔的方位采用交替体位。硅油或惰性气体填充患者，尽量保持 1 个月；单纯过滤空气填充，保持 1 周左右。如果出现激光斑色素沉着，表明视网膜粘连已经比较牢固，可适当缩短保持体位的时间。

3. 抗生素的应用视病情而定　如术前和术中是无菌的，术后可仅局部用抗生素；如眼外伤、伴有感染等，术后全身使用广谱抗生素。

4. 抗炎药的应用　严重 PVR、严重眼外伤，或前后段联合手术、术后眼内炎症反应严重，可全身使用肾上腺皮质激素，局部应用肾上腺皮质激素滴眼液，或联合非甾体抗炎药。同时应注意长期应用肾上腺皮质激素滴眼液具有易引起眼压升高的副作用。

5. 针对原发病的不同感染（感染性眼内炎患者），继续使用有效的抗感染药物。

6. 每日观察术眼角膜、前房、眼压、晶状体、视网膜。

八、术后常见并发症的预防与处理

1. 角膜水肿或上皮愈合不良　术中和术后控制眼压正常；手术时间长也可导致角膜失代偿引起水肿，应用角膜上皮保护剂或表皮生长因子。

2. 白内障　术中谨慎操作；晶状体混浊轻者保守处理，混浊严重者行白内障摘除手术。

3. 术后眼压波动　膨胀气体注意勿超过规定的浓度；硅油注入不过量；无晶状体眼注入硅油应在下方做虹膜周边切除；充分清除积血；保持相应体位；积极进行药物降眼压。

行大面积视网膜切开术后易发生低眼压与色素上皮裸露，与增加了色素上皮引流房水通路有关。

4. 眼内出血　术中彻底止血；避免眼压波动；出血量少可保守治疗，量多仍不吸收时，可再次手术吸出玻璃体内血性液体。

5. 视网膜脱离　避免医源性裂孔；正确应用视网膜切开、切除术，充分去除视网膜前膜和影响复位的下膜，彻底切除玻璃体基底部；手术结束前复查周边部视网膜，避免穿刺孔部位的视网膜嵌顿和裂孔，不要遗漏小的裂孔，对可疑病变及时光凝或冷凝处理。如确定视网膜再脱离，需再次手术，行巩膜外加压或玻璃体手术。

九、临床效果评价

1. 视功能评价 视网膜解剖复位率尽管已达 90% 以上，但视功能的恢复仍不是很理想。视网膜复位后，患者可能感觉到视野扩大，但有些症状可能会持续一段时间，如闪光感、漂浮感，一般术后 6 个月内恢复到最佳。视功能的恢复与视网膜脱离的范围、时间，黄斑是否累及等有关。黄斑前膜、黄斑出血、水肿、色素沉着、屈光变化等也影响视功能恢复。

2. 视网膜复位评价 术后详细检查视网膜复位及视网膜裂孔愈合情况，可辅助眼底照相、OCT 等检查评估视网膜复位情况。

（黄　琼）

第二节　视网膜脱离复位术

一、巩膜扣带术

凡是使巩膜变形向内压陷的方法统称为巩膜扣带术，亦称为巩膜折叠术（scleral buck-ling）。它是通过巩膜壁的压陷使视网膜色素上皮与裂孔处的视网膜接近，以封闭裂孔，缓解和消除玻璃体的牵拉。较常用的方法有巩膜外加压术和环扎术。

（一）适应证

单纯的巩膜外加压术适用于增生性玻璃体视网膜病变（PVR）A 级、B 级的大马蹄形裂孔，大圆孔，涡静脉附近及后部裂孔，裂孔附近有玻璃体牵拉者，ROP 4A 期亦可采用巩膜外加压术。对于 PVR C 级和 D 级、视网膜固定皱襞、巨大裂孔后缘翻转、裂孔多且分散、变形范围广泛的病例不适合单纯巩膜外加压术，应选择环扎联合外加压术或玻璃体手术。对再次手术病例，如选择外加压术，除了根据眼底情况外，还必须考虑加压的巩膜有无软化、糜烂、坏死等改变。巩膜软化、坏死则不可行外加压术，应选择玻璃体切除联合眼内填充术。

（二）术前准备

1. 眼部准备

（1）避免剧烈活动，如脱离明显，则双眼包扎，卧床 3 天左右，促进视网膜复位。

（2）患眼滴抗生素滴眼液并扩瞳 3 天以上，如玻璃体混浊明显或有脉络膜脱离则应用糖皮质激素。

117

（3）术前1天剪眼睫毛，冲洗泪道。

（4）术前1天避免用三面镜检查眼底，以防角膜上皮损伤，影响术中观察眼底。

（5）估计术中不排放视网膜下液时，则酌情应用降眼压药。

2. 全身准备　如果患者患有影响手术进行的全身疾病，应控制病情后再手术，另外，术前应给予镇静剂。

3. 手术设计　根据视网膜裂孔、变性、玻璃体状况和视网膜下液范围制订手术方案。

（三）手术步骤

1. 消毒和麻醉　儿童全麻，成人多采用局麻，常规消毒铺巾。

2. 暴露手术野

（1）经角巩膜缘剪开球结膜。

（2）直肌牵引缝线。

3. 封孔　冷凝封孔，在间接检眼镜直视下用冷凝头推压巩膜，顶起视网膜，对准裂孔边缘冷凝，凝点是灰白色时为适度，凝点相互连接。

4. 安置巩膜缝线　按裂孔的方向和长度，在巩膜内安置若干套褥式缝线。缝线在巩膜内走行长度不小于4mm，深度以隐约可见缝针和缝线为度，缝线跨度视裂孔大小而定，每侧超出裂孔边缘2～3mm，每套缝线间距离为1～2mm，使用4-0涤纶线。

5. 排放视网膜下液体

（1）适应证：能不放液尽量不放液，但在下列情况下以放液为宜。

1）脉络膜血管异常，影响视网膜下液吸收。

2）眼球不能耐高眼压，如青光眼、新近内眼手术后、角膜或巩膜葡萄肿及视网膜中央动脉循环不良等。

3）特殊视网膜裂孔，如下方锯齿缘离断，并有较明显视网膜脱离的下方裂孔及后极部裂孔。

4）玻璃体条索牵引。

5）需做光凝固而裂孔区视网膜下有较多液体者。

（2）方法

1）放液时间：一般为预置巩膜缝线后。

2）放液位置：选择视网膜下液最丰富处，并应距离大的视网膜裂孔、涡静脉壶腹、黄斑部及后睫状动脉较远。

（3）操作

1）首先在放液处电凝，如果采用冷冻，则在放液后进行。

2）做一与角巩缘垂直的长约2mm的全层巩膜切口。

3）轻压巩膜切口两侧，使色素膜外露，用电凝针或5号皮试针头穿刺放液，或用11号尖刀切开放液，切刺不能过深。

4）巩膜切口若小可不必缝合，但切口大、玻璃体脱出时要缝合，放液部位最好位于嵴上。

5）有时可不必做巩膜切口，而在低电凝强度下用针极行全层巩膜穿刺放液。

6. 填充

（1）填充材料：常用实性硅胶和硅胶海绵。

（2）填充方式：常用巩膜外加压、环扎术。

7.结束手术

（1）观察裂孔是否位于嵴上。

（2）术毕眼压以略高于正常为宜。结束手术前对局麻患者应常规询问有无光感，对全麻患者应观察视网膜中央动脉供血情况，以防止眼压过高。

（3）肌肉复位，缝合球结膜，球结膜下注射适量抗生素及地塞米松，涂消炎和扩瞳眼膏，双眼包盖。

（四）手术难点及对策

1. 角膜朦胧　术前准备时，睫毛或器械损伤角膜，术前用三面镜检查，擦伤角膜上皮，消毒液流入眼裂内，开睑器或牵引器械擦伤角膜，角膜暴露时间长，这是最常见的原因。处理要点：保护角膜上皮，避免角膜机械性擦伤，勿滴用表面麻醉剂，设法降低异常高眼压。

2. 术中找不到裂孔　原因：裂孔小、色泽淡，位于周边部，术前即难发现，术中瞳孔缩小、角膜混浊、手术室光线太亮、体位和视网膜下液最终变化改变了裂孔位置。处理要点：对于较难发现的裂孔应在洗手前观察眼底，熟悉裂孔附近的其他明显标志，多个裂孔时先冷凝封闭难识别的裂孔。

3. 放液意外

（1）放不出液体或放出液体量太少：应更换放液位置，若放液处脉络膜未切穿应继续切开；若脉络膜切口被堵塞，此时用尖刀片轻压切口处巩膜两侧往往能使液体重新排出；放液处电凝过强，妨碍液体流出，眼压太低时，用虹膜恢复器式斜视钩轻压眼球能使液体排出。

（2）出血：血液来自脉络膜或视网膜血管，能引起脉络膜出血、视网膜下出血和玻璃体内积血。处理要点：放液处可电凝预防出血，避开脉络膜大血管处放液和冷凝处放液，少量脉络膜出血不影响放液，可用浸有肾上腺素液的棉片局部压迫止血，较多出血时，应改变放液位置。

（3）视网膜嵌顿、破口或玻璃体脱出：液体流出太快或脉络膜开孔过大，过度挤压眼球，切刺过深，结扎缝线时眼内压升高，使眼内组织从尚未结扎的排液切口处脱出。处理要点：发现视网膜嵌顿时，应立即牵开巩膜切口两侧，避免对眼球的一切压迫，借此有可能使视网膜恢复。如无法恢复，则应任其嵌顿在创口处，置于折叠嵴上而不能剪除，否则会造成大裂孔，视网膜上的新破口应用做裂孔处理。脱出玻璃体应剪除，当视网膜下液体停止流出时，脱离的视网膜即可能与脉络膜接触，此时在察看眼底前应避免盲目地在该处再行切刺。

4. 裂孔的后缘鱼嘴样哆开　常见于按平行角巩膜缘方向填垫宽大的马蹄形裂孔。处理要点：用放射状填垫，如果采用平行状填垫，前后缘缝线在巩膜内走行的长度之比应为1：1.2，填垫物前后正常的厚度之比为1：1.2。另外，折叠嵴不能太高。

二、玻璃体切除术治疗视网膜脱离

玻璃体切除术治疗视网膜脱离参见第五章第一节玻璃体切除术。

（程　扬）

第三节　增生性玻璃体视网膜病变手术

增生性玻璃体视网膜病变（PVR）的特征是在玻璃体和视网膜表面形成纤维细胞性膜，膜的收缩导致牵拉性和裂孔性视网膜脱离。PVR通常是裂孔性视网膜脱离的并发症，由于类似的过程也发生在眼外伤，因此称之为外伤性PVR。

一、PVR的危险因素

1. 视网膜大裂孔、多个裂孔或巨大裂孔。
2. 裂孔性质　边缘翻卷或固定的马蹄形裂孔容易发生PVR。
3. 玻璃体积血　血浆中的炎症因子容易刺激PVR形成。
4. 慢性视网膜脱离　常造成陈旧性视网膜脱离合并视网膜下增生。
5. 视网膜脱离手术史　大面积或过强的冷凝、多次手术史，增加炎症反应并破坏血-眼屏障。
6. 炎症　伴有葡萄膜炎或外伤性炎症、伴有脉络膜脱离等，炎症损伤修复常造成PVR。

二、PVR的治疗

PVR的治疗以手术为主、药物治疗为辅。

（一）手术治疗原则

1. 封闭所有的视网膜裂孔　是治疗孔源性视网膜脱离的基本原则，在PVR手术中极其重要。
2. 对抗视网膜牵拉　巩膜外垫压、视网膜前膜或下膜剥除、玻璃体基底部松解、视网膜切开或切除等。
3. 减少对细胞的刺激和复发　长期稳定视网膜。

（二）手术方式选择

1. 巩膜外加压术或环扎术　PVR分级≤C2级，并且位于裂孔范围以外，对裂孔无牵拉，可按没有 PVR 的裂孔性视网膜脱离处理，选择视网膜脱离外路手术（详见视网膜脱离外路手术章节）。

2. 玻璃体手术　玻璃体浓缩和机化、牵拉裂孔前瓣、视网膜前膜牵拉裂孔、PVR 分级 ≥C3 级、视网膜脱离伴黄斑前膜，需选择玻璃体手术，基本手术步骤详见玻璃体手术章节。

3. 玻璃体手术联合巩膜外加压术或环扎术　手术基本步骤同视网膜脱离外路手术和玻璃体手术。

（三）手术难点及对策

1. 巩膜外加压术或环扎术　轻度 PVR C2 级可采用巩膜扣带术，封闭所用视网膜裂孔，将所有裂孔压在视网膜前嵴，环扎以缓解或预防视网膜环形收缩。

2. 玻璃体手术　对于 PVR C3 级以上者需要行玻璃体手术。

（1）巩膜穿刺孔部位选择：选择合适的巩膜穿刺孔，尽量选择没有视网膜前移部位放置灌注头，可选用 6mm 长的灌注头，确保灌注头位于玻璃体腔内再打开灌注。

（2）后部 PVR 的处理：可将钩子伸到视乳头表面的前膜和视网膜之间，向上挑起，用眼内镊将膜剥离夹持撕除。后部的视网膜固定皱褶表面都有视网膜前膜的存在，用钩子挑拨前膜，用眼内镊将膜夹持、撕除。充分剥除后极部视网膜前膜后可借助"重水"压平和稳定后极部视网膜，再尽量松解和切除其他部位视网膜前膜和下膜，可采取钩、剥、撕、切等手法。对妨碍视网膜复位的视网膜下膜应剥离，可从周边原视网膜裂孔或视网膜下膜的上方造孔后插入剥膜钩松解，或用眼内镊抓住已经松解的视网膜下膜取出；有时下膜与周围组织粘连紧密，仅能部分夹出或难以夹出，可用眼内剪断开；对于不妨碍视网膜复位的视网膜下膜可不予处理。必要时另做巩膜穿刺孔，在吊顶灯照明下采用双手法剥膜。

（3）前部 PVR 的处理：当存在前部 PVR 或视网膜前移时，先处理后段 PVR 再处理前部 PVR。切除晶状体有利于切除周边玻璃体和剥除周边部视网膜前膜。可行白内障超声乳化摘除或超声粉碎摘除，尽量保留囊膜，尤其是前囊膜，以利后期行人工晶体再植入。在压陷巩膜下切除和剥离基底部玻璃体和视网膜前膜。残留在基底部的玻璃体环形收缩易产生放射状视网膜皱褶，可在玻璃体基底部做多个从前到后的放射状切开，松解环形牵拉。如无法奏效，可行周边视网膜切开和切除。如果伴有视网膜前移，观察到基底部视网膜被拉向前与睫状体或虹膜粘连，可将剥膜钩伸入粘连之间，钩开粘连处，再切除基底部玻璃体，但有时机化形成牢固的机化膜，往往难以彻底分离，也可采用视网膜切开或切除。彻底松解视网膜的标志是气液交换后视网膜自然平复在眼球壁，没有任何张力。

（4）松弛性视网膜切开和切除：只有当巩膜环扎和视网膜前膜剥除后仍不能缓解视网膜缩短引起的牵拉才考虑行视网膜切开和切除。视网膜切开前应彻底剥除视网膜前膜，一旦行视网膜切开，视网膜前膜剥除将变得十分困难。视网膜切开主要适用于：眼外伤或手术所致的视网膜嵌顿、PVR 导致的各种视网膜收缩和缩短、巨大裂孔瓣的纤维化和缩短、各种新生血管性视网膜病变导致的视网膜缩短等。如行环形视网膜切开，需尽可能选择周边部，但要在已恢复弹性的视网膜上进行，视网膜环形切开完成后切除前缘残存的视网膜，以减少术后再增殖。如存在视网膜下膜，可掀开视网膜暴露背侧，用眼内镊将视网膜下膜撕除。如巨大裂孔性视网膜脱离合并严重的 PVR，裂孔后瓣不能翻转复位者，可行 1～2 个子午线方向的切口，达到后瓣翻转贴附。对眼球穿通伤或手术所致的视网膜嵌顿，常合并出血，出血形成的机化物与嵌顿的视网膜粘连，在视网膜切开前行电凝可减少出血，切开过程中尽可能保留视网膜。注入"重水"至切开部位边缘，复位视网膜后在切开部位的视网膜边缘行光凝。

（5）脉络膜视网膜粘连：光凝比冷凝较少引起血－眼屏障破坏，可减少术后增生和 PVR 的形成。光凝可在气液交换内引流复位视网膜后进行，也可在注入"重水"复位视网膜后进行，再气液交换。对于周边部裂孔，要在巩膜压陷情况下进行光凝。

（6）眼内填充：如剥膜后视网膜活动度好，裂孔位于上方或下方并已通过巩膜外加压在手术嵴上的病例，可选用惰性气体填充。对于明显 PVR 伴术前脉络膜脱离、多象限裂孔、视网膜僵硬、视网膜切开或切除的病例，宜选择硅油填充。下方 PVR 及裂孔的病例还可选择重硅油，术后无低头俯卧的体位要求。

（四）术后并发症的预防与处理

PVR 术后并发症的预防与处理同"玻璃体切除术"章节。

（黄　琼）

第四节　黄斑病变手术

一、黄斑裂孔手术

（一）适应证

1. Ⅱ期及以上特发性黄斑裂孔（macular hole，MH）。
2. 外伤性黄斑裂孔应随诊观察，若半年不见好转则考虑行玻璃体切除术。如伴有视网膜脱离，应及时手术。
3. 继发于眼底疾病的黄斑裂孔，针对原发病治疗后可以行玻璃体切除术。
4. 高度近视的黄斑裂孔。

（二）禁忌证

1. 外眼有感染性病灶，包括泪囊炎、急性结膜炎、睑腺炎或睑缘炎，应治疗感染灶后再考虑玻璃体手术。
2. 活动性葡萄膜炎，应在炎症控制后再考虑手术。
3. 严重的虹膜红变。
4. 严重的眼球萎缩。

5. 眼压异常,应在病情控制后再考虑手术。

6. 患者全身情况不能耐受手术。

7. 患者对手术不理解,对手术效果有不合理要求。

(三)术前准备

1. 全身准备

(1)全身检查:应进行血常规、尿常规、凝血功能、肝肾功能、胸片及心电图检查,特别注意患者的体温、血压、血糖和心、肺、肾功能。患者如有高热、腹泻、全身感染性病灶、血糖异常升高、难以控制的高血压、心功能不全、严重肾功能不全等,应推迟手术。请相关科室会诊,给予全身治疗,待全身情况稳定后再考虑行黄斑部疾病的手术。

(2)对于术前使用抗血小板和抗凝药物的患者,根据所服用药物和手术方式决定是否需要停药,请相关科室评价患者的全身情况后再决定是否停用药物。术前要将口服华法林改为皮下注射低分子肝素,应密切监测 INR 值,直至符合手术条件后才可手术,术后在监测下逐渐转换成口服华法林。

(3)对于术前过分紧张、焦虑或兴奋的患者,可在手术前的晚上或手术前给予镇静和安眠药物。对于无法耐受手术铺巾患者,应提前做好全身麻醉准备。

2. 眼部准备

(1)治疗眼局部疾病:如果有外眼感染性疾病,包括泪囊炎、急性结膜炎、睑腺炎或睑缘炎,应治疗感染灶;如有活动性葡萄膜炎,应控制炎症稳定后再手术;如有眼压异常,应用药物控制眼压或激光等治疗控制眼压稳定后再手术。

(2)术前进行详细的眼部检查:包括视功能(视力、光感和光定位)、眼前后节、眼压,必要时进行前房角检查。

(3)术前进行必要的辅助检查:光学相干断层扫描(optical coherence tomography,OCT)是 MH 重要的辅助检查,如无禁忌,应进行 OCT 检查。眼科 B 超可以观察玻璃体混浊程度、有无玻璃体后脱离、有无视网膜脱离等情况。A 超用于人工晶体的计算,联合白内障摘除手术时应进行此检查。为评价 MH 对患者视功能的影响,可进行微视野、多焦视网膜电流图等检查。

(4)结膜囊清洁:术前 3 天,双眼滴用广谱抗生素滴眼液,每天 4 次;术中可使用聚维酮碘冲洗结膜囊,再用生理盐水冲洗。

(5)泪道冲洗:所有患者术前必须冲洗泪道,泪道通畅者无手术禁忌;如泪道不通但无分泌物,也可以进行手术;如泪道不通伴分泌物,应暂不手术,按照慢性泪囊炎处理后再考虑择期手术。

(6)睫毛处理:睫毛根部细菌是手术感染的重要来源,术前一天可将睫毛剪除。如为避免睫毛生长造成刺激等不适而不剪除睫毛,应在手术时用手术贴膜将睫毛全部粘在眼睑皮肤上,避免暴露。另外,注意手术消毒时要仔细清洁睑缘睫毛根部。

(7)术前散瞳:手术前要充分散大瞳孔,以利于手术时观察眼底和进行操作。通常术前 1 小时开始使用复方托吡卡胺滴眼液,5 分钟 1 次,共 4 次。对于瞳孔难于散大的患者,可联合使用 1% 阿托品滴眼液。

3. 患者教育

（1）向患者及家属充分说明手术的目的、方法、意义、效果、风险和可能的并发症，以及手术的费用等，使患者和家属在理解的基础上自愿接受手术。

（2）向患者解释各种眼内填充物的利弊、费用，如惰性气体价格低、可自行吸收，则不需要二次手术，但膨胀可能导致眼压升高、顶压时间相对短、术后不能乘坐飞机等；硅油填充顶压时间长，眼压相对容易控制，但需要二次手术取出硅油，且价格较贵。

（3）向患者说明眼内填充气体或硅油后需要特殊的体位，以利于视网膜复位、黄斑裂孔愈合等，包括头低位、侧卧位。特殊体位需要患者较好地配合，可能会带来身体的不适，影响休息，应在术前进行适当训练。

（4）在充分理解和同意的基础上，患者及家属要签署手术知情同意书。

（四）手术要点、难点及对策

1. 制作切口　黄斑裂孔手术通常采用标准的三切口闭合式玻璃体切除术，切口分别位于颞上、颞下、鼻上方，一般颞下方置灌注管。成人有晶状体眼，切口通常位于角膜缘后 4mm；无晶状体或人工晶体眼，切口通常位于角膜缘后 3.5mm。23G 和 25G 的巩膜穿刺套管（Trocar）应与球壁成角，增加巩膜隧道长度，避免术后低眼压、眼内炎等并发症。

2. 切除玻璃体　玻璃体切除时应首先切除前部玻璃体，其次是中后部玻璃体，接着切除脱离的后部玻璃体，最后根据需要切除周边基底部玻璃体。玻璃体切除时最理想的状态是既能高效切除又能保证不牵拉视网膜。根据玻切机的原理，单次抽吸时间越短，负压越低，吸入切割头内的玻璃体越少；而单次吸入玻切头内的玻璃体体积越小，对视网膜的牵拉幅度越小。因此，采用低负压、高切割速率的模式相对安全。目前临床上使用的玻切机切割速率可达到 5000 次 / 分。手术时应根据患者的玻璃体液化状态、黏稠度及粘连情况，选择合适的速率和吸力，以达到既安全又高效的目的。

3. 制作玻璃体后脱离　是黄斑裂孔手术的重要步骤，Ⅳ期 MH 和高度近视患者可能已有玻璃体完全后脱离。在Ⅱ期 MH，玻璃体后界膜与孔盖和视乳头处仍有粘连，而在Ⅲ期 MH，仅在视乳头处粘连。因此，在Ⅱ期和Ⅲ期 MH 的玻璃体手术中，制作玻璃体后脱离也是非常重要的步骤。一般将玻切头置于视盘前，用单纯负压（100 ～ 200mmHg）吸住玻璃体后皮质，沿视网膜切线方向牵引，直至看到 Weiss 环及薄纱样玻璃体。目前常用的 23G 和 25G 玻切头的抽吸孔位置更靠前，吸住玻璃体后皮质并制作脱离的效率更高。直接用玻切头吸住与 Weiss 环相连的玻璃体纤维是最有效的方法，可以将玻璃体皮质整个提起并逐渐分离至赤道部。也可以在大部分玻璃体切除之后，在后极部注入稀释的曲安奈德（triamcinolone acetonide，TA）使后部玻璃体更易于观察。同时，剩余的 TA 能够起到减轻黄斑水肿和术后炎症的作用。

4. 剥离视网膜内界膜(internal limiting membrane , ILM) 　ILM 是 Müller 细胞的基底膜，平均厚度约为 2.5μm。1997 年有研究者提出 ILM 剥离可以增加黄斑裂孔的愈合率，目前黄斑裂孔的玻璃体手术通常联合 ILM 剥离，特别是Ⅱ期以上的黄斑裂孔，建议进行 ILM 剥离。

随着技术的发展，染色剂大大增加了 ILM 的可视性，内界膜镊的使用可以避免损伤视网膜神经纤维，ILM 剥离技术已逐渐被越来越多的玻璃体视网膜手术医生掌握。剥离 ILM 的难点在于最初的突破点，应选择中心凹外避开血管的位置，可用内界膜镊轻轻下压，使 ILM 进入镊齿之间，闭合镊子并轻轻提起撕开 ILM，或者使用膜钩轻轻划开 ILM，也可以使用视网膜刷轻轻刮动，形成 ILM 破口。待 ILM 破口形成后，可用内界膜镊或视网膜刷沿切线方向环形撕除，就像白内障手术时环形撕除晶状体囊膜一样。对于黄斑裂孔患者，用垂直于裂孔的力量撕除 ILM 可能造成裂孔增大。ILM 剥离后视网膜略显白色，与未剥离区域可形成对比，此时视网膜上可有小出血点，这些是 ILM 成功剥离的标志。

5. 染色剂的选择

（1）吲哚菁绿（indocyanine green，ICG）：可以使 ILM 染色，是较早使用且应用广泛的染色剂，但目前仍属于适应证外使用，即 off-label。最初使用的浓度为 0.5%，但有报道患者术后出现视网膜色素上皮（retinal pigment epithelium，RPE）改变和视野缺损，因此有研究者建议将 ICG 浓度降低至 0.05% ～ 0.125%，染色时间短于 30 秒。另外，光照可能增加染色时的视网膜损伤，建议 ICG 染色时关闭光导纤维。将 ICG 溶解于葡萄糖溶液（如 25mg ICG 溶于 5% 葡萄糖溶液 15ml，配成浓度为 1.7mg/ml 的溶液）可以使其比重增大，沉积于后极部视网膜前便于染色，同时更易于吸除，提高了染色的可控性。

（2）台盼蓝：可以着染视网膜前膜，对 ILM 的染色稍差。如果需要 ILM 染色，建议气液交换后再使用台盼蓝，或者使用 10% 葡萄糖溶液 1∶1 配制，使台盼蓝比重增加，易于沉着在眼底后极部，染色 2 分钟。通常认为，台盼蓝对视网膜神经上皮和 RPE 无毒性。

（3）亮蓝：与 ILM 有较好的亲和性，等渗浓度 0.025% 即可有很好的效果，动物实验证实其安全性良好。与 ICG 和台盼蓝相比，亮蓝是 ILM 染色的较好选择，即 ILM 染色而黄斑前膜（epiretinal membrane，ERM）不被染色，可以使 ILM 剥离更加精确、完整，减少损伤。

（4）TA：颗粒呈白色，可以黏附于 ILM 便于观察，但 TA 无法使 ILM 染色，容易被冲洗或吸除。因此可以使用 TA 使 ILM 更易于观察，但临床应用并不广泛。

6. 气液交换　主要用于眼内填充气体或硅油之前，气压为 35 ～ 50mmHg。应使用笛针尽量吸除视网膜下及视网膜前液体。气液交换后，特别是有晶状体眼，常常由于反光造成眼底观察困难。此时可以将光导纤维头从后极部调整至赤道部，将光源换成波长较长的光（如 515nm），可以减轻视网膜的反光，便于观察。

7. 眼内填充物的选择　黄斑裂孔行玻璃体切除术后的眼内填充物包括空气、惰性气体及硅油。选择气体的依据是希望气泡顶压的时间：希望气泡顶压的时间越长，则选择吸收时间越长的气体；对于高度近视黄斑裂孔、多次手术不愈合的黄斑裂孔、合并周边视网膜裂孔及视网膜脱离、无法俯卧位、术后短期内必须乘坐飞机等患者，可考虑填充硅油（表 5-4-1）。

表 5-4-1 各种眼内填充气体的特性

名称	分子式	摩尔质量（g/mol）	膨胀倍数	膨胀时间（小时）	非膨胀浓度（%）	吸收时间
空气	—	29	—	—	—	5～7 天
氙	Xe	131	—	—	—	1 天
六氟化硫	SF_6	146	2.0	24～48	18	1～2 周
全氟乙烷	C_2F_6	138	3.3	36～60	15～16	4～5 周
全氟丙烷	C_3F_8	188	4.0	72～96	14	6～8 周

8. 玻璃体切除术结束前的检查 黄斑裂孔手术结束前检查周边视网膜的步骤很重要，要在顶压下仔细检查，特别是巩膜穿刺口部位，及时发现裂孔并光凝或冷凝。

结束手术前一定要仔细检查巩膜切口，即使使用 23G 或 25G 手术系统，如有任何渗漏的迹象，务必缝合切口。为了使切口密闭更好，可使用镊子压迫切口的外瓣数秒，而不是用棉签在整个切口上来回反复按压，后者反而可能导致切口重新张开而影响密闭性。

9. 难治性黄斑裂孔的手术方式 黄斑裂孔直径是影响手术效果的重要因素，最小直径在 500μm 以上的裂孔，愈合率明显下降，甚至在 50% 以下，而且最终视力多在 0.2 以下。2010 年，Michalewska 等首次提出 ILM 翻转技术治疗大孔径黄斑裂孔及高度近视黄斑裂孔可以显著提高大孔径裂孔的愈合率。目前，又有研究者提出仅剥离黄斑裂孔颞侧 ILM，可以达到与经典的 ILM 翻转技术相似的治疗效果，并减少对视网膜神经纤维层的损伤。对于手术后无法愈合的大孔径黄斑裂孔，可采取游离 ILM 移植术，甚至晶状体囊膜移植术，也可取得良好的效果。此手术中 ILM 起到支架的作用，可促进胶质增生而使黄斑孔中填满增殖的细胞。

此外，为了促进黄斑裂孔愈合，有研究者采用了其他方法，包括自体血清、自体血小板、TGF-β 等，目前其有效性仍不确定，需要进一步大样本研究。

10. 单纯玻璃体注气治疗 MH 关于单纯玻璃体注气治疗 MH 的文献报道比较少，有报道一次手术黄斑裂孔愈合率可达 50%～70%，但有术后视网膜裂孔、视网膜脱离、黄斑裂孔复发等风险。我们也尝试对一些孔径较小、玻璃体牵拉不明显，或者因年龄大、全身情况不佳等不适合玻璃体切除术的 MH 患者采取这种方法，取得了一定效果，但也有术后视网膜脱离、黄斑裂孔不愈合或复发的情况，还需要更大样本的研究来明确这种方法的可行性及效果（图 5-4-1）。

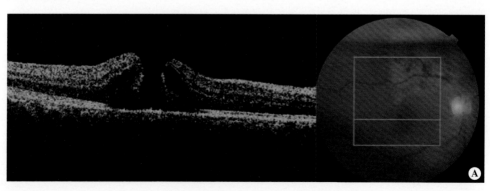

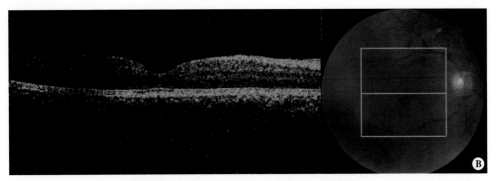

图 5-4-1　男性，49 岁，右眼特发性黄斑裂孔

A. 第一次单纯玻璃体注气（C_3F_8）术后 OCT 及眼底彩照，气体已基本吸收，黄斑裂孔未愈合；B. 第二次单纯玻璃体注气（C_3F_8）术后 OCT 及眼底彩照，气体已吸收，黄斑裂孔愈合，中心凹形态恢复良好

11. 药物性玻璃体溶解的应用　Ocriplasmin 是一种有抗纤连蛋白和层粘连蛋白活性的重组蛋白酶，能够溶解玻璃体造成玻璃体后脱离。临床研究表明，125μg Ocriplasmin 玻璃体注射可以起到分离黄斑粘连，促进黄斑裂孔愈合的作用。对于直径＜400μm 的 II 期 MH，Ocriplasmin 组裂孔愈合率为 40.6%，而安慰剂组愈合率为 10.6%。直径＜250μm 的裂孔，玻璃体注射 Ocriplasmin 后裂孔愈合率可达 58.3%。目前此种治疗的适应证包括没有黄斑前、玻璃体黄斑粘连直径≤1500μm、年龄＜65 岁、有晶状体眼。可能的副作用包括术后玻璃体混浊、患者眼前闪光感等。

（五）术后监测与处理

1. 术后第二天换药。

2. 术后注意观察视力、眼压、炎症反应和视网膜情况。

3. 术眼滴用广谱抗生素滴眼液、糖皮质激素滴眼液及散瞳药。

4. 嘱患者头低位，观察黄斑裂孔愈合情况及视网膜恢复情况。头低位时间视裂孔大小和眼内填充物而定。待眼内气体部分吸收露出黄斑时，即可进行 OCT 检查，观察黄斑裂孔愈合情况，如裂孔已愈合，则不必严格头低位，但应避免平卧位（图 5-4-2，图 5-4-3）。

127

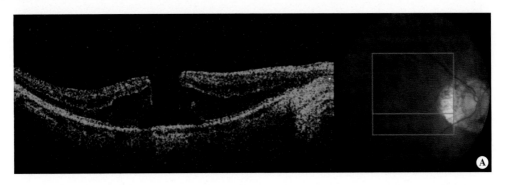

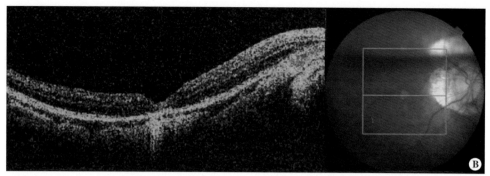

图 5-4-2　男性，67 岁，右眼高度近视黄斑裂孔

A. 术前 OCT 及眼底彩照，黄斑全层裂孔，孔周视网膜明显水肿；B. 玻璃体切除、ILM 剥离联合 C_3F_8 填充术后 OCT 及眼底彩照，玻璃体气体尚未完全吸收，黄斑裂孔已愈合

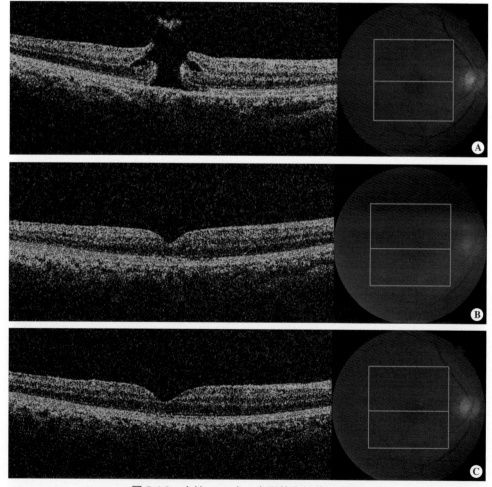

图 5-4-3　女性，58 岁，右眼特发性黄斑裂孔

A. 术前 OCT 及眼底彩照，黄斑全层裂孔，可见孔盖，孔周视网膜水肿，层间断裂；B. 玻璃体切除、ILM 剥离联合空气填充术后 3 天 OCT 及眼底彩照，玻璃体气体尚未完全吸收，黄斑裂孔已愈合；C. 玻璃体切除术后 1 个月 OCT 及眼底彩照，玻璃体气体吸收，黄斑形态良好

5. 术后高眼压的处理　根据眼压的情况采取对症处理，包括局部滴用降眼压滴眼液、静脉滴注 20% 甘露醇、口服碳酸酐酶抑制剂、前房穿刺放液等。要根据患者的眼部表现、眼压变化情况进行综合分析，力争找出导致高眼压的原因。对于术后早期出现的高眼压，如伴有炎症反应，应考虑为炎症引起，可采用结膜下注射地塞米松 5mg 抗感染治疗。对于有眼内填充物的患者，需要排除填充物过量或气体膨胀导致的高眼压，如在眼底镜检查时看不到玻璃体下方的硅油界面，或者在眼内气体膨胀期内出现明显的眼压升高，应考虑为填充物过量所致，可行部分硅油或气体取出。对于术后 1 周以上出现的高眼压，特别是高度近视患者，应考虑激素性，可尝试停用糖皮质激素滴眼液，观察眼压变化。

（六）常见并发症的预防与处理

1. 术中并发症

（1）医源性视网膜裂孔：多见于赤道部，少数位于血管旁。可由于手术器械直接损伤视网膜引起，也可因制作玻璃体后脱离牵拉导致。随着手术技术的改进，医源性视网膜裂孔发生率已明显降低，但 20G 手术中周边裂孔的发生率仍可高达 4%～9%，23G 手术中周边视网膜裂孔发生率明显降低，约为 1%。因此，手术结束前要仔细检查周边视网膜，特别是巩膜切口处，使用激光光凝或冷凝封闭裂孔。

（2）ILM 剥离的并发症：可能造成视网膜神经纤维层损伤，操作时应非常小心以避免损伤。视网膜出血点在 ILM 剥离后比较常见，偶有较大的视网膜出血，通常不需要特殊处理，可自行吸收。术中如果出血较多，可提升灌注压，起到止血的作用。黄斑出血应避免电凝止血，以避免术后永久暗点。

（3）晶体损伤：很少发生，常为玻切头或光导纤维损伤所致，通常不影响手术进行。重者联合白内障摘除，轻者可不做处理，但这种情况下，术后白内障发展很快，术后炎症反应严重，应早期进行白内障摘除手术。

（4）角膜上皮损伤：糖尿病患者、术前和术中过多使用表面麻醉滴眼液、术中角膜干燥、术中眼压波动大、手术时间长等都是角膜上皮水肿、混浊的危险因素。如影响手术，可行角膜上皮刮除，但患者术后会有眼痛、畏光、流泪等不适症状，糖尿病患者角膜上皮愈合缓慢，增加了术后角膜感染的风险。

（5）其他少见并发症：巩膜穿刺口出血、器械进入脉络膜上腔、灌注进入视网膜下、暴发性脉络膜上腔出血等。

2. 术后并发症

（1）白内障：最常见的术后并发症，文献报道发生率为 6%～100%，其中术后第 1 年发生率为 30%～65%。白内障发生的原因包括：玻璃体内氧分压、葡萄糖浓度变化、晶状体后的前部玻璃体受到扰动、手术时灌注冲击等。有报道 MH 术后 3～5 年人工晶体眼患者高达 85%～98%，前后联合手术和二期白内障手术的视力预后及手术并发症并无差异。

（2）视网膜脱离：玻璃体切除术后视网膜脱离的发生率可高达 5%～10%，但随着手术器械的改进和手术方法的进展，黄斑裂孔手术后的视网膜脱离发生率通常相对较低，可在 2% 以下。可能的原因包括术中医源性视网膜裂孔、术后气泡对上方周边玻璃体牵拉造成视网膜裂孔等。因此，手术结束时应仔细检查周边视网膜，及时处理裂孔。另外，手术

129

中上方玻璃体可切除得更多一些。

（3）术后高眼压及继发性青光眼：可能是气体膨胀、填充物过量、术后炎症、玻璃体腔内残留的 TA，以及糖皮质激素滴眼液引起的激素性高眼压。除了对症处理外，还应分析可能的原因并相应处理，详见本节"术后监测与处理"。

（4）术后视野缺损：可能的原因包括制作玻璃体后脱离时对视网膜神经纤维层造成损伤、气液交换时神经纤维层干燥、ICG 染色对 RPE 造成损伤等。视野缺损可发生在各个象限，但最多见的是颞下象限，一旦出现很难恢复。

（5）RPE 损伤：可能的原因包括手术中排出视网膜下液时对 RPE 造成损伤、染料毒性和光毒性等。

（6）黄斑前膜形成：术后发生黄斑前膜可能与 ILM 剥离后细胞增殖及术后炎症反应有关。如果黄斑前膜导致明显黄斑水肿、视力下降、视物变形，可考虑再次手术剥膜。

（7）黄斑裂孔复发：5% ～ 7% 的 MH 患者手术愈合后再次出现黄斑裂孔，其原因多为新形成的黄斑前膜对视网膜产生切线方向的牵拉力量将孔缘掀起。因玻璃体切除术后的黄斑裂孔较普通黄斑裂孔易导致视网膜脱离，建议再次手术并填充气体或硅油。

（8）术后眼内炎：发生率为 0.03% ～ 0.07%，围手术期滴用广谱抗生素滴眼液，术前仔细消毒、聚维酮碘冲洗结膜囊、睫毛处理，术毕检查巩膜切口密闭性以避免术后低眼压等都可预防眼内炎的发生。一旦发生眼内炎，应进行玻璃体液涂片和培养、眼内注射敏感抗生素，必要时再次行玻璃体类手术。另外，要注意鉴别术后炎症导致的无菌性眼内炎。

（9）其他少见的术后并发症：角膜失代偿、黄斑缺血、黄斑囊样水肿、新生血管性青光眼、玻璃体积血、视网膜光损伤、染料毒性、视网膜下新生血管、迟发性脉络膜上腔出血等。

（七）临床效果评价

术后眼底检查和 OCT 检查可以判断黄斑裂孔愈合情况，但在眼内填充惰性气体时可能因反光而影响观察。微视野检查和多焦 ERG 检查可用于评价黄斑功能的恢复情况。Imai 将黄斑裂孔闭合的形态分为三型："U"形（正常黄斑中心凹）、"V"形（中心凹陡峭）、"W"形（中心凹神经上皮缺损）；术后视力与闭合形态有关，"U"形最好，"W"形最差，实际上"W"形闭合并非真正的愈合。

目前报道特发性黄斑裂孔术后愈合率在 85% 以上，裂孔愈合情况与下列因素有关：①裂孔直径：孔径 > 400μm，愈合率下降；② ILM 剥离：多数研究表明，ILM 剥离者较不剥离者裂孔愈合率明显升高，特别是 > 400μm 的裂孔；③病程：有研究表明，病程也是影响裂孔愈合的一个因素。

随着 OCT 技术的发展，视网膜各层结构得以更清晰地观察，目前发现黄斑裂孔术后视网膜外界膜（external limiting membrane，ELM）和椭圆体带（IS/OS 层）结构的完整性与术后视力恢复程度有关（图 5-4-4，图 5-4-5）。因为玻璃体切除术后多数患者发生白内障或白内障加重，绝大多数患者需要进行联合白内障手术或二期白内障摘除术，玻璃体切除及白内障术后患者中位视力为 0.5。

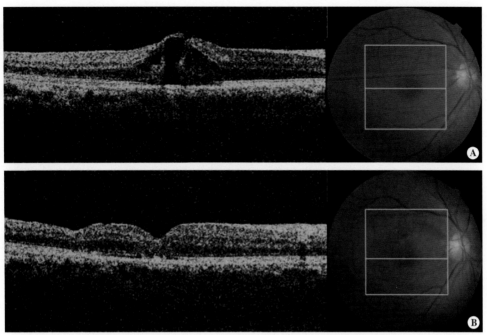

图 5-4-4 女性，64 岁，右眼特发性黄斑裂孔，局部视网膜前膜

A. 术前 OCT 及眼底彩照，黄斑全层裂孔，可见孔盖，孔周视网膜水肿；B. 玻璃体切除、剥膜联合空气填充术后 OCT 及眼底彩照，气体已吸收，黄斑裂孔愈合，ELM 完整，但椭圆体带（IS/OS）尚不连续

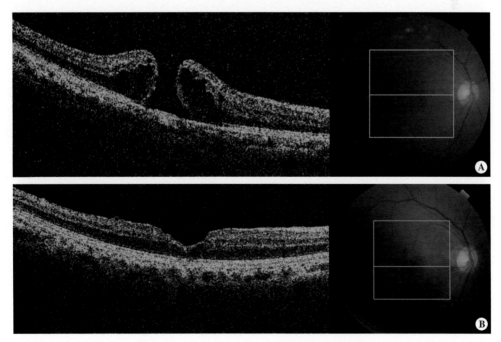

图 5-4-5 女性，76 岁，右眼特发性黄斑裂孔

A. 术前 OCT 及眼底彩照，黄斑全层裂孔，未见孔盖；B. 玻璃体切除、ILM 剥离联合 C_3F_8 填充术后 OCT 及眼底彩照，气体已吸收，黄斑裂孔愈合，中心凹形态恢复良好，ELM 和椭圆体带（IS/OS）完整

二、黄斑前膜手术

（一）适应证

1. 特发性黄斑前膜（epiretinal membrane，ERM）　患者因 ERM 出现显著的视力下降，伴或不伴视物变形，可进行玻璃体切除术。随着手术技术的提高，目前对黄斑前膜手术的视力要求已放宽。下列情况可考虑进行玻璃体切除术。

（1）最佳矫正视力 ≤ 0.3。

（2）患者因黄斑前膜牵拉和黄斑水肿出现视物变形、视物重影，影响生活和工作，即使视力较好，也可以考虑手术治疗。

（3）荧光素眼底血管造影（fluorescein fundus angiography，FFA）显示有荧光素渗漏或明显黄斑水肿。

2. 继发性黄斑前膜　首先针对原发病进行治疗，待 ERM 稳定后可考虑行玻璃体切除术。

（二）禁忌证

禁忌证同"黄斑裂孔手术"。

（三）术前准备

1. 全身准备

（1）全身检查：全身常规检查同"黄斑裂孔手术"。黄斑前膜手术通常为择期手术，应将全身情况控制稳定后再考虑手术。

（2）对于术前使用抗血小板和抗凝药物的患者，处理同"黄斑裂孔手术"。

（3）合理应用镇静、安眠药物，必要时行全麻手术。

2. 眼部准备

（1）治疗眼局部疾病：同"黄斑裂孔手术"。

（2）术前进行详细的眼部检查：包括视功能（视力、光感和光定位）、眼压、眼前后节检查。较薄而透明的 ERM 表现为视网膜玻璃膜样反光，当膜组织增厚时，可使视网膜表面形成皱褶，小血管迂曲、变形，膜也由透明状逐渐变为不透明、灰白色。如果增厚的 ERM 不完整，可形成"假孔"，表现为黄斑中心呈暗红色，酷似黄斑裂孔。另外，术前要详细检查周边视网膜，如发现视网膜裂孔或视网膜脱离，需先行处理。

（3）术前进行必要的辅助检查：OCT 是确诊黄斑前膜的重要辅助检查，可显示膜的范围、厚度，以及黄斑水肿、黄斑孔、板层孔、假孔等情况。FFA 检查可显示黄斑区小血管受牵拉变形、黄斑拱环破坏、黄斑水肿，如果血管屏障受到破坏，可有荧光素渗漏。其他检查包括眼科 B 超、A 超、视野、多焦视网膜电流图等，可根据需要选择。

（4）结膜囊清洁、泪道冲洗、睫毛处理：同"黄斑裂孔手术"。

（5）术前散瞳：同"黄斑裂孔手术"。

3. 患者教育

（1）向患者及家属充分说明手术的目的、方法、意义、效果、风险和可能的并发症，以及手术的费用等，使患者和家属在理解的基础上自愿接受手术。

（2）黄斑前膜手术通常不需要填充气体或硅油，但如果术中出现视网膜裂孔、视网膜脱离等情况，也有可能填充气体或硅油，应向患者说明，术后特殊体位需要患者较好地配合，可能会带来身体的不适，影响休息，应在术前进行适当训练。

（3）在充分理解和同意的基础上，患者及家属要签署手术知情同意书。

（四）手术要点、难点及对策

1. 玻璃体切除术　采用标准的三通道玻璃体切除术，手术切口制作、玻璃体切除等注意事项同"黄斑裂孔手术"。制作玻璃体后脱离是非常重要的步骤，在大部分玻璃体切除之后，注入稀释的 TA 可以使后部玻璃体更易于观察，同时剩余的 TA 能够起到减轻黄斑水肿和术后炎症的作用。如果玻璃体后皮质与黄斑前膜粘连很牢，不能强行撕除，以免损伤视网膜，可用眼内剪剪除。

2. 剥离黄斑视网膜前膜　如果黄斑前膜的边缘清晰，可以直接用膜镊撕除；如果膜的边缘难以辨认，可以使用弯头的显微玻璃体视网膜刀、钻石刷或针头，缓慢地将膜的边缘分离。也有医生采用膜镊直接在膜的表面将其抓住，要注意此时镊子的开口要小，动作要轻，用切线方向的力量牵拉膜，避免造成视网膜裂孔。对于粘连特别牢固的位置，不要强行撕除，可用眼内剪剪开或用玻切头小心切除。黄斑前膜剥离的范围没有特殊的规定，原则上要把可见的膜全部剥离，但在不对黄斑视网膜产生牵拉的前提下允许残留少许膜。

3. 黄斑前膜的玻璃体手术　ERM 剥离时可能将部分 ILM 同时剥离。对于单纯的黄斑前膜，是否要在 ERM 剥离后进一步完整剥离 ILM，目前仍有争议。

4. 手术结束前检查周边视网膜的步骤很重要，要在顶压下仔细检查，特别是巩膜穿刺口部位。如有后极部裂孔，需行眼内气体填充，对于无视网膜脱离的周边视网膜裂孔，可行眼内激光光凝或冷凝。

（五）术后监测与处理

1. 术后第二天换药。

2. 注意观察视力、眼压、炎症反应和视网膜情况。

3. 术眼滴用广谱抗生素滴眼液、糖皮质激素滴眼液及散瞳药。

4. 根据视网膜状况决定是否加做或补做视网膜激光光凝治疗。

5. 术后高眼压的处理　同"黄斑裂孔手术"。

（六）常见并发症的预防与处理

1. 术中并发症

（1）医源性视网膜裂孔：赤道部或血管旁的裂孔可由手术器械直接损伤视网膜引起，也可因制作玻璃体后脱离或剥离黄斑前膜时牵拉导致，周边视网膜裂孔多与巩膜穿刺孔相关。因此，手术结束前要仔细检查周边视网膜，特别是巩膜切口处，使用激光光凝或冷凝封闭裂孔，根据裂孔位置及视网膜情况填充空气或气体。

（2）视网膜出血：视网膜血管损伤导致的出血通常不需要特殊治疗，可自行吸收，术中提高灌注压可以起到止血的作用。

（3）黄斑裂孔：少见，对于神经上皮水肿、有明显囊腔、视网膜内层菲薄的情况，剥离 ERM 及 ILM 时要特别小心。如有黄斑裂孔发生，需要填充气体。

（4）其他术中并发症：同"黄斑裂孔手术"。

2. 术后并发症

（1）白内障：最常见的术后并发症，发生的原因及处理原则同"黄斑裂孔手术"。

（2）视网膜脱离：病因及处理原则同"黄斑裂孔手术"。

（3）术后高眼压及继发性青光眼：原因及处理原则同"黄斑裂孔手术"。

（4）黄斑前膜复发：ERM 术后前膜复发者占 2.5% ～ 7.3%，通常 < 20%，但年轻患者复发率更高，可达 25%。可能的原因包括残留膜的细胞增殖发展成新的 ERM 及术后炎症反应等。如果新形成的 ERM 导致明显视力下降、视物变形，可考虑再次手术。

（5）其他术后并发症：同"黄斑裂孔手术"。

（七）临床效果评价

多数患者术后黄斑位置和结构有所恢复，视网膜神经上皮水肿减轻或消失，黄斑中心凹的形态逐渐出现，原来被牵拉变形的小血管逐渐展平（图 5-4-6，图 5-4-7）。术后数周通常患者视力无改善，6 ～ 12 个月后 60% ～ 85% 的患者视力提高两行或更多，44% ～ 55% 的患者视力达到 0.4 或更好。术前视力差的患者通常视力提高更明显，而术前视力较好的患者通常最终视力相对好。研究表明，术前视力差、病程长，影响术后视力预后。术前中心视网膜厚度对术后视力无明显影响，但有研究认为黄斑囊样水肿（cystoid macular edema，CME）是预后差的因素。有研究发现，术前椭圆体带（IS/OS 层）不完整者术后视力差，但也有研究得出不同结果。

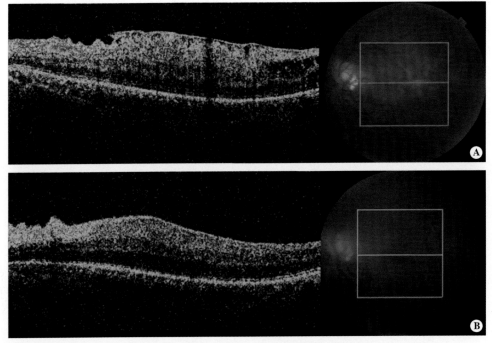

图 5-4-6 男性，54 岁，左眼特发性黄斑前膜

A. 术前 OCT 及眼底彩照，黄斑区视网膜前膜，神经上皮明显水肿；B. 玻璃体切除联合视网膜前膜剥除术后 OCT 及眼底彩照，

黄斑前膜已消失，视网膜神经上皮水肿较术前减轻

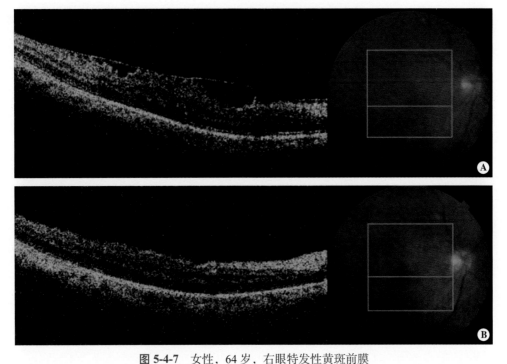

图 5-4-7　女性，64 岁，右眼特发性黄斑前膜

A. 术前 OCT 及眼底彩照，黄斑区视网膜前膜，牵拉神经上皮水肿；B. 玻璃体切除联合视网膜前膜剥除术后 5 个月 OCT 及眼底
彩照，黄斑前膜已消失，神经上皮水肿较术前明显减轻

三、玻璃体黄斑牵拉综合征（vitreomacular traction syndrome，VMT）手术

135

（一）适应证

1. 患者出现明显的视力下降，通常视力 ≤ 0.3，考虑行玻璃体切除术。

2. 患者有明显的视物变形症状，即使视力 > 0.3，也可考虑行玻璃体切除术。

3. FFA 显示黄斑水肿或旁中心血管明显渗漏，应手术治疗。

4. OCT 或眼部 B 超显示黄斑牵拉脱离，应及时手术。

（二）禁忌证

禁忌证同"黄斑裂孔手术"。

（三）术前准备

1. 全身准备

（1）全身检查：同"黄斑裂孔手术"。

（2）对于术前使用抗血小板和抗凝药物的患者，处理同"黄斑裂孔手术"。

（3）合理应用镇静、安眠药物，必要时行全麻手术。

2. 眼部准备

（1）治疗眼局部疾病：同"黄斑裂孔手术"。

（2）术前进行详细的眼部检查：包括视功能（视力、光感和光定位）、眼压、眼前后节检查。

（3）术前进行必要的辅助检查：OCT 是确诊 VMT 的重要辅助检查，可显示牵拉的位置、范围，以及有无黄斑水肿、劈裂、脱离等情况。FFA 检查可显示黄斑水肿，如果血管屏障受到破坏，可有荧光素渗漏。其他检查包括眼科 B 超、A 超、视野、多焦视网膜电流图等，可根据需要选择。

（4）结膜囊清洁、泪道冲洗、睫毛处理：同"黄斑裂孔手术"。

（5）术前散瞳：同"黄斑裂孔手术"。

3. 患者教育

（1）向患者及家属充分说明手术的目的、方法、意义、效果、风险和可能的并发症，以及手术的费用等，使患者和家属在理解的基础上自愿接受手术。

（2）VMT 手术通常不需要填充气体或硅油，但如果术中出现视网膜裂孔、视网膜脱离等情况，也有可能填充气体或硅油，应向患者说明。

（3）在充分理解和同意的基础上，患者及家属要签署手术知情同意书。

（四）手术要点、难点及对策

VMT 的手术过程与黄斑前膜手术基本相同，均采用标准的三通道玻璃体切除术。需要注意以下几点：

1. 制作玻璃体后脱离时可尝试从视盘附近开始。

2. 因玻璃体后皮质可能与视网膜在黄斑区粘连紧密，不能强行拉开，以免造成视网膜裂孔，可用视网膜剪剪开。

3. 患者多伴有黄斑前膜，手术时要仔细检查并剥离，尽量避免前膜残留。

4. 手术结束前检查周边视网膜，要在顶压下仔细检查，特别是巩膜穿刺口部位。如有后极部裂孔，需行眼内气体填充，对于无视网膜脱离的周边视网膜裂孔，可行眼内激光光凝或冷凝。

（五）术后监测与处理

1. 术后第二天换药。

2. 注意观察视力、眼压、炎症反应和视网膜情况。

3. 术眼滴用广谱抗生素滴眼液、糖皮质激素滴眼液及散瞳药。

4. 根据视网膜状况决定是否加做或补做视网膜激光光凝治疗。

5. 术后高眼压的处理　同"黄斑裂孔手术"。

（六）常见并发症的预防与处理

术中并发症和术后并发症同"黄斑前膜手术"。

（七）临床效果评价

术后黄斑厚度减少、视力提高的病例占 44%～78%（图5-4-8）。该病自然病程中

90% 的病例视力＜ 0.2，伴视物变形；而手术后 40% 的病例视力＞ 0.4，80% 的病例视力＞ 0.2，且视物变形好转或消失。

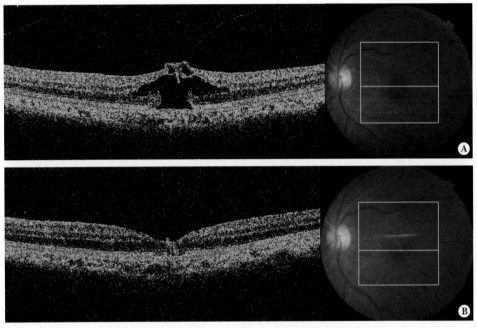

图 5-4-8　女性，65 岁，左眼玻璃体黄斑牵拉综合征

A. 术前 OCT 显示黄斑区玻璃体后界膜牵拉视网膜，神经上皮层间断裂，外层视网膜裂孔；B. 玻璃体切除、ILM 剥离联合 C_3F_8
填充术后 3 个月，OCT 显示玻璃体后界膜牵拉已消失，裂孔愈合

四、黄斑水肿手术

（一）适应证

1. 糖尿病性黄斑水肿（diabetic macular edema，DME）　激光和抗血管内皮生长因子（vascular endothelial growth factor，VEGF）及糖皮质激素治疗无效的持续性 DME、存在玻璃体黄斑牵拉的 DME，以及有大量硬性渗出的 DME 可考虑进行玻璃体切除术。手术能够清除玻璃体腔内炎症介质，如 VEGF；解除玻璃体后界膜的牵拉；改善缺血状态；阻止导致黄斑水肿的大分子物质的分泌；增加视网膜表面的氧气供给；增加玻璃体腔内氧气的水溶性，使氧气更易于到达缺血的视网膜区域。

2. 其他血管性疾病导致的黄斑水肿（macular edema，ME）　如视网膜静脉阻塞（retinal vein occlusion，RVO），若激光和抗 VEGF、糖皮质激素等治疗无效或存在玻璃体黄斑牵拉，可考虑进行玻璃体切除术。

3. Irvine-Gass 综合征　临床研究发现玻璃体切除术联合或不联合视网膜前膜剥离，术后患者黄斑水肿减轻、视力提高，但仍需要进一步研究证实手术的效果，确定手术适应证及手术时机。

4. 葡萄膜炎黄斑水肿　某些病例可考虑手术，包括药物治疗效果不佳、玻璃体明显混浊影响眼底检查、因某些原因必须终止免疫抑制剂、合并黄斑前膜和（或）明显的玻璃体黄斑牵拉等患者。

5. 对于有玻璃体黄斑牵拉的黄斑水肿，Müller 细胞和视网膜色素上皮（retinal pigment epithelium，RPE）细胞受到牵拉导致血管渗漏增加、炎性因子释放增多，对黄斑微循环造成影响，破坏 RPE 的泵功能。手术可以解除牵拉，清除炎性因子。

对于无玻璃体黄斑牵拉的黄斑水肿，玻璃体切除术的作用包括：术后眼后段的氧气含量增加，FFA 显示黄斑中心无血管区较术前缩小；某些生长因子包括 VEGF、白介素 -6（interleukin-6，IL-6）、血小板源性生长因子（platelet-derived growth factor，PDGF）等含量增加，玻璃体切除术后可以清除相关因子，恢复血 - 视网膜屏障。

（二）禁忌证

禁忌证同"黄斑裂孔手术"。

（三）术前准备

1. 全身准备

（1）全身检查：全身常规检查同"黄斑裂孔手术"。DME 患者术前要检测空腹血糖和餐后 2 小时血糖，在血糖控制稳定的前提下择期手术。糖尿病患者可能合并肾功能异常，术前要进行血肌酐、尿素、尿常规检查，如有异常，请相关科室会诊，如严重肾功能不全，可在透析后手术。

（2）对于术前使用抗血小板药和抗凝药物的患者，处理同"黄斑裂孔手术"。

（3）合理应用镇静、安眠药物，必要时行全麻手术。

2. 眼部准备

（1）治疗眼局部疾病：同"黄斑裂孔手术"。

（2）术前进行详细的眼部检查：包括视功能（视力、光感和光定位）、眼压、眼前后节检查。

（3）术前进行必要的辅助检查：OCT 是确诊黄斑水肿的重要辅助检查，可显示水肿的范围、程度，有无玻璃体牵拉，以及有无黄斑前膜、黄斑孔等情况。FFA 检查可显示黄斑区小血管受牵拉变形、黄斑拱环破坏、黄斑水肿，如果血管屏障受到破坏，可有荧光素渗漏。其他检查包括眼科 B 超、A 超、视野、多焦视网膜电流图等，可根据需要选择。

（4）结膜囊清洁、泪道冲洗、睫毛处理：同"黄斑裂孔手术"。

（5）术前散瞳：同"黄斑裂孔手术"。

3. 患者教育

（1）向患者及家属充分说明手术的目的、方法、意义、效果、风险和可能的并发症，以及手术的费用等，使患者和家属在理解的基础上自愿接受手术。

（2）黄斑水肿手术通常不需要填充气体或硅油，但如果术中出现视网膜裂孔、视网膜脱离等情况，也有可能填充气体或硅油，应向患者说明，术后特殊体位需要患者较好地配合，可能会带来身体的不适，影响休息，应在术前进行适当训练。

（3）在充分理解和同意的基础上，患者及家属要签署手术知情同意书。

（四）手术要点、难点及对策

1. 玻璃体切除术　采用标准的三通道玻璃体切除术，手术切口制作、玻璃体切除等注意事项同"黄斑裂孔手术"。

2. 制作玻璃体后脱离　方法同"黄斑裂孔手术"。可以在大部分玻璃体切除之后，在后极部注入稀释的 TA 使后部玻璃体更易于观察，而且剩余的 TA 能够起到减轻黄斑水肿和术后炎症的作用。

3. 剥离 ILM　对于某些黄斑水肿患者，玻璃体表面的细胞外基质和细胞增殖导致 ILM 增厚，影响水和蛋白质的转运，同时影响玻璃体腔内氧气进入视网膜。炎性介质导致玻璃体后界膜与视网膜粘连愈发紧密，同时 ILM 收缩对视网膜造成牵拉，从而加重黄斑水肿。此种情况下，黄斑水肿对糖皮质激素和抗 VEGF 治疗反应不佳，需要玻璃体切除术分离玻璃体后界膜，剥离 ILM。

4. 手术结束前检查周边视网膜　这一步骤很重要，要在顶压下仔细检查，特别是巩膜穿刺口部位。如有后极部裂孔，需行眼内气体填充，对于无视网膜脱离的周边视网膜裂孔，可行眼内激光光凝或冷凝。

（五）术后监测与处理

1. 术后第二天换药。
2. 注意观察视力、眼压、炎症反应和视网膜情况。
3. 术眼滴用广谱抗生素滴眼液、糖皮质激素滴眼液及散瞳药。
4. 根据视网膜状况决定是否加做或补做视网膜激光光凝治疗。
5. 术后高眼压的处理　同"黄斑裂孔手术"。

（六）常见并发症的预防与处理

术中并发症和术后并发症同"黄斑前膜手术"。

（七）临床效果评价

1. Irvine-Gass 综合征　行玻璃体切除术的患者术后视力提高两行或更多者（67%）明显高于对照组（33%）。

2. DME　玻璃体切除术联合或不联合 ILM 剥离术后，黄斑水肿部分或全部消失的病例占 70%～100%，38%～90% 的病例术后视力提高。经长期随访，84.5%～100% 的病例视力改善或稳定。

3. 静脉阻塞黄斑水肿　BRVO 或 CRVO 合并黄斑水肿的患者，玻璃体切除术后 70% 的病例黄斑视网膜厚度降低、视力提高，效果可维持 5 年以上。

4. 葡萄膜炎黄斑水肿　玻璃体切除术后，FFA 检查显示黄斑水肿减轻的病例占 33%～44%，药物治疗组为 14%。一项研究表明，术后 50% 的病例视力提高两行或更多，但另一项研究发现 22% 的病例出现视力下降，前者视力提高可能与黄斑水肿改善有关，但更大的可能性是清除了混浊的玻璃体。

五、近视性黄斑劈裂手术

（一）适应证

近视性黄斑劈裂是指发生于高度近视伴后巩膜葡萄肿患者的黄斑区视网膜层间劈裂。进行玻璃体切除术的适应证包括：合并黄斑前膜、视力下降或出现视物变形等症状、OCT显示外层视网膜结构异常。

（二）禁忌证

禁忌证同"黄斑裂孔手术"。

（三）术前准备

术前准备同"黄斑裂孔手术"。

（四）手术要点、难点及对策

1. 玻璃体切除术　采用标准的三通道玻璃体切除术，手术切口制作、玻璃体切除等注意事项同"黄斑裂孔手术"。术中应尽可能切除玻璃体后皮质，减少术后发生增殖性玻璃体视网膜病变、视网膜脱离的可能。

2. 制作玻璃体后脱离　高度近视患者可能已存在玻璃体后脱离，对于无玻璃体完全后脱离的患者，需要制作后脱离。

3. 剥离ILM　近视性黄斑劈裂手术是否要进行ILM剥离目前仍有争议。支持剥离ILM的研究者认为，剥离ILM能够完全去除黄斑区残余玻璃体皮质和细胞成分，解除对黄斑的牵拉；推测ILM缺乏弹性是视网膜不能随巩膜后葡萄肿变形的重要原因之一；手术后ILM可能成为细胞增殖的支架，产生切线方向的牵拉力量，导致新的黄斑病变。反对ILM剥离的研究者认为，高度近视患者ILM菲薄且脆弱，较其他患者更难以剥离，术中发生医源性MH的可能性更大；ICG染色对视网膜有剂量依赖性毒性作用；不联合ILM剥离的手术治疗近视性黄斑劈裂同样有效。还有研究者提出保留黄斑中心的ILM剥离，从而防止医源性MH发生。在临床工作中，要根据患者眼底情况及手术者手术技术综合考虑，在安全的前提下剥离ILM。

4. 眼内填充物的选择　近视性黄斑劈裂手术通常进行气体填充，但有研究者提出玻璃体切除联合ILM剥离气体无填充也可以达到黄斑劈裂恢复、视力提高的目的，而填充气体有可能导致MH形成。但是，也有研究发现，填充气体的术眼黄斑劈裂恢复更快，最佳矫正视力（best corrected visual acuity，BCVA）提高更明显。

5. 手术结束前检查周边视网膜　这一步骤很重要，要在顶压下仔细检查，特别是巩膜穿刺口部位。若发现周边视网膜裂孔，可行眼内激光光凝或冷凝。

6. 高度近视伴明显后巩膜葡萄肿　可联合黄斑扣带或巩膜缩短手术。

（五）术后监测与处理

1. 术后第二天换药。

2.注意观察视力、眼压、炎症反应和视网膜情况。

3.术眼滴用广谱抗生素滴眼液、糖皮质激素滴眼液及散瞳药。

4.根据视网膜状况决定是否加做或补做视网膜激光光凝治疗。

5.术后高眼压的处理　同"黄斑裂孔手术"。

（六）常见并发症的预防与处理

术中并发症和术后并发症同"黄斑前膜手术"。如术后发生黄斑裂孔，应考虑再次手术。

（七）临床效果评价

高度近视伴黄斑劈裂的患者行玻璃体切除、气体填充术，联合或不联合 ILM 剥离，可联合黄斑扣带和巩膜缩短术。术后大于 80% 的病例黄斑劈裂能够全部或部分恢复，但完全恢复通常需要 6 个月的时间（图 5-4-9）。66% ～ 100% 的患者术后视力提高 2 行或 2 行以上。也有部分患者术后黄斑劈裂无明显好转，甚至发生黄斑裂孔（图 5-4-10）。

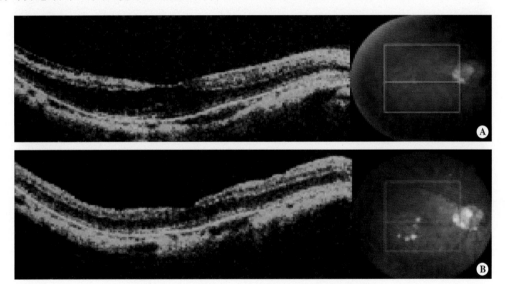

图 5-4-9　女性，51 岁，右眼高度近视黄斑劈裂

A. 术前 OCT 显示黄斑区视网膜层间劈裂，视力 0.12；B. 玻璃体切除、ILM 剥离联合 C_3F_8 填充术后 1 年，OCT 显示视网膜神经

上皮劈裂已基本恢复，视力 0.2

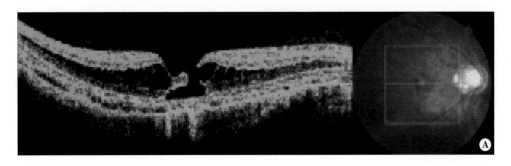

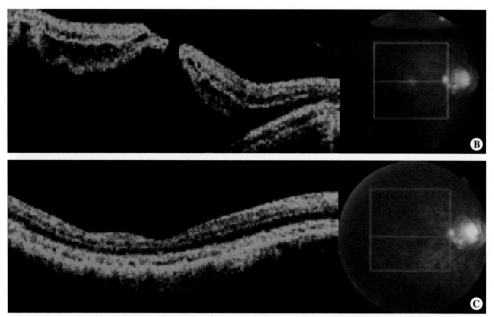

图 5-4-10 男性，25 岁，右眼黄斑劈裂、黄斑裂孔

A. 术前 OCT 显示黄斑区视网膜层间劈裂，黄斑中心神经上皮层断裂；B. 玻璃体切除、ILM 剥离联合 C_3F_8 填充术后 3 周，眼内气体大部分已吸收，OCT 显示视网膜裂孔未愈合，神经上皮层脱离，层间劈裂稍改善；C. 再次手术行玻璃体硅油填充，术后 2 周 OCT 显示黄斑裂孔愈合，视网膜劈裂明显好转，视网膜复位

六、其他

除常见黄斑疾病外，下列黄斑病变也可以考虑玻璃体手术治疗，在此简要说明。

（一）适应证

1. 脉络膜新生血管（choroidal neovascularization，CNV） 随着抗 VEGF 治疗的发展和广泛应用，需要行玻璃体手术取出 CNV 的病例越来越少。适应证包括大的视乳头旁 CNV，对抗 VEGF、光动力治疗无反应，且不适合激光治疗的患者。

2. 急性视网膜下出血造成视力严重下降的患者 可考虑玻璃体腔注射组织型纤溶酶原激活剂（tPA）和膨胀气体，或玻璃体切除术联合视网膜下注射 tPA、玻璃体气液交换。

3. 抗 VEGF 治疗无效或不适合抗 VEGF 治疗的疾病 包括黄斑下广泛机化、大量视网膜下出血、RPE 撕裂。

4. 眼内寄生虫病引起的黄斑病变 视网膜下猪囊尾蚴病，眼弓蛔虫导致的视网膜前膜、牵拉性黄斑脱离等。

（二）手术方式

1. 取视网膜下膜 对于位于中心凹下的膜，手术取出后很可能造成中心 RPE 缺损，术后视力较差，可联合 RPE 和脉络膜移植。

2. 黄斑转位术 适用于抗 VEGF 治疗无效或不适合抗 VEGF 治疗的疾病。目前接受这种手术的患者相对较少,一般选择双眼中心视力丧失的患者条件相对较好的一只眼,通常视力相对好,病变相对小、病变时间相对短,邻近有相对正常的 RPE。黄斑转位术的方法包括:360° 周边视网膜切开、< 180° 视网膜切开和局限性黄斑转位,前两种更易发生术后增殖性玻璃体视网膜病变。

(张 潇 陈有信)

参 考 文 献

黎晓新,王景昭 . 1999. 玻璃体视网膜手术学 . 北京:人民卫生出版社

李凤鸣 . 2003. 中华眼科学 . 北京:人民卫生出版社

刘文 . 2007. 视网膜脱离显微手术学 . 北京:人民卫生出版社

刘文 . 2014. 临床眼底病(外科卷). 北京:人民卫生出版社

唐仕波 . 2005. 黄斑部疾病手术学 . 北京:人民卫生出版社 .

魏文斌 . 2015. 玻璃体视网膜手术并发症 . 北京:人民军医出版社

Bottos J,Elizalde J,Rodrigues EB,et al. 2015. Vitreomacular traction syndrome:postoperative functional and anatomic outcomes. Ophthalmic Surg Lasers Imaging Retina,46(2):235-242.

Enaida H,Hisatomi T,Nakao S,et al. 2014. Chromovitrectomy and vital dyes. Dev Ophthalmol,54:120-125.

Gohil R,Sivaprasad S,Han LT,et al. 2015. Myopic foveoschisis:a clinical review. Eye(Lond),29(5):593-601.

Golan S,Loewenstein A. 2014. Surgical treatment for macular edema. Semin Ophthalmol,29(4):242-256.

Imai M,Iijima H,Gotoh T,et al. 1999. Optical coherence tomography of successfully repaired idiopathic macular holes. Am J Ophthalmol,128(5):621-627.

Inoue M,Kadonosono K. 2014. Macular diseases:epiretinal membrane. Dev Ophthalmol,54:159-163.

Jackson TL,Nicod E,Simpson A,et al. 2013. Symptomatic vitreomacular adhesion. Retina,33(8):1503-1511.

Oh H. 2014. Idiopathic macular hole. Dev Ophthalmol,54:150-158.

Ryan SJ. 2013. Retina. 5th ed. London:Elsevier,1954-2018.

Shao L,Wei W. 2014. Vitreomacular traction syndrome. Chin Med J(Engl),127(8):1566-1571.

Zhang X,Zeng H,Bao S,et al. 2014. Diabetic macular edema:new concepts in patho-physiology and treatment. Cell Biosci,4:27.

第六章 眼整形手术

第一节 上睑下垂矫正术

上睑下垂是一种较常见的疾病，可造成患者视轴被部分或全部遮挡，患者往往需要抬头或后仰视物，影响患者外观和颈椎发育，严重的还会影响患者视功能，手术是解决这一问题的方法。

一、上睑下垂的手术时机

（一）先天性上睑下垂

1. 轻、中度上睑下垂、不遮挡视轴、不合并弱视者，建议 3～5 岁时手术。
2. 重度单睑或双睑上睑下垂、眼睑遮挡视轴有可能造成形觉剥夺性弱视者，建议 2 岁时手术。
3. 对于伴有斜视者，应该先行斜视矫正术，半年后再行上睑下垂矫正术。
4. 小睑裂综合征患者，需先行内外眦开大术，半年后再行上睑下垂矫正术。
5. Marcus-Gunn 患儿，成年后若仍有症状再行手术。

（二）后天性上睑下垂

1. 如因全身疾病造成的上睑下垂，需要治疗原发病，病情稳定 1 年以上仍有上睑下垂者再行手术。
2. 动眼神经麻痹的患者，需治疗半年以上，重症肌压力确定功能无法恢复后，先矫正眼外肌麻痹造成的斜视，再行上睑下垂矫正术。
3. 重症肌无力患者，需经治疗重症肌无力后上睑下垂病情稳定 1 年后再行手术。
4. 外伤性上睑下垂如确定是提上睑肌或其腱膜撕裂，需立即手术，否则需要在创伤愈合 1 年后确定提上睑肌功能无法恢复再行手术。
5. 腱膜性上睑下垂，在遮挡视轴或影响外观时即可手术。
6. 对于机械性上睑下垂，如因肿瘤或瘢痕造成，要根据情况决定手术。

二、上睑下垂的手术方式

（一）提上睑肌缩短术（经皮肤结膜入路法）

1. 适应证

（1）适用于提上睑肌肌力≥4mm，由各种原因引起上睑下垂的患者。

（2）有美容要求的患者。

（3）遮挡视轴影响视觉及视功能发育的患者。

（4）由于上睑下垂造成颈部肌肉或颈椎发育受影响的患者。

2. 禁忌证

（1）对于全身疾病或重症肌无力，病情稳定不超过1年的患者禁忌手术。

（2）轻、中度上睑下垂者，若年龄＜2岁，由于患儿不配合可能会造成手术失败，应尽量避免过早手术。

（3）眼部恶性肿瘤患者应先行治疗原发病。

（4）眼部炎性病变或全身有血行播散感染的患者禁忌手术。

（5）由于老年性上睑皮肤松弛患者上睑遮挡瞳孔而没有上睑下垂者不能行上睑下垂矫正术。

（6）角膜无知觉患者禁忌手术。

（7）合并斜视复视，未行手术矫正者。

3. 术前准备

（1）询问病史，了解上睑下垂的原因，排除全身疾病，必要时请神经内科会诊。

（2）检查视力，眼前后节检查，了解有无眼部疾患，如斜视、弱视、眼部肿瘤等；角膜知觉检查及泪液检查。

（3）测量提上睑肌肌力，以便决定手术方式。

（4）测量上睑下垂量，明确上睑下垂的程度。

（5）确定有无上睑迟滞，只见于先天性上睑下垂，手术后会出现睡眠状态眼睑闭合不全。

（6）测量上直肌及其他眼外肌，了解有无可能出现手术后复视，测量有无 Bell 现象，如果无 Bell 现象，手术矫正量要减少。

（7）测量额肌肌力，若＞7mm，可以考虑额肌手术，如果＜7mm，采用利用额肌的手术效果较差。

（8）测量 Müller 肌功能。

（9）术前常规检查，如血尿常规、肝肾功能、血糖、凝血功能、感染四项、胸片、心电图，如果有严重全身疾病，需相应科室会诊；术前照相。

（10）术前点3天抗生素滴眼液。

（11）术前最好停用阿司匹林等抗凝药1周。

（12）术前对提上睑肌缩短量进行评估，主要取决于上睑下垂的类型，提上睑肌的肌力、弹性、下垂量及需要矫正的程度。

1）先天性上睑下垂缩短量＞10mm，后天性上睑下垂缩短量＜10mm。

2）提上睑肌肌力越好，缩短量越小；肌力越差，缩短量越大。

3）提上睑肌弹性越好，缩短量越小；弹性越差，缩短量越大。

4）下垂量越大，缩短量越大；下垂量越小，缩短量越小。

5）如果患者 Bell 现象消失、重症肌无力、上直肌功能受限、严重上睑迟滞等，容易出现术后暴露性角膜炎，则需要减小缩短量。

（13）提上睑肌缩短量的确定。

1）一般每矫正 1mm 下垂量需要缩短 4～6mm。肌力为 4mm 者，以缩短 6mm 为准；肌力为 5～7mm 者，以缩短 5mm 为准；肌力为 8mm 以上者，以缩短 4mm 为准。

2）先天性上睑下垂：肌力 4mm，需要缩短 20～24mm；肌力 5～7mm，需要缩短 14～18mm；肌力 8mm 以上，需要缩短 10～12mm。

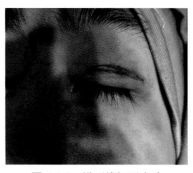

图 6-1-1　沿画线切开皮肤

4. 手术要点

（1）常规消毒铺巾，包扎时无论行单眼或双眼手术，均需要暴露双眼用亚甲蓝画线，双重睑手术切口一般距睑缘 5～6mm，若行单眼手术，尽可能与对侧眼上睑皱襞保持高度、弧度一致，若对侧眼为单睑，可同时行双重睑手术。

（2）用 2% 利多卡因加少许 1∶100 000 肾上腺素在上睑皮下浸润麻醉，直至上眶缘下。

（3）沿画线切开上睑皮肤，剪除睑板前一条眼轮匝肌，并在切口上向睑缘方向做皮下分离（图 6-1-1）。

（4）剪开眶隔，切除部分眶脂肪，暴露提上睑肌腱膜，或用拉钩向上牵拉切口上唇皮肤及皮下组织，在提上睑肌腱膜前沟向上分离，暴露提上睑肌腱膜（图 6-1-2）。

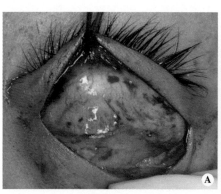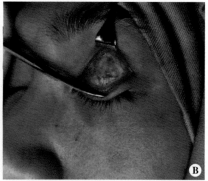

图 6-1-2　在最高点打开眶隔，暴露提上睑肌腱膜

（5）斜视钩顶压睑板，翻转上睑，穹隆部结膜下注射麻醉药，分离睑结膜及提上睑肌腱膜，可以在穹隆部外侧纵向剪开结膜后，在穹隆部穿入一根橡皮条从鼻侧穹隆部结膜穿出。

（6）向上剥离提上睑肌，从外侧在睑板上缘处剪断提上睑肌腱膜，向上分离腱膜与结膜，可以看到结膜下的橡皮条，从颞侧穿入血管钳或肌肉钳，从鼻侧穿出，夹住肌肉，不要损伤橡皮条下睑结膜，剪断内外角及节制韧带，抽出橡皮条，将提上睑肌分离至所需缩短的长度，并牵拉提上睑肌检查肌肉活动度及弹性（图 6-1-3）。

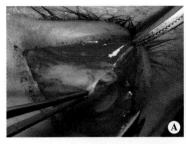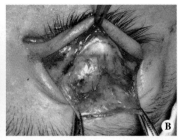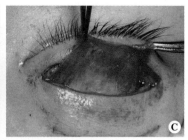

图 6-1-3　在腱膜上下分离出完整的提上睑肌，两侧剪开，形成提上睑肌瓣

（7）术前根据上睑下垂量、提上睑肌功能及患者年龄等因素决定提上睑肌缩短量。

（8）按去除量在相应位置的提上睑肌上用亚甲蓝在内、中、外画线，用 6-0 可吸收缝线在相应位置将提上睑肌缝合在睑板中上 1/3 处，根据眼睑高度及弧度进行调整后结扎缝线，剪除多余提上睑肌（图 6-1-4）。

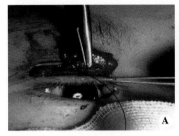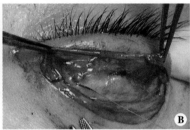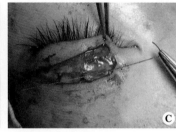

图 6-1-4　将提上睑肌的相应部位缝合于睑板中上 1/3 处

（9）间断缝合皮肤，为了术后形成双重睑，缝合皮肤时需要带上睑板或提上睑肌。

（10）在下睑睑缘位置用 5-0 丝线做一 Frost 缝合线，结膜囊内及切口上涂抗生素眼膏，向上牵拉 Frost 缝线，关闭睑裂以防止暴露性角膜炎。

（11）术后术眼加压包扎。

5. 手术难点及对策

（1）为了保持双眼对称，对于单眼上睑下垂，患眼的重睑线高度、弧度、走行应与健侧一致或稍低于健侧，健侧如为单睑可同时做上睑重睑成形术。

（2）在剪除睑板前眼轮匝肌时切口分离不要太靠近睑缘，避免损伤睫毛毛囊及睑缘动脉弓。

（3）切除上睑眶隔内脂肪时不能切除过多，否则会造成上睑塌陷，另外要电烧止血。

（4）分离提上睑肌后面时避免损伤睑结膜，术中可保留 Müller 肌（图 6-1-5）。

（5）向下牵引腱膜时，可以剪除内外角的牵制及节制韧带（Whitnall 韧带），使提上睑肌松解，剪开内角时注意勿过于靠近眶缘及眼球，避免损伤滑车及上斜肌，剪开外角时勿过于靠近眶缘，避免

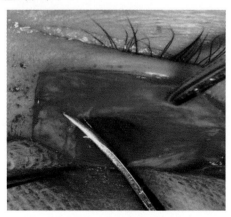

图 6-1-5　术中保留 Müller 肌

伤及泪腺（图 6-1-6）。

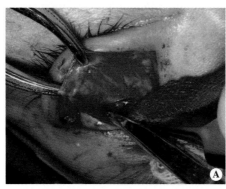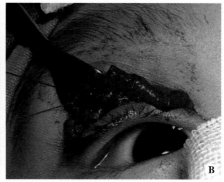

图 6-1-6　剪开节制韧带时避免损伤泪腺

（6）分离提上睑肌时，在节制韧带处由于连接紧密，容易造成提上睑肌破裂，故尽量避免。

（7）术中判断提上睑肌缩短量，一般矫正 1mm 下垂量需要缩短 4 ～ 6mm，但对于先天性上睑下垂要去除多一些，一般大于 10mm；对于老年性上睑下垂要去除少一些，一般小于 10mm；外伤性介于两者之间、对于剪断内外角后提上睑肌活动好的患者，可以减少缩短量，一般按减少 1mm 下垂量计算；对于眼外肌麻痹患者、无 Bell 现象患者、上睑迟滞患者，缩短量要保守，避免术后发生暴露性角膜炎。

（8）术中可以先打活结，让患者坐起，判断眼睑高度是否合适，再拉紧缝线，三针缝线要弧度合适，避免出现成角现象，影响外观。

（9）术后眼睑位置可能升高、不变或下降，一般术前肌力强者，术后位置可能会变高。

（10）对于行全麻的儿童，只能根据可以通过角膜映光点距睑缘的位置判断。

（11）对于去除量较多，出现穹隆部结膜脱垂的患者，需要从穹隆部结膜进针缝合。

（12）术后下睑缘需做一 Frost 缝线，向上牵拉下睑闭合睑裂。

6. 术后监测与处理

（1）术后绷带包扎，冰敷 48 小时。

（2）术后第二天打开绷带，观察角膜情况、眼睑高度和弧度及伤口情况。

（3）局部皮肤切口消毒换药，眼内滴抗生素滴眼液或涂眼膏。

（4）如果有眼睑闭合不全，需向上拉紧 Frost 缝线，关闭眼睑。

（5）7 天后拆除眼睑缝线，根据眼睑闭合情况决定是否拆除 Frost 缝线。

7. 术后常见并发症的预防与处理

（1）矫正不足

1）预防：①术前做详细检查，选择合适术式，确定合适的缩短量；②手术尽量避免损伤提上睑肌腱膜；③缝线确切，防止滑脱，尤其是儿童，术后由于疼痛等造成眼轮匝肌痉挛，用力闭眼容易导致缝线滑脱；④术中调整眼睑高度要合适。

2）处理：①如疑为缝线滑脱，可以早期打开伤口重新缝合固定；②3 ～ 6 个月消肿后再重新检查，再次手术。

（2）矫正过度：多见于后天性上睑下垂患者。

1）预防：①对于提上睑肌缩短术患者，仔细考虑提上睑肌功能及下垂量，对于后天性上睑下垂患者，要相对保守；②腱膜性上睑下垂患者做提上睑肌缩短术时要相对保守，否则容易出现术后过矫；③术中调整眼睑高度要合适。

2）处理：①利用提上睑肌手术早期2周内过矫可以用力闭眼，从上向下按摩眼睑或上睑做一牵引缝线向下牵拉；②如过矫3mm以上出现暴露性角膜炎，可以拆开缝线，将固定在睑板的缝线上移或结扎得松一些，如果仍过矫可以行提上睑肌延长术或巩膜移植术；③若手术后3个月仍过矫，需再次手术，可行内路睑板-腱膜切断术。

（3）上睑内翻倒睫

1）预防：①固定睑板上的缝线应位于睑板中上1/3处；②上睑皮肤切口应低一些，缝合时可带上睑板上缘；③如术中估计有内翻可能，可以在上睑缘尤其是上睑内侧缝合一针牵引缝线，向上牵拉，避免由于组织肿胀造成内翻。

2）处理：①需要打开切口，调整提上睑肌腱膜缝合在睑板的位置；②切除部分切口下唇的皮肤；③缝合皮肤时带上睑板上缘或深层提上睑肌腱膜，增加眼睑外翻力量。

（4）暴露性角膜炎

1）预防：①对于Bell现象消失、上直肌麻痹、上睑迟滞严重、泪液减少的患者，手术量要保守；②术中注意保护角膜，避免消毒液灼伤及术中暴露；③术后做Forst缝线，关闭术眼；④术后涂抗生素眼膏；⑤包扎时注意不要过于压迫眼球。

2）处理：①轻度角膜损伤，可以拉紧Forst缝线关闭患眼，并涂大量抗生素眼膏；②严重角膜损伤，需要使上睑复位，使眼睑闭合，3个月后再次手术，手术量要尽量保守。

（5）睑裂闭合不全

1）预防：①利用提上睑肌的手术早期也可出现睑裂闭合不全，对于Bell现象消失的患者缩短量要保守；②术后大量眼膏涂眼，牵拉Frost缝线，避免由于早期眼睑闭合不全或睡眠状态眼睑闭合不全引起角膜并发症。

2）处理：局部涂抗生素眼膏，牵拉Frost缝线关闭睑裂。

（6）穹隆部结膜脱垂

1）预防：①术中不要过分分离结膜及提上睑肌腱膜，避免损伤上穹隆部悬韧带；②术中如发现穹隆部结膜脱垂，可以用5-0丝线在上穹隆部至切口皮下做三对褥式缝合，或者切除部分多余的球结膜。

2）处理：①轻者可表面后推送结膜后加压包扎，或用缝线在穹隆部至切口皮下做褥式缝合；②严重者需要切除部分结膜。

（7）双重睑不对称

1）预防：①手术设计要尽可能以双眼对称为原则；②如估计术后会出现矫正不足，设计的重睑线位置要比健侧稍低；③缝合上睑皮肤切口时，缝合上睑睑板或提上睑肌腱膜的位置要尽量一致，结扎缝线要松紧一致。

2）处理：①如果是下垂矫正不足造成的不对称，需要按矫正不足处理；②如果下垂矫正满意，但重睑过宽，可以手术后3个月修整，切除部分切口下唇皮肤，重新缝合。

（8）上睑外翻：是一种较少见的并发症。

1）预防：①术中缝合提上睑肌腱膜时结扎缝线不要过紧；②术中如发现穹隆部结膜脱垂要及时处理；③术中不要去除皮肤过量。

2）处理：①轻度的睑球分离可以自行恢复；②严重者需要处理球结膜脱垂及调整缝线。

（9）睑缘成角或弧度不佳

1）预防：手术结扎提上睑肌时要检查弧度是否合适，必要时可以让患者坐位观察，调节缝线位置及缝线松紧度，避免出现成角畸形。

2）处理：①如果术后发现轻度成角，可在成角位置做一牵引缝线，向下牵拉，固定于颊部；②严重的成角畸形或弧度明显不佳时，需要尽早拔除皮肤缝线，打开切口，重新调整提上睑肌在睑板缝线的高度及松紧度。

（10）其他：由于术中止血不彻底造成出血、皮下血肿，严重损伤眶上动脉，可以导致球后出血；如果分离提上睑肌时损伤滑车或上斜肌，可造成斜视、复视、感染、睫毛乱生等。

8.临床效果评价

（1）改善外观，使双眼对称，睑裂大小适中（图6-1-7）。

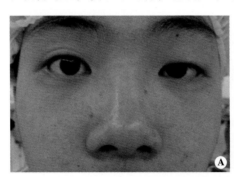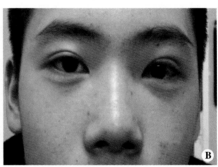

图6-1-7 提上睑肌缩短术术前（A）、术后（B）对照

（2）避免瞳孔遮挡造成儿童视功能发育不良。

（3）避免由于抬头视物造成颈部肌肉及颈椎畸形。

（4）避免由于抬眉造成额纹过多。

（5）避免由于外观造成心理影响。

（二）提上睑肌缩短术（经结膜入路法）

1.适应证

（1）内切手术由于手术视野暴露不好、提上睑肌的暴露受限、矫正量较少，其主要适用于提上睑肌肌力较好（肌力≥6mm）且下垂量较少的患者。

（2）尤其适用于单眼上睑下垂、对侧眼单睑又不愿行双重睑手术的患者。

（3）其他同提上睑肌缩短术（外切法）。

2.禁忌证 提上睑肌肌力不好且下垂量较大的患者。

3.术前准备 同"经皮肤结膜入路法提上睑肌缩短术"。

4.手术要点

（1）2%利多卡因加入少许1∶100 000肾上腺素，皮肤及穹隆部结膜下注射，在睑板上缘上 2mm 水平剪开穹隆部结膜。

（2）向上剥离 Müller 肌及提上睑肌，直到穹隆部顶部。

（3）于颞侧睑板上缘做一纵行切口，在提上睑肌腱膜前钝性分离至鼻侧穿出，用肌肉钳或止血钳夹住提上睑肌腱膜。

（4）在睑板上缘剪断 Müller 肌及提上睑肌腱膜，在腱膜及眶隔间向上分离提上睑肌至需要高度，剪断内外角及节制韧带。

（5）术前根据上睑下垂量、提上睑肌功能及患者年龄等因素决定提上睑肌缩短量。

（6）按去除量在提上睑肌相应位置用亚甲蓝画线，做内、中、外三对褥式缝线。

（7）上睑板切除 1～2mm，将提上睑肌预置缝线，从后向前穿过睑板上方，至相当于上睑重睑线位置处皮肤面穿出结扎，如不需要做成重睑，缝线从睫毛根部下方皮肤穿出。

（8）6-0 或 7-0 可吸收缝线连续缝合结膜。

（9）下睑做一 Frost 缝线，局部涂抗生素眼膏，将 Frost 向上牵拉，关闭睑裂后胶布粘贴于额部。

5. 手术难点及对策

（1）内切法适用于提上睑肌肌力较好而下垂量较轻的患者，对单眼上睑下垂、对侧眼单睑又不愿做重睑手术的患者较适用。

（2）向下牵引腱膜时，可以剪除内外角的牵制及节制韧带（Whitnall 韧带），使提上睑肌松解，剪开内角时注意勿过于靠近眶缘及眼球，避免损伤滑车及上斜肌，剪开外角时勿过于靠近眶缘，避免伤及泪腺。

（3）在肌肉上缝合预置缝线时，为防止肌肉滑脱，需做褥式缝合并在肌肉上绕一圈。

（4）在皮肤面结扎时要放置小棉卷。

（5）术后下睑缘需做一 Frost 缝线，向上牵拉下睑闭合睑裂。

6. 术后监测与处理

（1）术后绷带包扎，冰敷 48 小时。

（2）术后第二天打开绷带，观察角膜情况、眼睑高度和弧度及伤口情况。

（3）局部皮肤切口消毒换药，眼内滴抗生素滴眼液或涂眼膏。

（4）如果有眼睑闭合不全，需向上拉紧 Frost 缝线，关闭眼睑。

（5）7 天后拆除眼睑缝线、结膜缝线，根据眼睑闭合情况决定是否拆除 Frost 缝线。

7. 术后常见并发症的预防与处理　同"经皮肤结膜入路法提上睑肌缩短术"。

8. 临床效果评价　同"经皮肤结膜入路法提上睑肌缩短术"。

（三）提上睑肌缩短术（经皮肤入路法）

手术同经皮肤结膜入路法提上睑肌缩短术，只是在翻转上睑注射麻醉药时，依靠药液分离提上睑肌腱膜与睑结膜，在结膜上不再做切口，不放置橡皮条。

（四）提上睑肌腱膜修补术

1. 适应证

（1）此手术只适用于腱膜性上睑下垂。

（2）腱膜完全断裂的患者，术前测量提上睑肌肌力可以很差、下垂严重，甚至完全不能睁眼，术中切开皮肤后发现为提上睑肌腱膜完全断裂的可以直接行提上睑肌腱膜修补术。

（3）外伤患者如确定是由于提上睑肌腱膜断裂引起的，需要立即手术。

2. 禁忌证　其他原因造成的上睑下垂、无腱膜断裂者。

3. 术前准备　同"经皮肤结膜入路法提上睑肌缩短术"。

4. 手术要点

（1）常规消毒铺巾，包扎时无论单眼或双眼手术，均需要暴露双眼。

（2）用亚甲蓝画线，双重睑手术切口距睑缘 5～6mm，若为单眼手术，尽可能与对侧眼上睑皱襞保持高度、弧度一致；若对侧眼为单睑，可同时行双重睑手术，如果是老年患者，皮肤松弛明显，需要同时画出需要切除的皮肤轮廓。

（3）用 2% 利多卡因加少许 1：100 000 肾上腺素在上睑皮下浸润麻醉。

（4）沿画线切开上睑皮肤切口，剪除睑板前一条眼轮匝肌，并向下分离下唇下组织。

（5）用拉钩拉开睑板上缘附近眼轮匝肌，暴露睑板上缘。

（6）嘱患者向上及向下注视，在睑板上缘上方找出断裂的提上睑肌腱膜，腱膜一般为颜色发白的韧性较厚组织，容易辨认，若腱膜变薄，则不易辨认，可以从睑板上缘沿 Müller 肌向上寻找。

（7）剪开眶隔，切除部分眶脂肪，暴露提上睑肌腱膜，或用拉钩向上牵拉切口上唇皮肤及皮下组织，在提上睑肌腱膜前沟向上分离，暴露提上睑肌腱膜。

（8）钝性加锐性分离提上睑肌腱膜及 Müller 肌，使提上睑肌腱膜可以自如活动。

（9）用 6-0 可吸收缝线将提上睑肌腱膜破裂处分内、中、外缝合在睑板上缘断裂处，打活结。

（10）观察患者上睑缘位置，必要时可以让患者坐起观察，如果矫正不足，可以将提上睑肌腱膜缝合在睑板的位置稍向下移，少数患者需要切除部分提上睑肌，位置满意后结扎缝线。

（11）切除多余皮肤，6-0 丝线间断缝合皮肤，缝合时带上切口下提上睑肌腱膜。

5. 手术难点及对策

（1）寻找提上睑肌腱膜断端时可以嘱患者向上向下注视，即可看到活动的断端。

（2）有些病例可以看到红色的 Müller 肌延伸到腱膜断裂的边缘，要将其分离，使裂开的腱膜可以活动。

（3）由于肾上腺素有兴奋 Müller 肌的作用，上睑缘要过矫 1～2mm。

6. 术后监测与处理

（1）术后绷带包扎，冰敷 48 小时。

（2）术后第二天打开绷带，观察角膜情况、眼睑高度和弧度及伤口情况。

（3）局部皮肤切口消毒换药，眼内滴抗生素眼滴眼液或涂眼膏。

（4）患者一般不会出现眼睑闭合不全及暴露性角膜炎，不需要事先缝置 Frost 缝线。

7. 术后常见并发症的预防与处理　同"经皮肤结膜入路法提上睑肌缩短术"。

（五）提上睑肌腱膜折叠术

1. 适应证

（1）肌力 ≥ 10mm 的腱膜性上睑下垂。

（2）后天性上睑下垂，下垂量较少，提上睑肌肌力 ≥ 10mm。

2. 禁忌证　肌力较差的患者。

3. 术前准备　同"经皮肤结膜入路法提上睑肌缩短术"。

4. 手术要点

（1）常规消毒铺巾，包扎时无论单眼或双眼手术，均需要暴露双眼。

（2）用亚甲蓝画线，双重睑手术切口一般距睑缘 5 ～ 6mm，若为单眼手术，尽可能与对侧眼上睑皱襞保持高度、弧度一致，若对侧眼为单睑，可同时行双重睑手术，如果是老年患者，皮肤松弛明显，需要同时画出需要切除的皮肤轮廓。

（3）用 2% 利多卡因加少许 1∶100 000 肾上腺素在上睑皮下浸润麻醉。

（4）沿画线切开上睑皮肤切口，剪除睑板前一条眼轮匝肌，并向下分离下唇下组织。

（5）用拉钩拉开睑板上缘附近眼轮匝肌，暴露睑板上缘。

（6）在睑板上缘找出提上睑肌腱膜，若睑板与提上睑肌腱膜断裂，常在断裂处见红色的 Müller 肌，若腱膜暴露不好，可以剪开眶隔或向上牵拉眶隔，暴露提上睑肌腱膜及部分提上睑肌。

（7）向上剥离提上睑肌，在距睑板上缘 6 ～ 8mm 处偏鼻侧或颞侧提上睑肌腱膜上做纵行切口，插入止血钳将提上睑肌腱膜与 Müller 肌分离，亦可不做分离。

（8）用 6-0 可吸收缝线在距睑板上缘 6 ～ 8mm 处提上睑肌腱膜上做三对褥式缝线将提上睑肌腱膜折叠，在上眼睑的内侧、中间、外侧将提上睑肌分别缝合在睑板中上 1/3 处的相应位置，根据眼睑高度及弧度进行调整后结扎缝线。

（9）间断缝合皮肤。

5. 手术难点及对策

（1）若提上睑肌腱膜暴露不好，可以剪开眶隔或向上牵拉眶隔。

（2）在分离提上睑肌腱膜和 Müller 肌时，需要用止血钳钝性分离，避免损伤腱膜。

（3）为了防止腱膜滑脱，需要在腱膜处做三对褥式缝线，并牢固结扎。

（六）阔筋膜悬吊术

1. 适应证　适用于提上睑肌肌力 < 4mm 的患者，包括先天性及后天性上睑下垂患者。额肌肌力 > 7mm 的患者术后效果较好。

2. 禁忌证　面神经麻痹者不能行额肌手术。

3. 术前准备

（1）同"经皮肤结膜入路法提上睑肌缩短术"。

（2）取阔筋膜，可以为自体或异体，甚至可以用小牛筋膜方法在股外侧中部切开皮肤，钝性分离皮下组织及脂肪，暴露阔筋膜，在阔筋膜上做一对平行切口，在阔筋膜后分离阔筋膜及肌肉，避免损伤肌肉，分离至需要长度后，上下方剪断阔筋膜，取出筋膜条，修剪掉脂肪；或者在拟取筋膜位置下端皮肤做长约 3cm 水平切口，用拉钩拉开切口，垂直切断筋膜，使筋膜下端游离，用止血钳夹住筋膜，向下牵拉，将剥离器伸入切口，一手拉住筋膜，一手将剥离器向上推至所需要长度，旋转剥离器将阔筋膜上端切断，取出筋膜条。

（3）如果是事先制作的阔筋膜或异体阔筋膜，需要取出制作筋膜条后用0.25%氯霉素冲洗，放入盛有0.25%氯霉素和1∶4000庆大霉素的小瓶中，冷冻保存，使用时自然解冻后，用0.25%的氯霉素冲洗即可。

（4）术前除常规准备外，还需要测定额肌的肌力。

4. 手术要点

（1）常规消毒铺巾，暴露双眼。

（2）用亚甲蓝在上睑重睑线位置及眉上缘相当于内眦、中央、外眦位置做3个长3～5mm横向切口画线，对于单眼上睑下垂，患眼的重睑线高度应与健侧一致或稍低于健侧。

（3）眼睑、眉上方皮肤及皮下用2%利多卡因加少许1∶100 000肾上腺素浸润麻醉，沿画线切开上睑及眉弓上方切口，切除部分睑板前眼轮匝肌，暴露睑板，眉上方切口深度应达肌肉水平。

（4）将筋膜引针从眉中部切口穿入至眼轮匝肌后方向下，从上睑切口正中穿出，将8mm×3mm的筋膜条穿入引针后，引针慢慢地从眉中部切口抽出，牵出筋膜，再从眉内侧切口穿入引针穿出筋膜的另一端，使筋膜条呈"V"形；同理将筋膜引针从眉中部切口穿入后慢慢抽出，牵出另一筋膜，再从眉外侧切口穿入引针穿出筋膜的另一端，形成双"V"形或"W"形，将"W"形的两底处的筋膜缝合在睑板中上1/3处，在眉上提拉筋膜至眼睑位置正常，将多余筋膜剪掉后缝合在眉上缘切口深层的额肌上。

（5）间断缝合皮肤，眼睑皮肤缝合时需要带上睑板上缘处组织。

（6）术后下睑缘需做一Frost缝线，向上牵拉下睑闭合睑裂。

5. 手术难点及对策

（1）缝合前可以将角膜保护板插入穹隆部保护角膜。

（2）睑板上的缝线必须穿透1/2～2/3睑板，但不能穿透睑板，缝线要固定在睑板中上1/3处。

（3）观察睑缘位置弧度及有无内翻倒睫，如果有需要，调整、固定筋膜条缝线在睑板位置，必要时增加缝线。

（4）由于利用额肌的手术术后上睑位置会下降，所以手术时眼睑上缘要达到角膜缘上1mm。

（5）对于上直肌功能不良或Bell现象消失的患者，上睑位置要稍低。

（6）行阔筋膜悬吊术时严禁牵拉过度。

6. 术后监测与处理

（1）手术后绷带包扎，冰敷48小时。

（2）手术后第二天打开绷带，观察角膜情况、眼睑高度和弧度及伤口情况。

（3）局部皮肤切口消毒换药，眼内滴抗生素滴眼液或涂眼膏。

（4）如果有眼睑闭合不全，需向上拉紧Frost缝线，关闭眼睑。

（5）7天后拆除眼睑缝线，根据眼睑闭合情况决定是否拆除Frost缝线。

7. 术后常见并发症的预防与处理

（1）矫正不足

1）预防：阔筋膜悬吊高度不够或缝线松脱都可能导致矫正不足，筋膜悬吊术后期，一般眼睑高度都会出现不同程度的下降，所以手术中眼睑高度要适当过矫。

2）处理：①如疑为阔筋膜或缝线滑脱，可以早期打开伤口重新缝合固定；②如其他原因造成矫正不足，可以在 3～6 个月消肿后重新检查，再次手术，可以再次选择阔筋膜悬吊术。

（2）矫正过度：多见于后天性上睑下垂患者。

1）预防：①阔筋膜悬吊术时牵拉筋膜过紧可以造成矫正过度，术中要避免过度牵拉；②术中调整眼睑高度要合适，阔筋膜悬吊术一般术眼需要过矫 1～2mm，但不宜过矫太多。

2）处理：①术后眼睑会随时间逐渐下降，过矫 1～2mm 早期不需要处理；②如过矫 3mm 以上或出现暴露性角膜炎，可以拆开缝线，将固定在睑板的缝线上移或结扎得松一些。

（3）上睑内翻倒睫

1）预防：①阔筋膜缝合在睑板的位置太低，可以造成睑内翻，固定睑板上的缝线应位于睑板中上 1/3 处；②上睑皮肤切口位置太高，下唇皮肤过多，结扎缝合时，下唇皮肤堆积可以造成倒睫，故上睑皮肤切口应低一些，缝合时可带上睑板上缘处组织；③如术中估计有内翻可能，可以在上睑缘尤其是上睑内侧缝合一针牵引缝线，向上牵拉，避免由于组织肿胀造成内翻。

2）处理：①需要打开切口，调整阔筋膜缝合在睑板的位置，结扎缝线不宜过紧；②切除部分切口下唇的皮肤；③缝合皮肤时带上睑板上缘或深层提上睑肌腱膜，增加眼睑外翻力量。

（4）暴露性角膜炎

1）预防：①对于 Bell 现象消失、上直肌麻痹、上睑迟滞严重、泪液减少的患者，手术方案要保守；②术中注意保护角膜，避免消毒液灼伤及术中暴露；术后做 Forst 缝线，关闭术眼；④术后涂抗生素眼膏；⑤包扎时注意不要过于压迫眼球。

2）处理：①轻度角膜损伤，可以拉紧 Forst 缝线关闭患眼，并涂大量抗生素眼膏；②严重角膜损伤需要使上睑复位，眼睑闭合，3 个月后再次手术，手术考量要尽量保守。

（5）睑裂闭合不全

1）预防：①先天性上睑下垂患者早期都会出现睑裂闭合不全，随着时间推移会逐渐减轻或消失；②术后大量眼膏涂眼，牵拉 Frost 缝线，避免由于早期眼睑闭合不全或睡眠时眼睑闭合不全引起角膜并发症；③对于 Bell 现象消失、上直肌麻痹、上睑迟滞严重、泪液减少的患者，手术量要保守。

2）处理：局部涂大量抗生素眼膏，牵拉 Frost 缝线关闭睑裂。

（6）上睑迟滞：先天性上睑下垂患者术前一般会出现上睑迟滞，行阔筋膜悬吊术后也会出现上睑迟滞，随着时间推移有所好转，但不会消失，术前应与患者交代清楚，避免向下注视。

（7）双重睑不对称

1）预防：①手术设计要尽可能以双眼对称为原则；②如估计术后会出现矫正不足，设计的重睑线位置要比健侧稍低；③缝合上睑皮肤切口时，缝合上睑睑板或提上睑肌腱膜的位置要尽量一致，结扎缝线要松紧一致。

2）处理：①如果是下垂矫正不足造成的不对称，需要按矫正不足处理；②如果下垂矫正满意，但重睑过宽，可以手术后3个月修整，切除部分切口下唇皮肤，重新缝合。

（8）上睑外翻：是一种较少见的并发症。

1）预防：①术中缝合阔筋膜时结扎缝线不要过紧；②术中不要过量去除皮肤。

2）处理：①轻度的睑球分离可以自行恢复；②严重的需要调整缝线。

（9）睑缘成角或弧度不佳

1）预防：①牵拉阔筋膜时用力不均、固定睑板位置不当、缝线过紧都可能造成睑缘成角或弧度不准，术中要尽量避免；②手术结扎阔筋膜时要检查弧度是否合适，必要时可以让患者坐位观察，调节缝线位置及缝线松紧度，切忌出现成角。

2）处理：①如果术后发现轻度成角，可在成角位置做一牵引缝线，向下牵拉，固定于颊部；②严重的成角畸形或弧度明显不佳时，需要打开切口，重新调整阔筋膜的牵拉力、阔筋膜固定在睑板缝线的高度及松紧程度。

（10）其他：感染、睫毛乱生、部分眉毛缺失等。

（七）额肌悬吊术

1.适应证 适用于提上睑肌肌力＜4mm，额肌功能正常的患者。

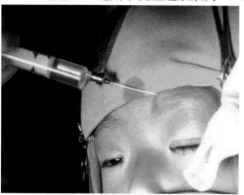

图6-1-8 眉弓上方麻醉

2.禁忌证 周围面神经麻痹患者。

3.术前准备 同"阔筋膜悬吊术"，但不需要制作筋膜条。

4.手术要点

（1）亚甲蓝画出上睑皱襞切口线。

（2）上睑及眉上方1cm×2cm区域浸润麻醉后切开上睑皮肤切口，切除部分睑板前眼轮匝肌（图6-1-8）。

（3）在皮下组织与眼轮匝肌之间向眶上缘剥离，剥离范围达眉上缘上方1.5cm×2cm大小，在眶上缘轮匝肌及额肌交界处横向全层切开额肌纤维，在额肌后骨膜前疏松层向上剥离达眉上1.5cm左右（图6-1-9）。

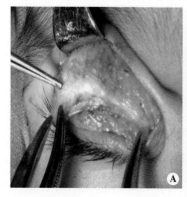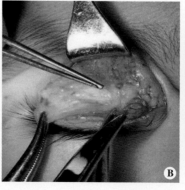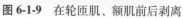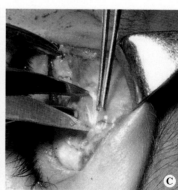

图6-1-9 在轮匝肌、额肌前后剥离

（4）额肌横切口两侧各做一个纵向切口，相距 2cm，形成一个宽约 2cm 的额肌筋膜瓣嘱患者抬眉，可见此额肌瓣活动（图 6-1-10）。

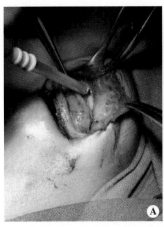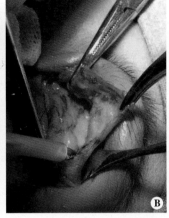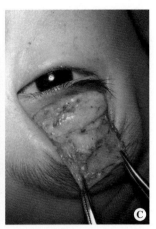

图 6-1-10　在两侧剪开，形成额肌瓣

（5）将额肌筋膜瓣向下牵拉，从轮匝肌下与眶隔间隧道内穿过，确定额肌瓣缝合在睑板中上 1/3 位置，亚甲蓝标记。

（6）用 6-0 可吸收缝线按标记线做内、中、外三对褥式缝线，将额肌瓣缝合在睑板中上 1/3 处，调节缝线位置，使上睑缘位于角膜上缘且不出现内翻倒睫（图 6-1-11）。

（7）患者坐位观察上睑位置弧度满意后剪除多余额肌筋膜，间断缝合皮肤。

（8）术后下睑缘需做一 Frost 缝线，向上牵拉下睑闭合睑裂。

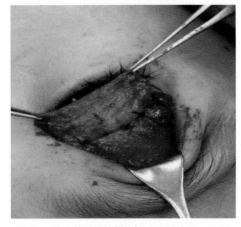

图 6-1-11　将额肌瓣缝合于睑板中上 1/3 处

5. 手术难点及对策

（1）为便于暴露及剥离额肌筋膜瓣，可以在眉下做辅助切口，在眉毛中央下缘，顺眉毛生长方向长 15～20mm，深度达额肌表面，此切口要避开眶上切迹，以免损伤眶上神经及血管。

（2）做额肌瓣向上剥离时要依次经过睑部轮匝肌、眶部轮匝肌、眉部额肌及筋膜。

（3）做额肌横向切开时不要太靠近内侧，避免损伤内侧的眶上神经血管束，外侧不要损伤面神经颞支。

（4）观察睑缘位置弧度及有无内翻倒睫，如果有需要，调整缝线在睑板的位置。

（5）需要调整好上睑位置后再剪除多余的额肌。

（6）由于利用额肌的手术术后上睑位置会稍下降，所以手术时眼睑上缘要达到角膜上缘。

（7）对于上直肌功能不良或 Bell 现象消失的患者，上睑位置要稍低。

（8）剥离额肌时出血较多，尽量在直视下手术。

（9）额肌悬吊术术后上睑下降的程度较阔筋膜悬吊术小，所以术毕上睑缘位于上方角膜缘或遮挡上方角膜 1mm 即可（图 6-1-12）。

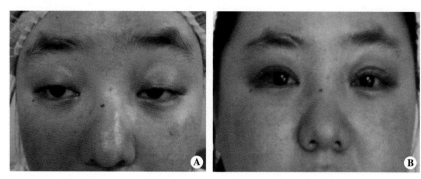

图 6-1-12 额肌悬吊术术前（A）、术后对比（B）

6. 术后监测与处理　加压部位主要位于眉额部，若术中出血较多，可以术后延长加压包扎的时间，并给予止血药物，余同"阔筋膜悬吊术"。

7. 术后常见并发症的预防与处理

（1）同"阔筋膜悬吊术"。

（2）额部血肿主要见于额肌瓣悬吊术。

1）预防：①术前肌内注射止血药；②术中动作避免粗暴，直视下手术，充分止血；③麻醉药中加入肾上腺素；④术后将积血挤压出后再加压包扎。

2）处理：①局部冰敷，延长加压包扎时间；②术后肌内注射止血药；③如血肿较大，可以用针抽出积血后继续加压包扎；④如血肿过大，无法吸收，需切开皮肤，去除血凝块。

（八）提上睑肌腱膜－额肌吻合术

1. 适应证

（1）适用于提上睑肌肌力＜ 4mm，额肌功能正常的患者。

（2）尤其适用于额肌瓣手术中额肌瓣断裂或额肌位置过高的患者。

2. 禁忌证　周围面神经麻痹患者。

3. 术前准备　同"额肌悬吊术"。

4. 手术要点

（1）同额肌悬吊术制作切口及额肌瓣，但额肌瓣两侧不剪开。

（2）打开眶膈，暴露提上睑肌腱膜，向上分离至节制韧带。

（3）在穹隆部结膜注射麻醉药，在节制韧带下缘剪开提上睑肌腱膜，在腱膜后及结膜间向下分离至睑板上缘，然后在两端做向睑板上缘的斜形切开，形成"舌"形瓣。

（4）在轮匝肌后将提上睑肌腱膜向上牵拉至合适高度与额肌瓣缝合。

（5）间断缝合眼睑及眉下切口。

（6）下睑睑缘做 Frost 缝线，关闭睑裂。

5. 手术难点及对策　同提上睑肌缩短术及额肌悬吊术。

6. 术后监测与处理　同额肌悬吊术。

7. 术后常见并发症的预防与处理　同"额肌悬吊术"及"提上睑肌缩短术"。

（九）睑板 - 结膜 -Müller 肌切除术（Fasenella-Servat 手术）

此手术通过缩短 Müller 肌、增强 Müller 肌功能提高上睑。

1. 适应证　适用于提上睑肌肌力≥ 10mm、下垂量为 1.5 ～ 2.0mm 的先天性上睑下垂、腱膜性上睑下垂及 Horner 综合征患者。

2. 禁忌证

（1）提上睑肌肌力较差、下垂量较大的患者。

（2）Müller 肌没有功能的患者。

3. 术前准备　同"经皮肤结膜入路法提上睑肌缩短术"。

（1）排除患者有高血压、冠心病、闭角型青光眼，Müller 肌功能测定时肾上腺素会造成血压升高、心率加快、瞳孔散大。

（2）需要测定 Müller 肌功能，将浸有 1 ∶ 1000 浓度的肾上腺素及 5% 可卡因的小棉片置于患者的上穹隆部或浸有 10% 新福林的小棉片置于上穹隆部，10 分钟后如果上睑提高，说明 Müller 肌有功能，如果上睑可以提高到需要的高度，说明手术效果较好。

（3）由于下睑 Müller 肌兴奋也可造成睑裂开大，所以测量试验前后角膜映光点距上睑缘的距离比较准确。

4. 手术要点

（1）做皮下及结膜下浸润麻醉。

（2）用眼睑拉钩翻转上睑，用有齿镊夹住睑板上缘向下牵引，用两把止血钳从两侧夹住睑板上缘及穹隆部结膜，两把止血钳在睑板上缘中央相遇。

（3）将缝线从颞侧皮肤面上睑皱襞处进针，在血管钳上方的穹隆部结膜面出针，然后贯穿血管钳夹住的组织做从后向前、从前向后的连续缝合，最后从眼睑皮肤面鼻侧皱襞出针。

（4）去除血管钳，切除被血管钳夹过的睑板、结膜及 Müller 肌。

（5）用胶带将缝线两端固定在内外眦皮肤上。

5. 手术难点及对策

（1）术前需要测量 Müller 肌功能。

（2）用血管钳夹住睑板时注意一定要夹住两端的睑板，否则术后容易造成中央高、两侧偏低的情况。

（3）在做连续缝合时针间距为 2 ～ 3mm。

（4）在接近眦部时，不要立即剪断组织，待收紧缝线后再行剪断。

6. 术后监测与处理　同"经结膜入路法提上睑肌缩短术"。

（十）改良的睑板 - 结膜 -Müller 肌切除术

由于传统的睑板 - 结膜 -Müller 肌切除术使眼睑内层变短，容易造成睫毛向下倾斜，无上睑皱襞、多重睑等，可以在原手术的基础上再行一双重睑成形术。

（十一）结膜 -Müller 肌切除术

1. 适应证　同"睑板－结膜 -Müller 肌切除术"。

2. 禁忌证　同"睑板－结膜 -Müller 肌切除术"。

3. 术前准备　同"睑板－结膜 -Müller 肌切除术"。

4. 手术要点

（1）额神经阻滞麻醉，上睑中央浸润麻醉，结膜囊内滴表面麻醉药。

（2）在上睑中央睫毛上方 2mm 做穿透皮肤、轮匝肌及睑板浅层的牵引缝线。

（3）小拉钩翻转睑板，暴露睑板上缘至穹隆部的睑结膜。

（4）依据新福林试验，上睑提高低于正常水平，结膜 -Müller 肌切除量 9.5mm；正常水平，切除量 8.25mm；高于正常水平，切除量 6.5mm。从上睑缘向上按标准在结膜上画出待切除的结膜量，并分别做三个标记缝线。

（5）用 Putterman 切除夹在睑板上缘及标志线之间夹住结膜及 Müllerr 肌。

（6）用 5-0 双针可吸收缝线在夹子上方 1.5mm 处沿整个宽度从一侧到另一侧每隔 2 ~ 3mm 做褥式缝合，缝线穿过睑板上缘、Müller 肌及结膜，切除夹住的组织。

（7）用可吸收缝线的另一根针连续缝合结膜切口。

（8）双针在结膜一侧相遇后打结，将线结埋于结膜下。

5. 手术难点及对策

（1）因 Müller 肌与结膜连接紧密，与提上睑肌连接疏松，所以夹住结膜与 Müller 肌时与提上睑肌腱膜容易分开。

（2）用夹子夹住需要切除的组织后慢慢松开，撤出拉钩。

（3）夹子也可用两把止血钳代替。

（4）切除组织时务必避免把褥式缝合的缝线切断。

（5）连续缝合切口时避免破坏褥式缝线。

（6）最后的线结要埋藏在结膜下，避免对角膜的损伤。

（十二）经皮肤的睑板－腱膜切除术

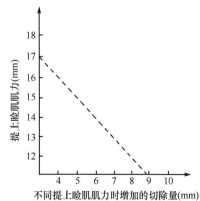

图 6-1-13　提上睑肌肌力与切除量的关系

1. 适应证

（1）提上睑肌肌力在 12mm 以上、下垂量为 2 ~ 3mm 的先天性上睑下垂、后天性上睑下垂、Horner 综合征患者。

（2）用于上睑无法翻转或翻转困难的患者。

2. 禁忌证　同"睑板－结膜 -Müller 肌切除术"。

3. 术前准备　同"经皮肤结膜入路法提上睑肌缩短术"，术前估计手术量。

（1）Horner 综合征患者下垂量等同于切除量。

（2）后天性上睑下垂患者肌力＞ 12mm，切除量为下垂量加 3mm。

（3）先天性上睑下垂患者肌力＞ 12mm, 切除量见图 6-1-13。

（4）睑板的切除量不应大于切除量的 50% ～ 60%。

4. 手术要点

（1）利多卡因眼睑皮下及穹隆部结膜浸润麻醉。

（2）上睑皱襞切口切开皮肤，切除睑板前眼轮匝肌。

（3）按切除量适当分离睑板及眼轮匝肌，切除量用亚甲蓝做标记。

（4）切除睑板、腱膜、结膜及 Müller 肌。

（5）将睑板及腱膜做褥式缝合，注意不要缝合结膜。

（6）间断缝合皮肤。

（刘丽英）

第二节　眼睑重建术

眼睑重建主要是先天性或后天性眼睑缺损（外伤、肿物切除术后等）后眼睑的重建，包括眼睑前层或全层的重建。

一、眼睑重建的基本要求

1. 外观　尽量符合或接近对侧健康眼睑外观。

2. 功能　尽量不要出现眼睑内翻、外翻、倒睫或眼睑闭合不全、上睑下垂等功能异常。

3. 兼顾外观和功能的同时，尽可能保留上下泪小点、泪小管及泪腺的功能。

4. 外层以皮肤修复，内层尽量以结膜、口腔黏膜等修复。

二、适应证

1. 机械性眼外伤后眼睑的缺损或畸形。

2. 眼睑化学伤后眼睑的缺损或畸形。

3. 眼睑肿瘤切除术后眼睑的缺损。

三、禁忌证

1. 外伤或手术后急性感染期。

2. 瘢痕增生活跃期　如果没有明显威胁视力的并发症，需要待瘢痕修复稳定后再行重建手术。

四、术前准备

1. 如需要行游离皮片移植，则需要提前进行供皮区的备皮。

2. 如果需要移植口唇黏膜或硬腭黏膜，则需要提前 3 天用漱口液漱口。

3. 术前应当进行全面的眼部和附属器检查，明确眼睑、结膜、上下泪小点、泪腺和泪囊的受累情况，对于正确评估预后、防范可能出现的并发症及与患者的沟通工作都有重要的意义。

4. 术前点抗生素滴眼液 3 天。

五、手术要点、难点及对策

手术最大的难点是既要完整地切除肿物或瘢痕，又要修复眼睑的缺损、恢复眼睑的功能和兼顾美观。一般良性肿瘤要沿着肿物外 0.5 ～ 1.0mm 完整切除。而对于恶性肿瘤，则要切除肿瘤外 2mm 的正常组织，最好能行 Moth 减瘤手术，术中冰冻。

（一）眼睑前层缺损

1. 对于＜ 25% 眼睑长度的眼睑前层缺损，可以将创面修剪成梭形、三角形等，充分游离皮下组织后直接拉拢缝合。缝合后要注意没有眼睑内翻、外翻或倒睫的发生（图 6-2-1）。

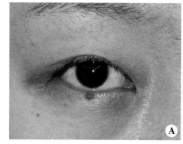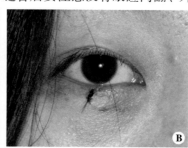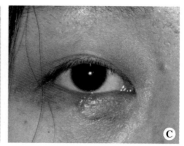

图 6-2-1　眼睑重建术术前、术后 3 天、术后 7 天

右眼下睑缘皮肤面脂溢性角化，局部楔形切除，灰线切开后将切口拉拢直接缝合

2. 对于＞ 25% 但＜ 50% 眼睑长度的眼睑前层缺损，则需要做滑行皮瓣或旋转皮瓣修复。滑行皮瓣可以上下滑行（多用于上睑），而下睑由于眼睑张力较低，上下滑行皮瓣很容易造成下睑外翻或睑球分离。因此下睑的皮肤缺损可以采用水平滑行皮瓣进行修复（图 6-2-2）。

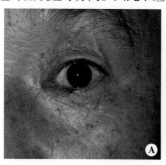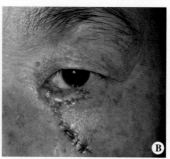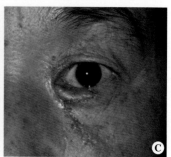

图 6-2-2　眼睑重建术术前、术后 1 天、术后 7 天拆线后

左眼下睑基底细胞癌未累及睑板，行前层切除后鼻唇沟皮瓣转为修复

3. 对于＞ 50% 眼睑长度的眼睑前层缺损，如果不能采用滑行或旋转皮瓣，也可以采用游离皮片术。旋转皮瓣多采用眉间皮瓣、鼻唇沟皮瓣、颞颥皮瓣等。

（二）眼睑全层缺损

1. 对于＜ 25% 眼睑长度的全层缺损，切口修剪成楔形、五边形、菱形均可，使用有齿镊将两侧切口拉拢，轻度张力的情况下不影响愈合。

2. 对于≥ 1/3 眼睑长度的全层缺损，有些老年人内外眦韧带非常松弛，即使缺损＞ 1/3 也可拉拢对合，如果不能直接拉拢对合，则需要将外眦韧带切断，分离外眦部皮下和结膜下组织而减轻张力拉拢对合切口（图 6-2-3）。

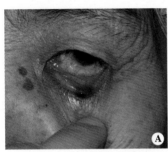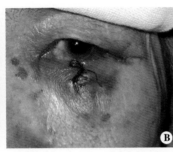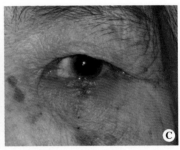

图 6-2-3　眼睑重建术术前、术后 1 天、术后 10 天拆线后

左眼下降基底细胞癌患者，累及眼睑全层，切除后眼睑缺损约 1/3，行外眦韧带切开，直接拉拢缝合

3. 对于更大的眼睑缺损，不能通过上述方式进行修复的，则需要进行硬腭黏膜移植、睑板滑行瓣移植、义体巩膜移植等方式修复睑板。前层则需要提供有血供的转位皮瓣或带有血管蒂的皮瓣。

4. 对于累及泪小点和泪小管的缺损，尽量一期修复，植入人工泪管，避免瘢痕收缩导致泪小管闭锁（图 6-2-4）。

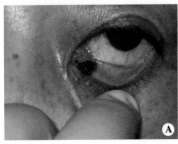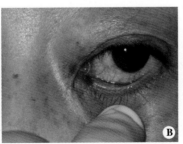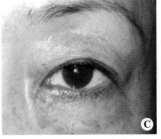

图 6-2-4　眼睑重建术术前、术后即刻、术后 7 天

左眼内眦部色素痣，包绕泪小点和泪小管。手术完整切除，并植入硅胶管支撑

5. 缝合睑缘时一定要使用褥式外翻缝合方法，以避免睑缘瘢痕收缩后形成凹陷切迹。此外，还需将缝线线结压在皮肤面的线结之下，避免线头刺激角膜。

6. 缝合睑缘后，可使用 6-0 可吸收缝线缝合睑板，缝线要穿通睑板 80% ～ 90%，但是切勿穿通睑板，以免缝线刺激角膜、结膜。

163

六、术后监测与处理

1. 术后主要观察眼睑的位置，有无内外翻、眼睑退缩等。
2. 观察皮瓣或皮片的颜色，是否有分泌物、淤血。
3. 术后通常加压包扎 48 小时，避免皮瓣移动造成出血和皮瓣错位。

七、术后常见并发症的预防与处理

1. 缝线松脱　通常由于打结时没有拉紧或线结留得太短，导致线结滑脱。如果张力不大，伤口没有哆开，可以不必处理；如果伤口裂开，则需要再次缝合。

2. 睑缘开裂　通常是由于伤口张力太大造成，偶尔因严重炎症、糖尿病等原因造成。如果出现这种情况，则需要松解伤口张力，或切开外眦韧带，重新缝合睑缘。

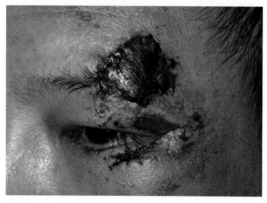

3. 皮瓣坏死　因眼部血液循环丰富，一般皮瓣或游离皮片均能成活。如果皮瓣蒂过于狭窄、扭转角度过大或皮下组织太少，可能会造成皮瓣坏死。这种情况则需要切除坏死组织，重新做皮瓣或游离皮片（图 6-2-5）。

4. 瘢痕　眼部一般不容易出现瘢痕，如果出现，一般是由于切口张力过大引起。可以使用一些缓解瘢痕的药物或贴剂，一般瘢痕会逐渐消退。

图 6-2-5　局部外伤后造成游离皮片，复位后缺血坏死

八、临床疗效评价

1. 肿瘤或瘢痕完整切除，没有残留。
2. 眼睑位置正常，没有内外翻或眼睑退缩。
3. 瘢痕细微。
4. 没有暴露性角膜炎。
5. 泪小点位置正常，如果术后必定会损伤泪小点或泪小管，则需要提前告知患者，必要时植入硅胶管支撑泪小管。
6. 内外眦韧带位置良好，不影响患者的外观。

（刘小伟）

第三节　义眼台植入术

　　义眼台植入术是为了眼球摘除术或眼内容物摘除术后恢复或增加眶内容积，使日后安装义眼更为饱满。如果将眼外肌固定在义眼台上，还可使义眼片日后能够转动，以增加美感。也有研究认为，植入义眼台后，会减轻眼眶萎缩程度，对于自幼摘除眼球的患儿可能会刺激眼眶发育，以免成年后眶部及同侧脸部变小。

　　义眼台随着材料的革新而并发症变少，生物相容性增加。目前所用义眼台材料主要为羟基磷灰石（珊瑚），设计上有多孔和实体两种。

一、义眼台Ⅰ期植入术

（一）适应证

1. 非感染性眼病需做眼球摘除者。
2. 如施行义眼台巩膜腔内植入术，眼球应无明显萎缩。

（二）禁忌证

1. 眼内炎、全眼球炎。
2. 眼眶肿瘤放疗后慎用。
3. 眼内恶性肿瘤。

（三）术前准备

术前用抗菌滴眼液 3 天；根据眼眶大小，准备适当直径的义眼台。

（四）手术要点

球结膜下浸润和球后阻滞麻醉。对疼痛敏感者或特别不配合手术者可采用全麻手术。

　　1. 眼球摘除术联合义眼台Ⅰ期植入术

　　（1）按常规行眼球摘除（图 6-3-1）。

　　（2）在每条直肌断离前，用 5-0 丝线或可吸收线做肌止端双套环缝线，于肌止点处断离直肌，摘除眼球。

　　（3）钢球测量眶腔缺失容积，以确定需要植入的义眼台大小（图 6-3-2）。

　　（4）将义眼台压入肌锥内，用弯血管钳在义眼台与眼球筋膜之间稍分离，以便进一步调整义眼台的位置，同时将义眼台植入得更深一些（图 6-3-3）。

　　（5）将四条直肌上的缝线分别固定于义眼台前极表面 12 点钟、3 点钟、6 点钟及 9 点钟位置（图 6-3-4）。

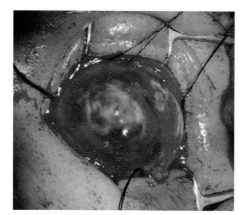

图 6-3-1　常规行眼球摘除

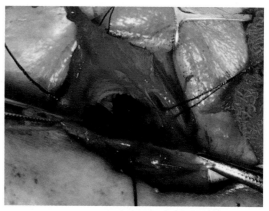

图 6-3-2　摘除眼球后充分显示肌锥

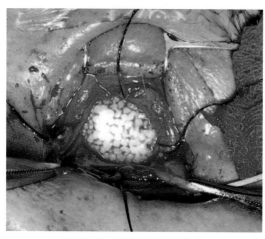

图 6-3-3　义眼台植入肌椎内

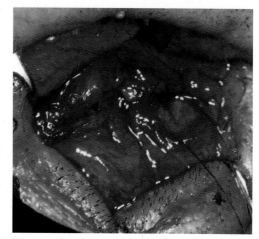

图 6-3-4　四条直肌固定的位置

（6）以 5-0 可吸收线或丝线间断缝合深浅两层筋膜囊组织，6-0 可吸收线或 5-0 丝线间断或连续缝合球结膜。结膜囊内置入薄型眼膜。

（7）抗生素眼膏涂结膜囊后绷带加压包扎。

2. 眼内容物摘除术联合义眼台 I 期植入术

（1）沿角膜缘全周剪开球结膜并潜行分离 Tenon 囊。

（2）沿角巩膜缘环形切除角膜。

（3）摘除眼内容物，彻底清除巩膜内色素膜组织，于四条直肌之间方位纵向向后剪开巩膜，以利于义眼台植入及促进义眼台的血管化。

（4）剪断视神经，切除视乳头周围 5mm 巩膜（也有术者不切除此处巩膜）；测定所需植入义眼台大小；将合适直径的义眼台植入巩膜腔内，切除视乳头周围巩膜者尽量将植入物与四条直肌进行适当固定缝合（防止义眼台向后滑动），并以 5-0 丝线或 6-0 可吸收线间断缝合巩膜切口。

（5）以 5-0 丝线或 6-0 可吸收线间断缝合 Tenon 囊，6-0 可吸收或 5-0 丝线线间断或连续缝合球结膜。

（6）结膜囊内置入薄型眼膜或凡士林纱团。

（7）抗生素眼膏涂结膜囊后绷带加压包扎。

（六）术后监测与处理

1. 根据情况可全身应用抗菌药物 3 ～ 5 天。

2. 术眼涂抗生素眼膏，用绷带加压包扎 5 ～ 7 天。

3. 术后 7 ～ 10 天拆结膜缝线，继续用抗生素、激素点眼 2 ～ 3 周，配戴义眼片。

二、义眼台 Ⅱ 期植入术

（一）适应证

1. 已做眼球摘除或眼内容物摘除术后而未植入义眼台，配戴义眼片眼窝不饱满，影响外观者。

2. 以往植入义眼台暴露需去除置换者。

3. 以往植入义眼台大小不合适，影响义眼片配戴和外形者。

（二）禁忌证

1. 眼部活动性感染及炎症等。

2. 眼部恶性肿瘤复发。

（三）术前准备

1. 术前停戴义眼片及滴加抗菌滴眼液 3 天。

2. 眶内情况不明者可采用影像学检查了解情况。

3. 既往为肿瘤患者，确认肿瘤无复发。

（四）手术要点

一般尽量采用球结膜下浸润麻醉和球后阻滞麻醉，以利于术中寻找肌肉；对疼痛耐受性差者或不配合手术者，可采用全麻手术。

1. 于结膜囊中央做水平球结膜切口，仔细分离球结膜和 Tenon 囊。

2. 仔细寻找四条直肌，局麻手术患者可嘱其健眼向上、下、左、右四个方向注视，可看到直肌运动后牵拉筋膜囊组织产生的局部凹陷，用镊子在凹陷处探查并夹住直肌纤维，并用 5-0 丝线做双套环缝线；全麻患者可于术中找到直肌肌鞘，并沿肌鞘找到直肌，做双套环缝线。

3. 充分分离筋膜囊，松解筋膜囊瘢痕组织，测量所需植入义眼台的大小，将合适大小的义眼台植入肌锥深部，将四条直肌缝线分别固定于义眼台前极表面的 12 点钟、3 点钟、6 点钟及 9 点钟位置；以往眼内容物摘除者如果巩膜腔太小或萎缩，建议分离及缝合肌肉后摘除残余巩膜。

　　4. 5-0 丝线或 6-0 可吸收线间断、严密缝合深浅筋膜组织。

　　5. 5-0 丝线或 6-0 可吸收线间断或连续缝合球结膜。

　　6. 抗生素眼膏涂结膜囊内，并置薄型眼膜支撑结膜囊，绷带加压包扎。

（五）手术难点及对策

　　1. 义眼台选择

　　（1）术前估计及术中测量以确定义眼台大小，术中也可根据后 Tenon 囊的狭窄方位对义眼台进行适当修剪。

　　（2）义眼台材料的选择可根据术者习惯，但既往义眼台暴露经处理无效者，应考虑患者对材料过敏，可更换其他材料的义眼台。

　　（3）有些义眼台事先预置了尼龙线，优点是方便术中固定肌肉，但也增加了机体排斥反应的风险。义眼台脱出再植入时可去掉预置的尼龙缝线，用丝线或吸收线直接缝合固定于义眼台上。

　　2. 义眼台植入

　　（1）最好植入后筋膜囊腔。

　　（2）将眼外肌固定于义眼台，以便术后义眼片可以活动。也有术者建议将斜肌固定于义眼台，Ⅱ期植入一般不用全麻，局麻时局部麻醉药也不能注入眶尖，以便借助残留肌肉运动情况找出肌肉，术中应尽量找到确切的四条直肌，并将直肌与植入物缝合固定。寻找直肌时动作要轻柔，尽量减少对筋膜囊组织的损伤，防止术后结膜囊挛缩。

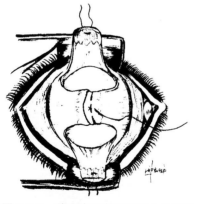

　　（3）植入困难时可借助光滑的塑料制品将软组织隔开，以方便植入，如用塑料纸植入，一定要检查纸片有无残缺，以防止残留。也有将义眼台用巩膜包裹的做法，以使眼球运动自如，减少义眼台暴露，同时可能减少眼眶内组织的萎缩。

　　（4）肌肉连接植入物位置尽量靠前，如果肌肉能够对缝于义眼台前（图 6-3-5），可大大降低义眼台的脱出风险。

图 6-3-5　将肌肉固定于义眼台的前极

　　（5）义眼台植入一定要有足够的深度，并且需无张力缝合筋膜和结膜。

　　（6）一定要分层严密缝合以防止脱出。筋膜最好缝两层，且不留空洞。结膜张力较大时要采用间断缝合，防止连续缝合缝线过早松动影响伤口愈合。此类患者术后拆线应适当延后。

（六）术后监测与处理

　　术后监测与处理同"义眼台Ⅰ期植入术"。

（七）术后常见并发症的预防与处理

1. 义眼台暴露

（1）原因

1）义眼台过大。

2）义眼台植入不到位。

3）缝合不到位。

4）结膜囊狭小，瘢痕收缩，伤口裂开。

5）机体对义眼台材料过敏或义眼台感染等导致结膜、筋膜坏死。

（2）预防：详细询问患者病史及过敏史，术前抗菌消炎，选择适当大小的义眼台，将义眼台植入后筋膜囊，如果植入巩膜腔，最好使巩膜包住义眼台，眼外肌固定于义眼台时最好固定于义眼台的前极，严密缝合筋膜及结膜，术后彻底抗炎灭菌。

（3）处理：小的暴露可通过暂停义眼配戴、抗菌消炎、促进修复，如使用生长因子等，部分可自行修复，不能修复的可松解周围结膜及筋膜进行缝合，或者用羊膜修补；较大的暴露可应用口唇黏膜修补，或者将暴露的义眼台修剪，并向深部植入后再缝合；如果怀疑义眼台过敏或义眼台感染，应更换义眼台。

2. 结膜囊狭窄

（1）原因：多种原因可导致结膜囊狭窄，有的是因为下方结膜囊扁平使义眼片容易脱出。

（2）处理：下方结膜囊扁平松弛使义眼片容易脱出者，采用将下穹隆固定于眶骨上可解决部分问题；结膜囊狭窄可一次或多次行结膜囊成形术，联合羊膜移植或口唇黏膜移植，取口唇黏膜手术时可适当取一点黏膜预防后期结膜囊瘢痕收缩，同时尽量不带腺体，以减少术后分泌物过多。

3. 义眼台感染　患者自身因素或医源性因素造成义眼台感染。义眼台未暴露时局部及全身应用抗生素、激素，还可结膜下注射，有脓肿形成者可穿刺引流；义眼台暴露按上述方案治疗，如治疗无效，可更换义眼台，并彻底抗炎灭菌治疗。患者经济条件差时，可采用义眼台取出术。

4. 眼窝凹陷　可能是义眼台过小或术后眶脂肪萎缩等因素所致。一般可加大义眼片，严重者更换义眼台。

（八）临床效果评价

植入后眼窝饱满、义眼片可转动、结膜囊不狭窄、义眼片装入后外观正常视为临床效果满意。

（张明昌）

第四节 甲状腺突眼矫正术——眶减压术

一、适应证

1. 因眼外肌或眶内组织水肿导致视神经受压、视野缺损、视乳头水肿患者。
2. 因眼球突出导致暴露性角膜炎，保守治疗无缓解趋势的患者。
3. 美容需求。

二、禁忌证

1. 全身情况不允许手术的患者。
2. 对手术有不切实际要求的患者。
3. 鼻窦感染未得到控制的患者。
4. 其他全身疾病未控制，手术风险过高者。

三、术前准备

1. 视功能检查，包括视力、视野、色觉，必要时行眼部电生理检查。
2. 眼压、眼前节和视网膜检查，尤其是角膜情况和眼睑闭合不全的情况。
3. 明确眼球突出度、眶距、上下眼睑的位置，有无上睑下垂和上下睑退缩，有无上睑迟滞。
4. 术前眼眶 CT 和（或）MRI 明确眶壁情况、眼外肌肥厚程度、眼眶内脂肪多少及鼻副窦有无炎症、视神经是否受压迫等。
5. 检查甲状腺功能 T_3、T_4、TSH 等。
6. 因为多数眼眶手术均需要全身麻醉，因此要按照全身麻醉常规进行全身检查，包括胸片、心电图等。

四、手术要点、难点及对策

眶减压术根据患者眼球突出度和视神经受压迫情况应选择不同的手术方式，不同的手术方式预计眼球回退量也有所不同，见表 6-4-1。

表 6-4-1　各手术方式预计眼球回退量

	下壁开眶减压	内侧壁眶减压	内侧壁+下壁联合眶减压	内、外、下壁减压	四壁减压
预计眼球回退量	2～4mm	2～4mm	4～5mm	5～6mm	6～10mm

（一）下壁开眶减压

1. 下穹隆结膜或下睑睫毛下 2mm 皮肤切口，分离皮下组织、眼轮匝肌和眶膈直达下眶缘。

2. 自泪前嵴至外眦韧带分离下眶缘，暴露骨膜。

3. 沿下眶缘切开骨膜，暴露眶缘骨质，并向眶底分离，包括眶底骨质。

4. 找到眶下神经管，在眶下神经管两侧钻开上颌窦，咬骨钳咬除骨壁和黏膜。分离范围：前达上颌窦内面，后达上颌窦后壁，外侧达上颌窦外壁，内则达筛窦和上颌窦联合处。

5. 下直肌两侧切开眶骨膜，使脂肪疝出，切除部分脂肪。

6. 分层缝合肌肉和眼睑或结膜。

（二）外侧壁眶减压

1. 自外眦向耳前做水平切口约 3cm，切口可开始于外眦角外 1cm。

2. 分离切口直达骨膜。

3. 沿眶缘切开骨膜，并向两侧分离，暴露眶外侧缘骨质。

4. 平行于眶下缘的颧弓及颧额缝水平用骨锯切开眶外侧缘，用咬骨钳夹持锯开的眶外侧壁并折断，取出骨片，用生理盐水包裹，待之后复位，并继续咬除其余眶外侧骨壁，只留下眶缘。

5. 外直肌上下切开眶外侧壁内面的骨膜，使肌锥内脂肪向颞窝疝出，可以剪除疝出的脂肪。

6. 将眶缘骨复位，使用钛钉固定，并依次缝合骨膜、肌肉和皮肤。

（三）内侧壁＋下壁联合眶减压

1. 下穹隆结膜切口或下睑睫毛下 2mm 皮肤切口，分离并暴露下眶缘。从泪前嵴到外眦韧带切开骨膜，暴露眶下壁和内侧壁。

2. 寻找到眶下神经管后，在其两侧凿开眶底并切除骨壁和上颌窦顶黏膜。向后达眶尖，向外侧达上颌窦外侧壁，向内注意避开泪后嵴下部下斜肌附着位置，进一步将泪囊窝后筛窦颞侧的薄壁骨板和黏膜咬除。在咬除眶骨壁区做多处骨膜切开，并向后分离，使眶脂肪脱入窦腔，并保留中央的眶骨膜支持眼球。

（四）联合眶上壁的四壁减压

通常较严重的患者才需要行眶上壁减压，而且需要和神经外科联合手术。

随着微创手术的推广和内窥镜技术的发展，经鼻腔眶减压手术逐渐开始在甲状腺突眼中应用。由于其切口隐蔽，正逐渐被多数医生和患者接受。手术方式是在内窥镜下开放筛窦和上颌窦，去除眶下壁和内侧壁骨板，去除肌锥内脂肪。对于突眼严重的患者也可联合外路外侧壁开眶以增加减压效果。

五、术后监测与处理

1. 因手术多通过鼻腔或鼻窦进行眼眶减压，因此术后要根据鼻腔是否出血而决定是否放置引流条或何时拔出引流条。

2. 因切口通过鼻腔,有污染可能,因此术前2小时应给予抗生素预防感染,术后使用抗生素和激素减轻炎症反应。

3. 术后需要加压包扎3～4天,以减少出血可能,并促进眶脂肪外疝。

4. 术后早期避免擤鼻涕,以免气体进入眶内或增加感染概率。

六、术后常见并发症的预防与处理

1. 视力下降或失明、术中过多牵拉、视神经或眼动脉损伤,或者出血导致眶压升高均可使视力下降。一旦发现,应给予视神经保护药物、激素,及时引流积血减轻眶压。

2. 眶下神经支配区域麻木 多因术中损伤眶下神经导致,一般术后3～6个月好转。术中要注意保护眶下神经。

3. 眼球下移 多见于下壁眶减压术后,因眶内组织下坠导致,但是患者多无复视。

4. 眼睑退缩 下睑切口或结膜切口可导致瘢痕性下睑退缩,眼球下移的同时也会牵引下睑退缩。

5. 感染 不多见,但是可导致严重的眶蜂窝织炎。

6. 术后复视 多由术中眼外肌损伤导致。

7. 术后欠矫或过矫 骨壁去除不足,或由于眼外肌过于肥厚,而眶内脂肪相对较少,或眶脂肪纤维化不能有效疝入窦腔,则出现欠矫;反之则容易出现过矫。

七、临床疗效评价

良好的眶减压手术不仅可改善患者的外观,而且不影响患者的眼外肌功能和眼睑的启闭功能。

1. 眼球突出 是否改善,改善量(图6-4-1)。

2. 眼球运动 是否有眼球运动障碍。

3. 眶下神经支配区感觉 通常患者术后都会出现短期的眶下神经支配区感觉障碍,但是多数可以在半年内恢复。

4. 患者满意程度 患者是否满意对手术的疗效评估尤为重要,因此手术前后和患者有效沟通非常有必要。

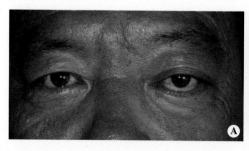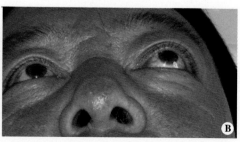

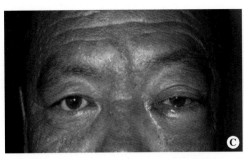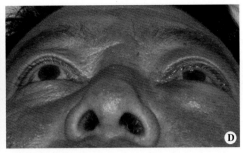

图 6-4-1 TAO 眼球突出度

术前：右眼 16mm、左眼 21mm，双眼差异显著，影响患者外观。行左眼眶下壁眶减压术联合脂肪切除术，术中去除脂肪约 4mm，术后外观改善，眼球突出度：右眼 16mm、左眼 17mm

（刘小伟）

参 考 文 献

范先群 . 2009. 眼整形外科学 . 北京：北京科学技术出版社 .

李凤鸣 . 2005. 中华眼科学 . 第 2 版 . 北京：人民卫生出版社 .

林茂昌 . 1997. 现代眼部整形美容学 . 西安：世界图书出版西安有限公司 .

时文杰，孙丰源，唐东润，等 . 2015. 内镜下平衡眶减压术治疗重度 Graves' 眼病 . 中华耳鼻喉头颈外科杂志，50（11）：904-908.

王俊，何剑锋，严宇清，等 . 2015. 传统三壁开眶减压术治疗严重甲状腺相关眼病 . 中华眼外伤职业病杂志，37（6）：461-464.

王炜 . 1999. 整形外科学 . 杭州：浙江科学技术出版社 .

徐乃江 . 2003. 实用眼整形美容手术学 . 郑州：郑州大学出版社 .

杨忠昆，朱 勤，胡竹林 . 2012. 改良三壁眶减压术治疗重症甲状腺相关性眼病的疗效观察 . 眼科新进展，32（9）：841-843.

Chen WP. 2001. Oculoplastic Surgery. New York：Thieme.

Stephenson CM. 1997. Ophthalmic Plastic，Reconstructive，and Orbital Surgery. Boston：Butterworth Heinemann，111，135.

第七章 眼外肌手术

第一节 斜视矫正术

斜视治疗的成功与否涉及多方面的因素，需详细全面的眼科常规检查和有关斜视的专科检查、丰富的理论知识、扎实的手术基本功、丰富的斜视手术经验和对各种情况的应变本领，才能做出正确的诊断和设计出正确的手术方案，从而达到一次矫正的目的。

一、斜视手术目的

1.建立双眼单视功能　双眼视轴平行、正常视网膜对应是双眼单视功能正常发育的先决条件。

2.改善外观。

二、手术肌肉的选择

主要根据斜视类型及远近距离的斜视度、向两侧注视的斜视度、眼球运动情况和视力等来选择手术肌肉。可以将共同性斜视手术分为对称性手术和非对称性手术两大类。

（一）双眼对称性手术

双眼对称性手术即在双眼上平均安排对称同名直肌手术且手术量相等或相近。凡双眼视力接近或相等、双眼眼球运动较为协调的交替性斜视、集合过强型内斜视、分开过强型外斜视和 A-V 综合征者较适合采用双眼对称性手术，以利于保持双眼的眼外肌之间的平衡和恢复或建立正常的双眼视觉，同时也较符合两眼生理运动协调。但当斜视度较大时（超过 25°），两条直肌后退的量是有限的，往往不能完全矫正斜视度而需另在第三条直肌上安排手术量，因此是否采用对称性手术，除了根据视力、斜视类型和眼运动外，还应根据斜视度大小等全面综合考虑来选择。

（二）非对称性手术

在一只眼安排两条直肌手术或两只眼三条直肌手术。凡一眼视力差、单眼性斜视、双眼运动不对称者宜采用非对称性手术。尤其是斜眼视力很差者,应尽可能在斜眼上安排手术。

对于一个共同性斜视患者的手术设计,是选择对称性手术,还是选择非对称性手术,并不是一成不变的,有的患者斜视情况选择两种设计都是合适的。主要是根据患者的斜视度数、远近的斜视度差别、两眼视力状况、两眼眼球运动的平衡状况等进行综合分析,做出选择。

间歇性外斜视患者手术肌肉的选择取决于斜视类型:外展过强型宜做双外直肌后退;基本型与类似外展过强型宜做外直肌后退加内直肌缩短或双外直肌后退。

A-V 征伴双侧下斜肌功能不同程度的亢进者要做双侧下斜肌相同的减弱术。如果只做单眼下斜肌手术,术后另一只眼将出现明显的下斜肌功能亢进。

麻痹性斜视手术肌肉的选择:加强麻痹肌,减弱对抗肌,减弱配偶肌,加强间接对抗肌。

三、手术基本规律

1. 肌肉不平衡时间短,其矫正效果要大于长期斜视的矫正效果;斜视度越大,手术效果越显著;斜视度波动越大,其效果越不确定;同样的手术量在小度数斜视的手术矫正效果不如大度数斜视的矫正效果。同样的眼外肌后退或缩短量在小儿与眼球小的患者其手术矫正量比成人或大眼球患者要大。

2. 部分调节性内斜视患者,手术只是矫正非调节部分,因此需观察戴镜后斜视度数的变化是否已稳定,手术前计算手术量必须是以戴眼镜状态下所检查的斜视度数为依据。

3. 间歇性外斜视的手术量应按斜视度大小而定,一般根据检查到的最大斜视度进行手术。

4. A-V 征时做水平肌的垂直移位根据以下原则:内直肌向闭口端移位,外直肌向开口端移位。

5. 上直肌后退术对睑裂的影响不明显,而上直肌缩短术可减小睑裂;下直肌后退术会明显致下睑后退,而下直肌缩短术可减小睑裂。

四、水平斜视伴有垂直斜视时的手术安排

1. 如果患者没有正常视网膜对应,没有潜在的融合能力,以水平斜视为主,垂直斜视度较小,可以只矫正水平斜视而不处理垂直斜视。

2. 如果斜视情况同上,但是有正常视网膜对应,有潜在的融合能力,垂直斜视需手术或用棱镜片处理。

3. 如果患者没有潜在的双眼视功能,但是存在下斜肌亢进,影响外观,也应手术处理。一般在水平斜视矫正术中先做下斜肌减弱,再做水平肌肉减弱。

五、适应证

1. 共同性斜视　①水平斜视≥15$^\triangle$，垂直斜视≥10$^\triangle$；②非调节性内斜视，戴镜不能完全矫正；③知觉性斜视。

2. 非共同性斜视　①麻痹性：全身病情及斜视度稳定 6 个月以上，水平斜视≥15$^\triangle$，垂直斜视≥10$^\triangle$；②特殊类型斜视：A-V 征、Duane 综合征、Brown 综合征、固定性斜视、眼外肌发育异常或缺如。

六、禁忌证

后天性斜视由疾病或外伤引起，需待全身疾病稳定或解除后再考虑手术。

七、术前准备

1. 眼部常规检查。
2. 眼位、棱镜片检查。
3. 眼肌运动测试。
4. 眼睑睑裂、提上睑肌肌力测量。
5. 牵拉试验。
6. 双眼视功能检查。

八、手术要点

斜视矫正术是通过改变眼外肌的位置而调整眼球位置的手术方式，包括直肌减弱术、直肌加强术及斜肌手术。

（一）直肌减弱术

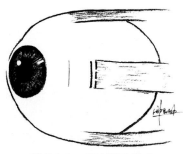

图 7-1-1　外直肌后退术

直肌减弱术是斜视矫正术中最常用和最有效的术式。各直肌的减弱手术包括：直肌后退术、直肌边缘切开术、直肌断腱术及直肌后巩膜固定术等。

直肌后退术是传统的、常用的斜视矫正手术术式，其优点是易估算手术量、矫正效果确切且恒定、手术对肌肉损伤少。直肌后退术包括水平直肌后退术和垂直直肌后退术（图 7-1-1）。

直肌后退术的手术步骤：

1. 常采用穹隆部结膜切口、肌止点结膜切口或角膜缘的梯形结膜切口。
2. 分离暴露直肌，剪断直肌表面的节制韧带和肌间膜。

3. 斜视钩钩住肌肉。

4. 在肌止端后 1.5mm 肌肉两侧各安置肌肉缝线，距肌止端 0.5mm 处剪断肌肉。

5. 测量出新肌止点，将两针缝线在新肌止处平行穿过浅层巩膜，两针之间的宽度相当于肌肉的宽度。

6. 缝合球结膜切口。

（二）直肌加强术

直肌加强术包括直肌缩短术、直肌前徙术和肌肉折叠术、肌联结术、直肌移植（直肌转位术）等。

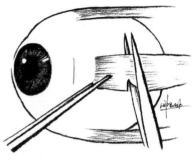

图 7-1-2　直肌缩短术

直肌缩短术的手术步骤（图 7-1-2）：

1. 可采用肌止点切口、角膜缘切口或穹隆部结膜切口。

2. 分离暴露肌肉，斜视钩钩住肌肉。向后分离节制韧带和剪开肌间膜。

3. 测量出缩短量的位置，安置肌肉缝线，距肌止端 0.5mm 处剪断肌肉。

4. 将缝线缝于肌止端。

5. 剪去所缩短的肌肉。

6. 缝合结膜切口。

（三）直肌联结术

直肌联结术通常指 Jensen 术，本术式比直肌移植术简单、省时、破坏性小，因不破坏直肌内的睫状前血管，不存在眼前段缺血危险性，故可以在施行麻痹肌的拮抗肌后退的同时做肌联结术，但本法不能用于直肌缺如者。

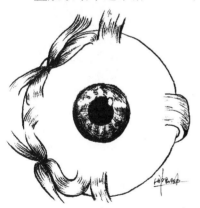

图 7-1-3　直肌联结术

直肌联结术的操作步骤（以右眼外直肌麻痹为例）（图 7-1-3）：

1. 做角膜缘结膜梯形切口。

2. 分别分离暴露直肌（上直肌、下直肌及外直肌），钩住直肌的肌止端处。

3. 用小斜视钩分别从上直肌、下直肌和外直肌三条直肌的中央劈开，向后分开 7 ～ 10mm。

4. 将上直肌颞侧半束与外直肌的上半束、下直肌的颞侧半束与外直肌的下半束分别用 1-0 丝线结扎，此结扎应向后退至眼球赤道部左右，且不能结扎太紧，以免导致血流中断、肌肉坏死或眼前段缺血，只需结扎到两条肌肉接触，但以线结不会向前滑动为准。

5. 缝合结膜创口。

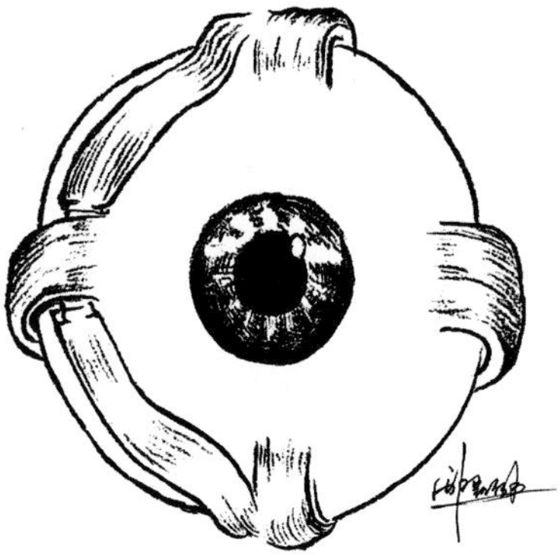

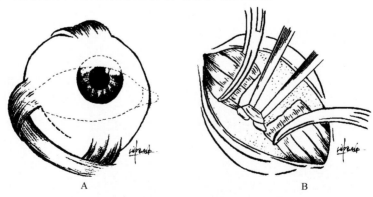

图 7-1-4　直肌移位术

（四）直肌移位术（直肌移植术）

直肌移位术适用于四条直肌中任何一条直肌完全性麻痹的病例，常用于内、外上及下直肌麻痹者，也可用于直肌缺如患者。此术式一般先做麻痹肌的拮抗肌后退减弱术，经过 2 周至半年后才能做肌移位术，否则有发生眼前段缺血的危险。此术式一般可恢复 15° 左右的运动功能。

直肌移位术的操作步骤（以右眼上直肌和下直肌的颞侧半束向外直肌附着点移位为例）（图 7-1-4）：

1. 可做 12 点钟至 6 点钟角膜缘切口，或在 12 点钟至 6 点钟距角膜缘 6 ～ 7mm 处做平行角膜缘的弧形结膜切口。

2. 做外直肌的分离、暴露。

3. 暴露上下直肌，并分离其与上下睑之间的联系。

4. 把上直肌、下直肌腱分离成各 1/2 两束，直向后分离 5 ～ 10mm，注意避免损伤血管。

5. 在分离出的肌束的肌止端后 1 ～ 2mm 做缝合结扎，然后在线前剪断该束肌腱。

6. 将上下直肌外 1/2 束分别缝在外直肌止端的上 1/3 和下 1/3 处，并结扎好。

7. 缝合结膜创口。

（五）下斜肌手术

下斜肌手术分为下斜肌减弱术、下斜肌加强术和下斜肌前转位术。

下斜肌部分切除术：是目前施行的各种下斜肌减弱手术中最常见的一种术式，手术效果可靠，下斜肌切除量常为 5mm 左右。

1. 适应证

（1）原发性或继发性的下斜肌功能亢进。

（2）伴有下斜肌功能亢进的外斜视 A-V 征患者。

2. 下斜肌部分切除术的操作步骤（图 7-1-5）

（1）做颞侧下穹隆部结膜切口或颞下方角膜缘切口。

（2）镊住结膜后唇，用钝剪向后分离，直到巩膜表面。

A　　　　　　　　　　B

图 7-1-5　下斜肌部分切除术

（3）用两个斜视钩分别钩住外直肌与下直肌，并同时钩拉眼球向鼻上方，钩开颞下方球结膜，直视下钩到下斜肌。轻轻分离下斜肌周围组织，暴露下斜肌肌鞘，一般暴露8～10mm的长度。

（4）切除下斜肌约5mm，肌肉断端烧灼止血。

（5）平复肌肉断端及筋膜组织。

（6）缝合结膜创口。

（六）上斜肌手术

上斜肌手术主要有上斜肌减弱术和上斜肌加强术两大类，以及改变了上斜肌功能，使其变为其他功能的上斜肌转位术。

上斜肌断腱术或上斜肌部分切除术：是目前常用的上斜肌减弱术，其矫正效果与切除肌腱的长短、位置有关。

1.适应证

（1）下斜肌麻痹继发性上斜肌功能亢进者，有下斜视和内旋斜视者。

（2）伴有上斜肌功能亢进的外斜视A征、某些内斜视A征伴上斜肌功能亢进者。

（3）内旋斜视者。

（4）有明显斜视的上斜肌肌鞘综合征患者。

2.上斜肌断腱术或上斜肌部分切除术的操作步骤（图7-1-6）

（1）结膜切口：在上直肌肌止端的鼻侧，平行角膜缘向鼻侧剪开结膜及筋膜囊，直达巩膜面，长8～10mm。

（2）钩取上斜肌。

（3）剪断肌腱。

（4）连续缝合结膜切口。

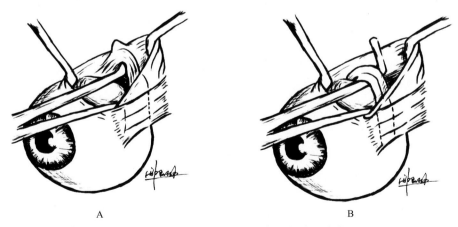

A   B

图 7-1-6　上斜肌断腱术或上斜肌部分切除术

九、手术难点及对策

1. 复视 斜视手术后部分患者出现复视，往往不可避免，大多为矛盾性复视，极少为融合无力性复视。术后矛盾性复视不需处理，常在几天至几周内消失；术后过矫且度数小者，可戴棱镜片矫正；术后 6～8 周过矫较大者，应手术矫正。

2. 过矫及矫正不足 主要由于术前斜视度检查不准确，手术设计肌肉选择不当，手术量不准确，手术操作粗糙、不准确及眼外肌解剖异常。处理：术后 6 周以上仍过矫者需再次手术，不足者可在 1～8 周内再次手术；再次手术肌肉的选择及手术量的设计应根据斜视的性质、肌肉状态、原手术量和远近斜视度数等。

十、术后监测与处理

局部使用抗生素及激素类滴眼液；对结膜水肿明显者，应注意是否存在感染的可能，仔细观察和检查，采用预防和抗感染的措施。有调节因素者散瞳；有屈光不正者矫正屈光不正。

十一、手术并发症的预防与处理

1. 肌肉滑脱 在肌止端后 1.5mm 肌肉两侧各安置肌肉缝线，距肌止端 0.5mm 剪断肌肉，牢固结扎。

2. 手术野出血 原因为分离肌肉时损伤肌鞘或肌肉内血管或截断结膜血管而出血。预防和处理：熟悉眼外肌及其周围解剖，操作应轻巧，避开血管，压迫出血处或电凝止血。

3. 眼-心反射 主要由于牵拉眼外肌或压迫眼球引起。术前了解心血管病史，术前解释，术前使用镇静剂，手术操作轻巧，发生眼-心反射时应立即停止牵拉肌肉，必要时注射阿托品。

4. 巩膜穿通 缝合时进针需小心，进针过程中应可观察到针体。处理：在穿孔的周围巩膜电凝或冷凝，大的破口需缝合，术后定期检查眼底。

5. 眼前节缺血 不能一次手术做单眼 3 条直肌。如发生眼前节缺血，主要局部散瞳和使用激素，必要时全身应用激素。

6. 粘连综合征 操作要轻巧，减少出血和粘连。

7. 睑裂改变 主要为上下直肌手术时未分离好直肌与眼睑间的联系或手术量过大引起。预防关键是手术时应钝性分离，手术量不能过大。治疗方法为尝试分离直肌与眼睑之间的联系，如不成功需行眼睑矫形手术。

十二、临床效果评价

1. 眼位评价。

2.视功能评价。

3.眼球运动评价。

（王启明）

第二节 眼球震颤矫正术

眼球震颤是一种非自主性的、有节律的眼球运动，分为先天性眼球震颤、隐性眼球震颤和获得性眼球震颤。先天特发性眼球震颤患者常采取眼震最小的注视位置。双眼向某一方向注视，振幅和频率小或震颤消失，视力相应提高，患者采取异常头位使双眼处于眼震最轻或完全消失位置，这被称为中间带。如果中间带和原位置不一致，患者常采取代偿头位，以使眼位处于中间带的位置，从而减轻眼震和提高视力。代偿头位可以是面右转或左转、下颌上抬或下移、向肩部倾斜等。如果患者的中间带在下方，将采取下颌上抬、视线向下的头位。中间带在右侧，则采取面部左转、视线向右的头位。

手术是目前治疗眼球震颤最为有效的方法，然而并不是所有的眼球震颤均适合手术治疗，对代偿头位＜15°者一般采取手术。手术目的为改善或消除代偿头位，增进视力，减轻眼震程度，使静止眼位由侧方移向中央，或仅减轻眼震，使患者主觉松快，增进视力。

一、适应证

1.有明显的中间带及代偿头位；头位扭转角≥15°。

2.头位使矫正视力至少提高两行；棱镜片耐受试验头位明显改善。

3.头位严重影响工作、美观。

4.患者理解，并且接受。

二、禁忌证

无代偿头位和静止眼位的眼球震颤。

三、术前准备

眼球震颤的术前准备与斜视手术基本相同，术前检查非常重要，主要包括：

1.视功能（远近视力、矫正视力、双眼视功能等，头位正时双眼视力及代偿头位下的双眼视力）检查。

2.眼部常规检查、眼位与眼球运动检查。

3.眼震（眼震类型、眼震方向、眼震参数）检查。

4.代偿头位的测定、眼震值测定、棱镜片检查、棱镜片耐受试验。

四、手术要点

（一）手术方法

对于先天水平性冲动型眼震，可选用 Anderson 法、Goto 法、Kestenbaum 法、Parks 法等，其中以 Parks5-6-7-8 法临床最为常用。手术操作主要是眼外肌的退后和缩短。

1. Anderson 法　对于冲动型眼震，后退双眼慢相侧的一对配偶肌。有代偿头位的病例，退后颜面转向侧对侧的一对配偶肌。手术量一般为 5 ～ 7mm，且外直肌比内直肌退后多一些，常量为外直肌退后 6 ～ 7mm，内直肌退后 5mm。

2. Goto 法　其是加强两眼快相侧的一对肌肉，将快相侧的一对水平配偶肌缩短和（或）前徙，手术量一般是缩短 6mm，前徙 2 ～ 3mm。

3. Kestenbaum 法　将双眼 4 条水平肌的一对配偶肌后退联合另一对配偶肌前徙的一种联合手术。两对水平配偶肌的后退及缩短术可分两次进行，亦可同时进行。后退量与缩短截除量相同，各 6 ～ 7mm。

4. Parks 法　手术原理基本同 Kestenbaum 法。Parks 法的手术量标准者为 5mm、6mm、7mm、8mm，该手术量可矫正 25° ～ 30° 的代偿头位。例如，患者的面部转向左侧 25° ～ 30°，双眼静止眼位在右侧，则行右外直肌后退 7mm，右内直肌截除 6mm，左内直肌后退 5mm，左外直肌截除 8mm，每只眼内、外直肌手术量的总和双眼相等，都是 13mm。

眼球震颤垂直头位手术：这种病例比水平头位少见。与水平头位处理原则一致，将中间带移至正前方。

下颌上抬（中间带位于下方）：下直肌后退，根据角度不同可以联合上直肌缩短。

下颌内收（中间带位于上方）：上直肌后退，根据角度不同可以联合下直肌缩短。

头位扭转角＜ 25°，只行双眼上直肌或下直肌后退；头位扭转角＞ 25°，行垂直直肌后退联合拮抗肌缩短。手术量根据头位扭转角的大小做相应调整。

眼球震颤肩部倾斜头位手术：患者有肩部倾斜头位以减轻眼球震颤，这种情况非常少见。手术是将眼球向头倾方向旋转。头倾向右肩：外旋右眼、内旋左眼；头倾向左肩：内旋右眼、外旋左眼。眼球旋转手术可以通过斜肌手术或垂直直肌移位手术完成。外旋眼球：上直肌鼻侧移位、下直肌颞侧移位；内旋眼球：上直肌颞侧移位、下直肌鼻侧移位。

（二）举例

患者面部左转 30°，视线向右，内斜 40PD，左眼主导眼。手术可左眼内直肌后退 6.5mm，外直肌切除 10mm 矫正头位。右眼的手术量设计如下：因为左眼的手术能矫正约 70PD 的内斜，减去 40PD，左眼手术后有大约 30PD 的外斜。右眼外直肌后退 4mm，内直肌切除 4mm。

五、手术难点及对策

1. 手术中每只眼内、外直肌手术量的总和双眼相等，当代偿头位＞30°时，一对配偶肌的增减应成比例，不能产生新的斜视。

2. 有代偿头位合并斜视 主导眼矫正头位，非主导眼矫正斜视。如非主导眼慢相与斜视方向一致，两者相加；如非主导眼慢相与斜视方向相反，两者相减。

3. 垂直头位者 下颌内收：双上直肌退后术，下直肌加强；下颌上抬：双下直肌退后术，双上直肌加强。

4. 头倾斜 向右肩倾：右上斜肌减弱＋左下斜肌减弱。向左肩倾：左上斜肌减弱＋右下斜肌减弱。

5. 两个以上中间带，头位不明显时可观察；若常用一侧中间带，以看远及常用中间带为手术依据，事先用棱镜试戴。

六、术后监测与处理

术后患者头位有轻度过矫，远期效果好，因为多数患者远期会欠矫。

局部使用抗生素及激素类滴眼液；对结膜水肿明显者，应注意是否存在感染的可能，仔细观察和检查，采用预防和抗感染的措施。有屈光不正者矫正屈光不正。

七、手术并发症的预防与处理

1. 引起新的斜视 手术设计不合理可能会引发新的斜视。尤其是4条直肌超常量后徙术，很多患者出现继发性外斜。术前与患者沟通再次手术的可能。如果出现新的斜视，需要再次手术矫正眼位。

2. 长期欠矫或过矫 过矫很少见，多数患者会欠矫。一般是首次手术后数年需要再次手术，而手术难度大。可以相应肌肉进一步切除，如第一次手术不是最大量后退，也可以相应肌肉进一步后退。

3. 术后出现新的头位 首次手术设计要合理，尽量避免出现这种情况。对于有两个反向中间带的患者，需要明确两个中间带中有一个起主导作用，且稳定。配戴棱镜片后，头位改善，头不转向另一侧。术前要多次详细检查患者。

4. 其他 斜视矫正手术并发症。

八、临床效果评价

1. 代偿头位改善情况。
2. 眼位、眼球运动情况。
3. 视力提高、视功能情况。

4.眼球震颤情况。

（王启明　　徐冬冬）

参 考 文 献

赫雨时 .1982. 斜视 . 天津：天津科学技术出版社 .

卢炜 .2005. 斜视诊疗图谱 . 北京：北京科学技术出版社

麦光焕 .1999. 现代斜视治疗学 . 北京：人民军医出版社 .

中华眼科学会 .1996. 全国儿童弱视斜视防治学组斜视疗效评价标准 . 中国斜视与小儿眼科杂志，4（3）：97.

John AP，Ceraldine T. 1999. 斜视和弱视处理指南 . 王林农译 . 北京：海洋出版社 .

Burke JP，Scott WE，Kutschke PJ. 1993. Anterior transposition of the inferior oblique muscle for dissociated vertical deviation. Phthalmology，100（2）：245.

Von Noorden GK，Jenkins RH，Chu MW .1996. Horizontal transposition of the vertical rectus muscle for cyclotropia . Am J Ophthalalmol，122（3）：325.

第八章　眼肿瘤手术

第一节　眼眶肿瘤摘除术

　　眼眶肿瘤是指眼眶中变异细胞过度增殖形成的包块，其可以原发于眼眶内各种组织成分，也可以由邻近结构的肿瘤蔓延或身体其他部位肿瘤转移而来。眼眶肿瘤根据种类的不同有不尽相同的临床表现，最主要的是眼球突出、眼球运动障碍和视力下降。眼眶肿瘤种类繁多，根据发病原因和发病机制可以分为原发性、继发性和转移性；根据肿瘤病理特点可分为良性和恶性，共包含100余种具体分型。眼眶肿瘤的治疗包括手术、化疗、放疗、生物治疗、基因治疗等，其中眼眶肿瘤摘除术是目前最主要的治疗方式。

　　进行眼眶手术前，需熟知眼眶的解剖结构，眼眶为一对四面锥体形的骨性空腔，左右对称，底朝前外，尖向后内。眼眶由额骨、上颌骨、颧骨、腭骨、泪骨、筛骨和蝶骨7块骨的骨面围绕而成，分为上侧、下侧、内侧和外侧四壁，内侧壁邻筛窦，下壁邻上颌窦，内上方与额窦相邻，上壁与颅前窝相邻（图 8-1-1）。眼眶容积 25～30ml，眶口水平宽40mm，垂直高 35mm，眶深 40～45mm，眶尖向后与颅腔相通。眶内容物有眼球、眼外肌、泪腺、血管和神经，各组织间有脂肪填充，并由筋膜连接。

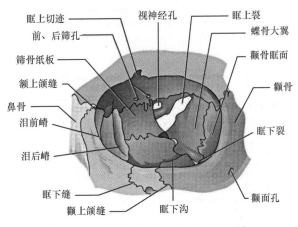

图 8-1-1　眼眶的构成（左眼眶正面观）

1.眶上壁　又称眶顶，大致呈三角形，由额骨眶部和蝶骨小翼构成，额骨眶板形成前方的大部分，蝶骨小翼形成后方的三角形眶尖。眶上壁有 4 个重要的手术结构：泪腺窝、滑车小凹、视神经孔和眶上切迹。泪腺窝位于额骨颧突后方，为一平滑的轻微凹陷，容纳泪腺，因此泪腺区手术经皮切口不能超过中内 1/3 处，以防损伤泪腺。滑车小凹是位于眼眶内侧壁和上壁交界处的一个小圆形凹陷，距眶缘约 4mm，为上斜肌滑车软骨环的附着处，手术若损伤滑车小凹，可导致上斜肌功能障碍，出现顽固的复视，内上方的手术操作容易损伤滑车，若发现滑车脱落需复位。视神经孔位于眶顶尖端，呈卵圆形，视神经由此进入颅中窝，同时有动眼神经、展神经伴行。眶上切迹在眶上缘内 1/3 处，眶上血管和眶上神经由此经过。

2.眶内侧壁（图 8-1-2）　略呈长方形，为眼眶四壁中最薄弱的一壁，厚度仅为 0.2 ～ 0.4mm。上部是额骨的眶突，下部从前到后分别由上颌骨额突、泪骨、筛骨纸板和蝶骨体的侧部构成。眶内侧壁将眼眶与筛窦分隔，通过筛前孔和筛后孔相沟通，后者也是内壁眶减压手术的重要标志，手术操作不当容易造成骨折破碎，使眼眶与筛窦交通。它标志着筛窦顶部，切除骨质时超过此缝可能暴露额叶硬脑膜，此种结构关系最好以冠状面显示。手术前冠状 CT 了解筛骨水平板的位置形态尤为重要，因筛窦顶部并非与此缝平行，可能有的地方位置靠下，尤其是前组筛窦。前、后筛血管神经束位于此缝中，手术中必须确定该标记。前后筛孔向后延续即达视神经管上缘。此外，泪骨位于筛骨前部，并与上颌窦额突构成泪囊窝，其前界为泪前嵴，后界为泪后嵴，上部与筛窦为邻，下部与中鼻道为邻，手术时需谨慎，避免损伤泪器。眶内侧壁前方有内眦韧带，因此常采用结膜入路。

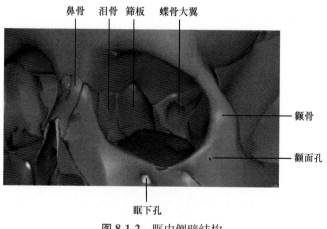

图 8-1-2　眶内侧壁结构

3.眶下壁　大致呈三角形，与正中矢状面呈 45°角。眶下壁在四壁中最短，长约 47.6mm，颧骨的眶面形成其外侧部，上颌骨的眶面形成其中心区的大部分，腭骨的眶面组成其后方的小三角区。眶下壁的后方有眶下沟，此沟在眶下裂的下内侧向前延续为眶下管，并在眶下缘下方约 4mm 处开口于眶下孔，眶下神经和眶下动静脉通过此孔。眶下壁也是上颌窦的顶，因此上颌窦炎症常会引起眶内炎症病变，上颌窦肿瘤也容易侵及眼眶，引起眼球突出等症状。

4.眶外侧壁　呈三角形，由前向后、向内倾斜，与正中矢状面呈 45°角。颧骨的眶面形成其前 1/3 部分，蝶骨大翼形成其后 2/3 部分。外侧壁是四壁中较坚固的一壁，由于壁短，眼球后部容易经此处暴露，因此经常被作为眼眶手术入路。

眼眶肿瘤摘除术具有一定的特殊性和复杂性，根据摘除眼眶肿物的位置、性质、质地不同，手术摘除方法也不同。眼眶手术容易出现各种并发症，如上睑下垂、眼球运动功能障碍、复视、视力下降甚至丧失等，其中有些并发症是可以减少和避免的，因此，手术前需要对患者进行全面的评估，对肿瘤做出正确的定性诊断，通过影像学资料进行准确的肿瘤定位，判断肿瘤的包膜完整性和与周围组织的粘连程度，为每一位患者制订最合适的手术方案。

一、适应证

1. 巨大肿瘤压迫周围组织引起复视、视力下降、视物变形等。
2. 巨大肿瘤引起明显眼球突出，影响外观者。
3. 肿瘤生长在视神经周围，对视神经造成压迫。
4. 肿瘤生长迅速，边界不清，放疗、化疗效果不佳。
5. 肿瘤生长迅速，有完整包膜者。体积小、发展慢、视力不受影响且眼球突出不明显的眼眶肿瘤可暂观察；转移性眼眶肿瘤，有明确原发灶或肿瘤位置较深且肿瘤对放疗、化疗敏感者，可考虑先行放疗、化疗。

二、禁忌证

1. 眼球明显突出，单纯眼眶 CT 平扫可疑眶深部肿物，但未行冠状扫描，尚无法排除甲状腺相关眼病者。
2. 有未控制好的全身慢性疾病，凝血功能差者。
3. 眼部及全身有感染病灶者。
4. 眼眶血管畸形未排除动静脉畸形或颈动脉海绵窦瘘者。
5. 肿瘤进入颅内、鼻腔，需要其他科室协助手术者。

三、术前准备

1. 向患者及家属交代手术可能出现的并发症、术后需进行的治疗，取得其同意及理解。
2. 控制好全身的慢性疾病。
3. 完善患眼 B 超、CT、MRI 等影像学检查，认真研究影像资料，综合分析肿瘤定位和性质，制订手术方案。
4. 全身基础检查，包括血常规、肝肾功能、凝血功能、胸片、心电图，70 岁以上老年人需检查心脏 B 超及肺功能。
5. 检查眼部及全身有无感染性疾病，并及时治疗。

6. 术前 1～3 天局部抗生素滴眼液点眼。

7. 对患者术前外观拍照，与术中及术后外观对比。

8. 经皮入路患者，术前 12 小时备皮，剃除眉毛，剪除睫毛，外侧开眶患者剃除鬓角；经结膜入路患者，剪除睫毛，冲洗泪道及结膜囊。

四、手术要点

（一）消毒铺巾

单眼消毒范围上至发际、颞侧至耳前、下方至上唇、鼻侧超过中线，贴切口保护膜，贴洁净袋。

（二）根据肿物生长部位、大小、性质选择合适入路

1. 前路开眶　包括结膜入路和皮肤入路。

（1）结膜入路：多做下穹隆结膜、内眦和外眦结膜切口。根据肿瘤位置和大小，切口可向周围延伸扩大。必要时可剪断外眦韧带上支或下支以扩大手术暴露范围。眼球周围的肿瘤通过结膜入路，找到瘤体后与周围正常组织剥离分开，取出肿瘤；球后肌锥内的肿瘤需沿穹隆结膜切口向眶后分离，尽量减少在眼外肌与眼球附着部位的操作，以免引起出血或肌肉损伤，在直肌间分开肌间膜到达肌锥内，暴露并取出肿瘤。结膜入路一般不选择上穹隆，因为上穹隆结膜入路极易损伤 Müller 肌和提上睑肌，导致上睑下垂。

（2）皮肤入路：常选择在眉弓下缘、双重睑或下睑睫毛下 2mm 处皮肤做切口。根据需要切口可以沿外眦向颞侧水平延长，扩大手术视野。眼眶周围骨膜下的病变可以切开、分离骨膜，进入骨膜下间隙切除病变；位于眶内的病变则需充分暴露并切开眶膈，进入眶内切除病变组织。

2. 外侧开眶　处于眼眶颞侧、上方或下方的肿瘤可以采用外侧开眶。皮肤切口和骨瓣切开的选择有所不同。

（1）常规外侧开眶：外眦角切开做皮肤水平切口，开大睑裂，扩大手术视野。向上、向下分离皮下组织和肌肉，切开并剥离骨膜。切开骨瓣，上方以颧额缝上 5mm 为界，下方平行于眶底。

（2）外下开眶：外眦外侧皮肤水平切开 2cm，切口沿下睑睫毛下延伸。骨瓣切开包括眶外侧壁和部分眶下缘，上方以颧额缝上 5mm 为界，下方位于眶下缘的外侧。

（3）外上开眶：从眉弓下皮肤切开，沿眶缘向外、向下移行至外眦，切口再转向水平呈 "S" 形。骨瓣切开上方为眶上缘中线或眶上神经外侧，下缘平行于眶底。移开骨瓣后切开眶骨膜，向眶内分离眶脂、肌肉和神经，暴露切除肿瘤组织。

3. 内外联合开眶　常规外侧开眶，切开眶外侧骨壁，预留眼球及眶内容物向外移位的空间。剪开内侧结膜找出内直肌，预置缝线剪断内直肌并向内牵引，同时眼球向外侧牵拉，充分暴露眼眶内侧，分离、暴露并切除肿瘤。也可以不剪断内直肌，用牵引缝线套住内直肌并将其拉向外侧，用脑压板或剥离子压住内直肌，分离和寻找邻近内直肌的肿瘤。

4. 内侧开眶　于内眦内侧 5mm 纵行切开皮肤，分离眼轮匝肌达眶内侧缘，切开骨膜并从骨膜下分离至眶内，从后向前切开眶内骨膜，向上下两侧牵拉脂肪及内直肌，暴露并切除肿瘤。

（1）眼眶肿瘤摘除术止血特别重要，在手术的整个过程中都应及时彻底地止血，特别是肿瘤摘除后缝合伤口前要仔细寻找有无出血点。常用电凝、骨蜡、明胶海绵等帮助止血。

（2）眼眶肿瘤摘除术以钝性分离为主，动作需轻柔，切忌操作不当导致肿瘤散播。

（3）质地较韧、包膜完整的肿瘤可用组织钳钳夹后分离取出；质地脆、包膜薄的肿瘤尽量以钝性分离后娩出，尽量避免多次钳夹；囊性肿瘤如黏液囊肿、皮样瘤或表皮样囊肿在摘除过程中先分离出大部分囊肿，吸出囊内液，再摘除全部肿块。

（4）对于与周围组织粘连密切、生长部位特殊、无法完整娩出的肿瘤，可分块切除，但需防止肿瘤污染正常组织。

（5）充分止血后分层缝合骨膜、肌肉和皮肤，加压包扎。

五、手术难点及对策

正确的入路选择是手术的关键，可提高手术效率，减少术后并发症。根据肿物部位可选择经结膜入路、单纯经皮入路、经皮开眶入路、经皮内外联合开眶入路、经皮经结膜内外联合开眶入路、经颅开眶入路等。

（一）前路开眶术

适用于位于眶前 2/3 段内的肿瘤和眶内侧的肿瘤。根据肿瘤位置的不同，选择不同的手术入路，常见手术入路有外上方皮肤、内上方皮肤、眶上部皮肤、下睑睫毛下皮肤、结膜切口入路等。

1. 内上方皮肤入路开眶　沿内上方眉弓下眶缘皮肤做弧形切口，切开眶隔。由于内上方眶隔内存在众多重要结构，需注意以下几点：①上斜肌损伤：主要是第二腹；②滑车损伤：滑车为一软骨结构，粘连或边界不清的肿瘤切除时易损伤，损伤后易出现复视；③眶上神经损伤：眶上神经位于眶内上眶上切迹，多在眉弓皮肤切除时损伤；④如肿瘤位于鼻侧，手术过程中可扩大切口，同时注意避免损伤泪囊。

2. 前路下方缘睫毛下皮肤入路　①经下方皮肤切口应选择睑缘睫毛下切口，术后瘢痕不显著；②术中分离肿瘤时避免损伤下直肌、下斜肌和外直肌；③打开眶下壁时要注意避免损伤眶下神经。

3. 眶上部皮肤入路　①皮肤切口尽量选择在眉毛下缘，若选择在眉毛中间则易造成瘢痕形成、切口无眉毛生长，若选择在眉毛上方则离眶缘较远，不宜操作；②注意保护提上睑肌、滑车神经及上斜肌；③若术前已有上睑下垂，在缝合时可行提上睑肌缩短缝合或将上睑板提吊缝合。

4. 结膜切口入路　①注意勿损伤眼外肌；②若结膜下肿瘤，注射麻醉药时尽量将肿瘤与结膜分离；③如术中因为肿瘤与结膜粘连而必须将结膜切除时，需在术前准备羊膜或口唇黏膜以备用。

（二）外侧开眶术

外侧开眶术是治疗球后肿瘤的一种标准手术入路。由于外侧开眶还可以结合其他术式（如结合内侧开眶术等），其已成为眶深部肿瘤、泪腺肿瘤和外侧壁减压术等最常用的开眶术式。注意事项如下：

1. 眶外侧水平切口时，切口不宜过长，尽量不超过 3cm，否则可损伤面神经额部分支，导致额肌麻痹。

2. 外眦剪开时应用直剪垂直剪开，切口整齐。术毕时准确对位并使外眦呈锐角，防止出现外眦偏上、偏下或内外翻等情况。可将切口延至下方缘睫毛下皮肤。

3. 骨瓣切开时可将眶下缘一同切开以保证有足够大的手术野。

4. 剪开眶内骨膜时，剪刀不要深入眶内过深，以免损伤外直肌根部等组织。做血管畸形等手术时，切勿剪开眶内骨膜过深，防止与骨膜粘连或位于第二外科间隙的畸形血管剪破，引起大出血，不利于手术操作。

5. 尽量减少眶尖部操作，尤其是视神经下方或外下方的操作，此处是眶内各种运动神经及视网膜中央动脉所在，极易引起视力丧失或永久性眼球运动障碍。术中止血用的填塞物在眶尖部也不应太多或太紧，以防影响视神经的血液循环。

6. 术中为保持手术野宽阔，常需用脑压板、拉钩等牵拉眼球、肌肉或神经，各种牵拉应用力柔和，3～5 分钟后应放松一次，以免因眼球或视神经过分牵拉导致其供血障碍。眶尖部空间狭小，视神经所能移动的范围也很小，此处的视神经牵拉易造成视神经在视神经管口处的挫伤而视力丧失。

7. 皮肤切口缝合时，皮下组织缝合应紧密，皮肤缝合进针应距皮肤 3mm 左右，但缝合较深，使之对合良好，瘢痕小。

8. 儿童患者做外侧开眶后，骨壁要复位准确，以免影响骨骼发育而导致面部畸形。

9. 如术中不慎将眶外壁骨瓣脱落掉在地上，要认真无菌处理骨瓣后再置于眶内。常用方法：用碘酒或乙醇将骨瓣反复消毒，或用沸水煮沸 20 分钟后再放回原位。

（三）经筛窦内侧开眶术

1. 筛窦内病变需将鼻腔一道消毒，可将含肾上腺素的棉签塞入鼻腔，减少鼻黏膜充血。

2. 眶内侧骨膜分离尽量完整，以利于术后缝合。不要损伤滑车、内眦韧带及泪囊。

3. 凿除骨质的范围不宜过大，以防止因损伤筛骨水平板引起严重的脑部并发症。

4. 眶内侧骨膜需要严密缝合，否则由于眼眶与筛窦相通，术后可能引起眶内脂肪脱入筛窦导致眼球内陷甚至复视。

5. 额筛窦黏液囊肿眼眶侵犯，液体多在第四外科间隙，不需打开骨膜。

6. 术前应做 CT 扫描，了解并确保患侧筛窦无炎症，防止眶内感染；冠状 CT 了解并确定筛骨水平板位置及高度，防止手术误入颅内；了解筛窦宽度，宽度较窄者不宜采用此入路。

（四）经颅开眶术

经颅开眶术由眼科医师与神经外科医师联合进行手术，仅限于经颅视神经管减压术及少数肿瘤，如眶颅沟通性肿瘤、少数侵犯眶尖部或视神经管的肿瘤。术中需注意以下几点：

1. 颅内手术操作均由神经外科医生完成，遵从神经外科的原则。

2. 进入眶内时要注意防止肌肉损伤。

3. 术中如有硬脑膜损伤，需防止脑脊液漏和颅内及眶内感染。

4. 经皮入路切口应与皮纹方向一致，选择眉弓下切口时略呈弧形与眉毛下缘一致；内上方与外上方皮肤切口弧度宜大，沿眶缘切开；"S"形改良切口外侧开眶皮肤切口转弯时忌呈直角；睫毛下切口时应在睫毛下 1 ～ 2mm 处，如张力较大，可于外眦部向外下切开 1cm；结膜切口多选择在穹隆附近，忌上穹隆和外上穹隆切口，易引起上睑下垂。

5. 经皮入路时尽量减少对提上睑肌的损伤，分离眶上缘组织时以钝性分离为主，分离眼眶上部肿瘤时减少对提上睑肌的损伤。

6. 分离眶尖部肿瘤时动作一定要轻柔，减少对视神经的激惹，与视神经粘连紧密的肿瘤切忌用力拉扯，需充分暴露手术野，尽量在直视下操作。

7. 与肌肉关系密切的肿瘤，术中可离断肌肉，取出肿瘤后再将肌肉缝合复位，术中避免过度牵拉肌肉，防止产生术后眼球运动障碍、复视等并发症。

8. 术中尽量减少眼眶内脂肪组织丢失。

9. 眼眶肿瘤摘除后眼眶内止血需确切，若术中出血较多，术毕应留置引流条，术后常规使用止血药物 2 ～ 3 天，加压包扎术眼，压迫止血，同时减轻组织水肿。

10. 术毕应立即检查瞳孔或眼底。

六、术后监测与处理

眼眶肿瘤摘除术后的监测与处理非常重要。手术当日要监测患者的生命体征、有无恶心呕吐、有无头痛眼痛、视力是否存在。此后要监测术眼的眶压、眼压、眼球视觉功能和运动功能、皮肤的感觉等。术后常规处理包括：

1. 术后患者要平卧、制动，患眼冰敷。每天换药，双眼包扎，患眼加压包扎 3 ～ 5 天。

2. 术后根据术中情况及患者全身情况使用止血药物 2 ～ 3 天，全身抗生素静脉滴注 3 ～ 5 天，常规使用皮质类固醇（地塞米松 10mg 或甲泼尼龙 80mg）3 ～ 5 天，根据手术情况使用 20% 甘露醇 2 ～ 3 天。

3. 酌情使用镇痛及止吐药物。

4. 术后 48 小时拆除引流条，5 天后拆除结膜缝线，7 天后拆除皮肤缝线。

5. 根据病理检查结果，选择进一步治疗（如放疗、化疗）。

七、手术常见并发症的预防与处理

（一）术后早期并发症

1. 眶内血肿导致眶压升高　轻度眶压升高、术眼肿胀，但不伴明显视力下降、眼球运动障碍，可加用止血药物，加压包扎术眼，压迫止血和冰敷；重度眶压升高，伴有眼胀痛、恶心、呕吐、复视、眼球运动障碍、视力减退或丧失等，需紧急行血肿穿刺抽吸或开眶减压术，以引流出积血，降低眶压，挽救视力。

2. 术后伤口愈合不良　处理方法包括重新缝合、加压包扎、控制血糖、加强营养等。

3. 伤口感染　需加强全身抗生素使用强度，有脓腔时切开排脓，放置引流条。

4. 术后上睑下垂　经皮入路患者因术中操作对提上睑肌有一定损伤，术后短期内多有不同程度的上睑下垂，可加用营养药物，加快肌肉、神经恢复速度，鼓励患者多锻炼术眼睁眼。

5. 术后眼球运动功能障碍　术眼术中操作损伤肌肉、术后眼眶内组织肿胀均可能造成术后眼球运动障碍，可使用营养药物加快神经、肌肉恢复速度，鼓励患者多锻炼术眼运动，对于不可逆性眼球运动障碍，可考虑择期行斜视矫正手术。

6. 术中暂时性视力损伤和永久性视力损伤　由于眶深部及与视神经有较密切关系的肿瘤在分离时容易损伤视神经和眼动脉，导致视力下降、丧失或视野缺损。

（1）术中暂时性视力损伤：多由于手术操作时，如牵拉和压迫眼球、视神经造成视网膜血管痉挛或缺血或视神经间接损伤；或靠近视神经的肿瘤在取出时操作过快，导致视神经震动，引起视网膜血管痉挛或缺血而导致暂时性视力丧失，表现为瞳孔散大，此时需立即暂停手术并迅速给氧，同时给予亚硝酸异戊酯等扩血管药物帮助恢复视力。对于局部麻醉患者要密切观察有无光感的恢复，多数在 1 小时之内恢复光感，一般术后对视力影响不大。如扩血管（每 10 分钟一次，给予 3 ～ 4 次）不超过 1 小时，仍未恢复光感，可立即给予 1000mg 甲泼尼龙冲击治疗。

（2）永久性视力损伤：多由于术中直接损伤视神经和眼动脉所致。此外上述暂时性视网膜血管痉挛或缺血或间接视神经损伤，因操作时间过长，术中及术后未能及时处理，也可造成永久性损伤。术后眼眶出血造成眶压升高，压迫视神经，未能及时处理，也可造成永久性视力损伤。

7. 神经损伤　术中过度扰动眶后段视神经与外直肌之间的组织，如损伤睫状神经节，术后可致角膜麻痹。如果术中损伤了眶上神经或眶下神经，亦可导致其相应支配区皮肤感觉麻木。

8. 眼球突出及眼睑闭合不全　主要由于术中对眶内组织扰动较重，术后发生较强组织反应及出血所致。术后早期常见的出血和炎症反应是眼球突出和眼睑闭合不全的主要原因，故术中应适当止血，术后做暂时性睑缘缝合，并做加压绷带包扎，适当使用药物抗炎及预防感染和减少出血可减轻这种术后反应。

9. 鼻出血　手术损伤眶内侧壁筛板时血液可从鼻腔流出，若出血量不大，预防感染即可；若出血量大，可填塞鼻腔止血，加用全身止血药物。

（二）术后晚期并发症

1. 肿瘤复发　根据肿瘤性质、复发部位，考虑行放疗、化疗或再次手术治疗。

2. 术眼外观发生改变　如眼球凹陷、下睑外翻、斜视等，可择期行矫正手术治疗。

八、临床效果评价

1. 肿瘤残留、复发评价 眼眶肿瘤摘除术以完全摘除肿瘤组织且不复发为最佳。这与肿瘤的性质、种类、部位、大小，患者全身和局部的情况、年龄、经济条件、对疾病的预期，以及医院的工作条件和手术技术能力等有关。

2. 视力评价 以不损伤视力，甚至改善视力为最佳。但眼眶肿瘤摘除术对视力的危害是常见的和严重的。

3. 术后术眼外观评价 术后有无眼球突出或内陷、运动障碍、复视、皮肤伤口瘢痕、手术范围皮肤麻木等均是评估手术效果的指标。

第二节 眶内容物剜除术

一、适应证

1. 眼睑恶性肿瘤已侵犯全部眼睑或有明显广泛的结膜受累，切除后无法做眼睑成形者。

2. 眼内恶性肿瘤，如葡萄膜黑色素瘤和视网膜母细胞瘤明显向眼眶扩散，单纯摘除眼球已无法切除干净者。

3. 各种原发性眼眶恶性肿瘤，包括恶性泪腺上皮性肿瘤、恶性纤维组织细胞肿瘤等不能通过其他开眶途径切除干净者。

4. 迅速增大，广泛侵犯眼眶、破坏眼球或严重损害视功能的眼眶脑膜瘤。

5. 暴露的扩展性眶周恶性肿瘤或转移癌的姑息治疗，放疗或化疗无效及难以解除疼痛的原发性或转移性眼眶恶性肿瘤或进行性炎症病变。

6. 严重的眼眶收缩病例，重建技术不能提供可接受的美观而外眶义眼可以提供较好的美观时。

二、禁忌证

1. 角膜缘或眼睑可治疗的上皮癌。
2. 尚未严重损害眼球和视力的炎性假瘤。
3. 诊断未明的眼眶病变和已有全身转移的恶性肿瘤。

三、术前准备

1. 全身基础检查，包括血常规、肝肾功能、凝血功能、胸片、心电图，70岁以上老年人需检查心脏B超及肺功能。

2. 检查眼部及全身有无感染性疾病，并及时治疗。

3. 术前 1 ～ 3 天局部抗生素滴眼液点眼。

4. 控制好全身的慢性疾病。

5. 完善患眼 B 超、CT、MRI 等影像学检查，认真研究影像资料，综合分析肿瘤定位和性质，制订手术方案。

6. 对患者术前外观拍照，与术中及术后外观对比。

7. 向患者及家属交代手术可能出现的并发症、术后需进行的治疗，取得其同意及理解。

四、手术要点

1. 常规消毒铺巾，丝线缝合睑缘，用刀片沿睑缘全层切开皮肤，分离皮下组织至眶缘骨膜。

2. 切开眶缘骨膜，剪断内、外眦韧带，用骨膜剥离子剥离眼眶各壁骨膜至眶尖部。

3. 组织钳钳夹睑缘，提起剥离开的眶内容物，视神经剪剪断视神经。

4. 纱布压迫填塞止血，电凝视神经断端止血。

5. 清除眼眶内残余组织，摘除泪囊。

6. 电凝充分止血，眶内填塞明胶海绵至合适体积。

7. 5-0 丝线褥式外翻缝合皮肤切口。

8. 手术去除皮肤过多需移植皮片者，取股内侧适宜大小皮片，移植于皮肤缺损处，5-0 丝线间断缝合。

194

五、手术难点及对策

1. 术前必须结合影像学检查充分了解病变范围，充分做好术前评估和设计。

2. 眶顶、眶内壁及泪囊窝骨壁较薄，在剥离骨膜时，应注意剥离的操作方向，力求摘除所有眼眶内肿瘤组织，尽量不损害正常的眶骨，以避免穿破眶骨壁。若发生骨壁穿破，术后注意加强抗感染治疗，注意有无脑部症状。对术中难以避免的肿瘤组织残留，术后应及时给予放疗或化疗。肿瘤较大、血管丰富者，应充分止血；出血较多或体弱的老年人及儿童患者宜补液或输血。

六、术后监测与处理

1. 眶腔植断层皮片可于术后 7 ～ 10 天换药，换药过早则影响皮片愈合。换药时观察皮片生长情况，注意有无坏死、皮下积血。

2. 术后 10 天开始拆除皮片缝合线。拆线时宜小心，防止将皮片扯掉。

3. 股内侧换药也可在 10 天以后，此时多数新生上皮已生长。

4. 眶腔上皮生长不良时，可局部涂甲紫保持干燥。

七、术后常见并发症的预防与处理

1. 出血　血管丰富及特大肿瘤，术中出血可能较多。手术时如遇弥漫性出血，宜迅速摘除眶内容物，以便尽可能减少出血。如能顺着骨膜分离，使眶内肿瘤连同骨膜一起摘除，将有助于减少出血。骨缝内的出血可用骨蜡止血。

2. 继发感染　眶内创面若任其自行生长肉芽或移植皮片坏死脱落时，都可出现继发性感染，故术后应全身使用抗生素数天。换药时，如发现分泌物多并有臭味，说明感染较严重，应取材进行细菌培养及药敏试验，并给予合适的抗生素治疗。若发生骨髓炎，则有蔓延至脑膜甚至发生脑脓肿的可能。

3. 移植皮片坏死　术后即行移植的皮片如过厚则极难在裸露的骨面上生长，宜采用薄断层皮片。植皮前止血要彻底，并使皮片平贴眶壁面，皮片的漏斗尖要对准眶尖，换药时勿扰动移植皮片。近期曾做过放射治疗的患者，术中要保持一定的眼睑皮肤厚度，太薄可导致术后眼睑坏死。若发现术后有部分皮片不愈合或变成褐色，初期也不宜扰动皮片，估计仍有恢复生长的可能。若皮片坏死软化，宜小心加以剪除；以后可望由邻近成活的皮片使其上皮化。如有较广泛的坏死区，可以再次植皮。保留眼睑的眶内容物剜除术尽量不切开内眦，因内眦切开后此处血运不丰富，皮肤张力较大，术后不易愈合。

4. 肿瘤复发　若肿瘤波及眼眶和结膜，为了彻底清除肿瘤，此时应完全切除眼睑皮肤，然后植皮补救。眶内容物剜除时泪囊应一并切除，减少肿瘤复发和泪囊慢性迁延不愈的炎症。

5. 面额部麻痹　由于术中切断眶上下神经所致，现尚无有效处理方法。

6. 眼部形态缺陷　由眶内容物剜除后遗留的巨大眼眶空隙造成，外观上缺陷常给患者或其家人带来精神负担，故有条件时可做眼眶重建或用眼窝假体补救。

八、临床效果评价

肿瘤残留、复发评价：眶内容物剜除术力求完全摘除肿瘤组织，避免复发，这与肿瘤的性质、种类及是否有局部或远处转移密切相关。

第三节　眼内肿瘤摘除术

眼内恶性肿瘤主要包括视网膜母细胞瘤、脉络膜黑色素瘤、眼内淋巴瘤及转移性肿瘤等，良性肿瘤主要包括脉络膜及视网膜的血管瘤、脉络膜骨瘤、视盘黑色素细胞瘤等。肿瘤可以发生于葡萄膜、视网膜和视盘，眼内肿瘤的诊断通常通过眼底镜检查了解肿瘤的形态学及颜色特征，再结合影像学检查进行诊断与鉴别诊断。早期的眼内肿瘤与眼底渗出性疾病常常难以鉴别，为降低误诊率，必须强调几种影像检查联合应用、综合分析，治疗眼内肿瘤的方法有冷凝法、放疗、化疗、眼内激光光凝法、玻璃体切除并眼内肿瘤摘除、眼球摘除、眶内容物剜除等。眼内肿瘤的局部摘除仅限于良性肿瘤且位于赤道部前，一旦考虑为眼内恶性肿瘤，则需进行眼球摘除术，良性肿物位于赤道部之后，因后极部有较多重要血管神经，也无法行局部切除，仍应该行眼球摘除术。眼内巨大肿瘤，影像学提示有眼眶组织浸润者，需行眶内容物剜除术，降低肿瘤残留可能。眶内容物剜除术详见本章第二节，本节将介绍眼内肿物摘除术手术难点。

一、虹膜肿瘤摘除术

虹膜肿瘤又分为原发性肿瘤和转移性肿瘤，原发性肿瘤有良性和恶性之分。良性的较大肿瘤可以考虑行虹膜肿瘤摘除术，早期发现的恶性肿瘤，若范围较局限、生长较缓慢，也可考虑行此手术。虹膜转移性肿瘤均为恶性且生长迅速，故不宜做眼局部肿瘤摘除术，可考虑行眼球摘除术。

（一）适应证

1. 虹膜上有新生物，肿物较大，考虑良性肿瘤，经检查未侵犯睫状体、小梁网。
2. 虹膜新生物早期，未侵犯周围结构，经全面检查后综合考虑原发恶性肿瘤可能性大。
3. 术眼尚有视力，患者拒绝行眼球摘除。

（二）禁忌证

1. 已明确原发灶的虹膜转移瘤。
2. 虹膜黑色素瘤已有眼外蔓延。

（三）术前准备

1. 完善相关专科检查，包括眼球 B 超、UBM、眼眶 CT、眼眶 MRI 等，详细了解肿物与周围结构的关系及有无浸润，怀疑全身转移者建议行全身 PET 检查。
2. 检查患者视功能。
3. 术前谈话并签署手术知情同意书，术前谈话包括手术的必要性、术中注意事项、术中及术后可能发生的并发症。
4. 全身一般情况检查，包括血常规、肝肾功能、凝血功能、心电图、胸片。
5. 严格核对患者及术眼，尤其是全麻的患者。
6. 术前常规抗生素滴眼液点术眼 3 天。
7. 冲洗泪道和结膜囊，剪除眼睫毛。
8. 术前根据肿物生长部位决定扩瞳或缩瞳，位于虹膜前方的肿物宜缩瞳，位于虹膜后方的肿物宜扩瞳。

（四）手术要点

1. 常规消毒铺巾后用开睑器打开术眼，根据肿物的部位，牵引缝线，固定眼球。
2. 根据肿物的部位及大小，环形剪开结膜，两端达肿瘤两侧外 2mm 左右。

3.沿肿物处角膜缘切开，注入黏弹剂维持前房，将切开处角膜提起，暴露肿物，用钝性虹膜钩将肿物从切口拉出，使其完全脱出在切口外。

4.沿瞳孔缘至虹膜根部方向剪除肿物所在扇形区域虹膜。

5.虹膜创缘止血，缝合角膜切口，恢复前房，缝合结膜切口。

（五）手术难点及对策

1.角膜切口需足够大，能充分暴露肿物，使肿物顺利脱出，若切口太小，导致肿物在推出时受到挤压，容易造成肿瘤破损、播散。

2.术中操作要精准、精细，减少多余动作，减少在前房中的操作，注意不要误伤角膜内皮和晶状体。

3.勿用镊子等器械直接抓取肿物，以防肿物破损，造成肿瘤播散。

（六）术后监测与处理

1.术后每天换药，观察角膜内皮、前房炎症、晶状体情况。

2.抗生素的应用视病情而定，一般全身用药 2～3 天。

3.根据病情全身及局部应用糖皮质激素。

4.术后常规使用止血药物 2～3 天。

5.每日观察术眼结膜伤口愈合情况。

6.每晚阿托品眼膏涂术眼，防止虹膜后粘连。

（七）术后常见并发症的预防与处理

1.前房积血　嘱患者半卧位静卧，可加用止血药物，防止活动性出血，积血常于数天后自动吸收。

2.术后感染　需叮嘱患者防止脏物入眼，不可用手揉眼睛，不可自行用卫生纸擦眼，术后加用全身抗感染药物，局部使用抗生素滴眼液点眼。

3.损伤角膜内皮导致角膜内皮水肿　轻者短期内可自行恢复，为缓解患者不适症状，可行高渗滴眼液点眼，严重者可能难以恢复，影响视力。

4.损伤晶状体导致外伤性白内障　严重者可行白内障手术。

5.睫状体脱离导致低眼压　可行氩激光粘连脱离处理。

（八）临床效果评价

1.肿瘤复发情况。

2.肿瘤转移情况。

3.术后视力损伤情况。

二、睫状体肿瘤摘除术

睫状体肿瘤分为原发性和转移性，原发性又分为良性与恶性，睫状体肿瘤因其生长位置较隐蔽，早期常常难以发现，通常是患者出现临床症状后经生物房角镜等检查后发现。原发性的良性肿瘤、生长缓慢且较早期的恶性肿瘤均可考虑行睫状体肿瘤摘除术，转移性肿瘤、有除虹膜外周围组织浸润的恶性肿瘤则应考虑行眼球摘除术。

（一）适应证

1. 睫状体上有新生物，肿物较大，考虑为良性肿瘤。
2. 睫状体新生物早期，经全面检查后综合考虑原发恶性肿瘤可能性大。
3. 术眼尚有视力，患者拒绝行眼球摘除。

（二）禁忌证

1. 已明确原发灶的睫状体转移瘤。
2. 睫状体恶性肿瘤体积较大，超过一个象限。
3. 睫状体肿瘤浸润除虹膜外的结构。

（三）术前准备

1. 完善相关专科检查，包括 UBM、眼球 B 超、眼眶 CT、眼眶 MRI 等，详细了解肿物与周围结构的关系及有无浸润，怀疑全身转移者建议行全身 PET 检查。
2. 术前谈话并签署手术同意书，术前谈话包括手术的必要性、术中注意事项、术中及术后可能发生的并发症。
3. 全身一般情况检查，包括血常规、肝肾功能、凝血功能、心电图、胸片。
4. 严格核对患者及术眼情况，尤其是全身麻醉的患者。
5. 术前常规抗生素滴眼液点术眼 3 天。
6. 冲洗泪道和结膜囊，剪术眼睫毛。
7. 准备 Flieringa 环。

（四）手术要点

1. 全身麻醉后消毒铺巾，用开睑器撑开睑裂。
2. 在肿物部位剪开角膜缘的结膜，切口两端达肿物边缘处 3 ～ 4mm，并转向穹隆部做放射状结膜切口；在暴露的巩膜术野内固定 Flieringa 环撑开眼球。
3. 在肿瘤两侧相当于睫状体平坦部的巩膜上做两个小切口，一个插入灌注管维持眼内压，另一个预做玻璃体切割的入口。
4. 在角巩缘做 3/4 巩膜厚度的切口，沿肿瘤部位向眼球赤道部放射状切开，做以穹隆部为基底的巩膜瓣，两端超过肿物 2 ～ 3mm。
5. 在巩膜瓣下沿肿物周围做两圈穿透性电透热凝固点，以预防出血、视网膜脱离，并对肿瘤边缘的肿瘤细胞有杀死作用。
6. 在巩膜瓣下切穿角巩缘切口，剪去与肿物粘连的虹膜，沿肿物周围电透热凝固点剪除巩膜板层和睫状体。切除的组织送病理检查，注意组织边缘有无肿瘤细胞。

7. 如果此时有大量玻璃体腔出血或玻璃体脱出，可以做开放式的玻璃体切除术。

8. 拆除 Flieringa 环，迅速用 10-0 的尼龙线缝合巩膜瓣和角膜瓣，拔出灌注管，缝合灌注管的巩膜切口，缝合结膜瓣。

9. 结膜下注射抗生素及皮质激素、阿托品散瞳、双眼包扎。

（五）手术难点及对策

1. Flieringa 巩膜环要选择合适大小，应略大于肿物，以便于手术操作。

2. 要做到睫状体肿物的准确定位，手术切口要符合完全切除睫状体肿物的要求。

3. 充分降低眼内压。

4. 剪除睫状体肿物时勿损伤晶状体赤道部及玻璃体膜，以免导致晶状体混浊和玻璃体脱出。

5. 术中最好不要用镊子直接抓取肿物。接触过肿物的器械也不能再接触健康组织，防止肿瘤播散或种植。

（六）术后监测与处理

1. 绝对卧床休息 2 天。

2. 术后全身使用抗生素 2 ～ 3 天。

3. 根据病情全身及局部应用糖皮质激素。

4. 术后常规使用止血药物 2 ～ 3 天。

5. 每天换药，每晚阿托品眼膏涂术眼。

（七）术后常见并发症的预防与处理

1. 出血　术中需充分止血，术后常规使用 2 ～ 3 天止血药物，若有少量出血，术后 1 ～ 2 周可自行吸收。

2. 玻璃体脱出　术中损伤玻璃体膜或术中眼压升高均可导致玻璃体脱出，术中需充分降低眼内压。

3. 交感性眼炎　少见，避免葡萄膜镶嵌于伤口，术后使用糖皮质激素可降低其发生可能。

4. 肿瘤转移或复发　较少见，注意减少术中肿瘤播散可能，肿瘤不完全切除容易导致复发。

5. 继发性青光眼　大量出血、炎症反应等均可导致继发性青光眼。手术操作要精准轻柔、避免过多组织损伤、术中及时止血和前房冲洗、术后控制炎症反应等都是避免和预防继发性青光眼发生的有效措施。

6. 视网膜脱离　肿瘤侵犯锯齿缘或术中操作不当造成视网膜裂孔容易发生。

7. 屈光改变　大范围睫状体切除后，相应的晶状体悬韧带断裂，该部位晶状体失去韧带的牵拉作用，而使局部晶状体变厚，发生屈光改变，如发生复性近视散光。

8. 继发性或损伤性白内障　因虹膜睫状体肿物接触或推压晶状体，使晶状体局部代谢发生改变而混浊，或在手术中不慎损伤晶状体囊而致晶状体混浊。必要时可考虑做白内障摘除联合人工晶体植入术。

9. 虹膜睫状体炎　手术损伤反应。

10. 黄斑囊样水肿　手术中使用黏弹剂，保持前房稳定，避免剧烈牵拉。取出肿瘤组织后及时密闭伤口，恢复眼内压力。

11. 晶体不全脱位　手术中避免碰撞损伤晶体和晶体悬韧带，操作要轻柔，减少震动。

（八）临床效果评价

1. 肿瘤复发情况。

2. 肿瘤转移情况。

3. 视力受损评价。

三、脉络膜肿瘤摘除术

脉络膜肿瘤是成年人最常见的眼内肿瘤，可分为良性肿瘤、恶性肿瘤和脉络膜转移瘤。常见的脉络膜良性肿瘤有脉络膜血管瘤、脉络膜骨瘤、脉络膜神经鞘瘤、脉络膜黑痣等；脉络膜恶性肿瘤最常见的是脉络膜黑色素瘤，是成年人中最多见的一种眼内恶性肿瘤，在国内发病率仅次于视网膜母细胞瘤，单眼发病，恶性程度高，容易转移。体积较小的良性脉络膜肿瘤和早期发现的脉络膜黑色素瘤可行眼内肿瘤摘除术。

（一）适应证

1. 位于赤道部前的脉络膜肿瘤。

2. 肿瘤基底宽不超过 15mm，厚度不超过 5mm。

3. 肿瘤无局部浸润。

4. 肿瘤无全身转移。

5. 术眼尚有视力，患者拒绝行眼球摘除。

（二）禁忌证

1. 已明确原发灶的脉络膜转移瘤。

2. 肿瘤超过赤道部。

3. 肿瘤有局部组织浸润，已累及邻近结构。

4. 肿瘤直径大于 16mm。

（三）术前准备

1. 完善相关专科检查，包括眼底照相、眼底荧光造影、OCT、眼球 B 超、眼眶 CT、眼眶 MRI 等，详细了解肿物与周围结构的关系，有无浸润，怀疑全身转移者建议行全身 PET 检查。

2. 术前谈话并签署手术知情同意书，术前谈话包括手术的必要性、术中注意事项、术中及术后可能发生的并发症。

3. 全身一般情况检查，包括血常规、肝肾功能、凝血功能、心电图、胸片。

4. 严格核对患者及术眼情况，尤其是全身麻醉的患者。

5. 术前常规抗生素滴眼液点术眼 3 天。

6. 冲洗泪道和结膜囊,剪术眼睫毛。

7. 术前扩瞳。

(四)手术要点

1. 常规消毒铺巾后用开睑器打开术眼,360° 结膜切开,查看肿瘤是否侵犯巩膜及涡静脉。

2. 行常规三通道玻璃体全切除术。

3. 沿视网膜神经纤维走向切开肿瘤区域视网膜,于周边部 120° 弧形切开视网膜,翻转视网膜,暴露肿瘤。

4. 玻切头逐步切除肿瘤至可见白色巩膜组织。

5. 激光光凝肿瘤切除后,可外路冷冻创缘附近脉络膜组织。

6. 将翻转视网膜复位,气液交换,平复视网膜后眼内注入硅油至眼压正常。

7. 3 个月后取出硅油。

(五)手术难点及对策

1. 尽可能地将玻璃体切除干净,避免术中牵拉玻璃体导致视网膜撕裂。

2. 切开视网膜时应沿视网膜神经纤维走向,翻转视网膜后尽可能将肿物暴露完整。

3. 分离视网膜和脉络膜时可视网膜下注入黏弹剂。

4. 若视网膜有累及与肿物粘连,则直接切除该区域视网膜。

5. 肿物切除范围要略大于肉眼可见肿瘤范围。

(六)术后监测与处理

1. 术后根据视网膜瓣方向俯卧或特定方向侧卧。

2. 抗生素滴眼液点眼。

3. 根据病情全身及局部应用糖皮质激素。

4. 每晚阿托品眼膏涂术眼,每天观察脉络膜创口愈合及视网膜复位情况。

5. 根据病理检查结果决定是否化疗。

(七)术后并发症的预防与处理

1. 手术误伤黄斑　术中应谨慎操作,避免伤及黄斑。

2. 手术误伤晶状体　术中应谨慎操作,避免伤及晶状体。

3. 视网膜无法平复　视网膜瓣复位时应与创缘良好对合,术中观察硅油植入后视网膜瓣平复且创缘对合整齐方可结束手术。

4. 视网膜下或脉络膜下硅油残留　术中应明确硅油未进入视网膜下或脉络膜下方可结束手术;术后每天观察,根据视网膜瓣位置选择俯卧或特定方向侧卧,减少眼球运动。

5. 玻璃体积血　术中充分光凝、电凝止血可减少出血,残留的出血多在 3 个月内吸收。

6. 术后远期视网膜脱离　多因术中玻璃体未切除干净，术后形成玻璃体纤维条索，引起牵拉性视网膜脱离。

7. 巩膜穿孔　摘除肿瘤时精细操作，避免刺穿或剪破巩膜。

8. 眼内炎　严格无菌操作，避免细菌等微生物感染。肿瘤组织力求完整取出，不得残留于眼内。

（八）临床效果评价

1. 肿瘤复发情况。

2. 肿瘤转移情况。

3. 视力受损评价。

（姜发纲）

参 考 文 献

李冬梅 . 2008. 眼部整形美容手术图谱 . 北京：人民卫生出版社 .

李凤鸣 . 2005. 中华眼科学 . 第 2 版 . 北京：人民卫生出版社 .

Lommatzsch PK. 1999. Ophthalmologische Onkologie. Stuttgart：Enke，315-373.

第九章　眼外伤手术

第一节　眼眶骨折修复术

一、临床检查方法

（一）生命体征及全身重要器官检查

以眼外伤就诊的患者，尤其是合并全身多系统创伤时，应首先对生命体征和重要器官功能进行简单评价，如神志是否清醒，气道是否通畅，呼吸、心率、血压等情况，在确认没有需要紧急处理的全身病情后，再对眼部进行细致全面的检查。

（二）眼球前后段及眼附属器评估

测量眼压，评价眼睑、角膜、结膜、巩膜、前房、虹膜、瞳孔及晶状体的损伤程度，检查视盘、黄斑、视网膜血管是否异常，眼 B 超检查玻璃体和眼球壁。

（三）眼眶检查

1. 视功能　了解眼球结构是否完整，有无前房出血、外伤性白内障、晶状体脱位、睫状体脱离、玻璃体积血、眼球内异物等引起视功能改变的临床表现。评价视功能的检查，如复像分析、色觉检查、视野、视觉电生理及瞳孔的改变等。

2. 眼球的运动　眼眶骨折会引起眼球运动障碍，不同部位的骨折会引起眶周神经的损伤，其是引起麻痹性斜视（paralytic strbismus）的原因。为了便于临床观察和评估手术效果，范先群根据眼球运动障碍的程度和对双眼单视的影响，将眼球运动障碍分为 4 级，0 级：眼球运动不受限；Ⅰ级：向一个或多个方向极限运动时受限；Ⅱ级：向一个或多个方向运动时明显受限；Ⅲ级：向一个或多个方向运动不能达到中线。

3. 牵拉试验　包括被动牵拉试验（forced duction test）和主动牵拉试验（active force generation test），可用于鉴别眼眶骨折后眼球运动受限是限制性因素还是麻痹性因素所致。被动牵拉试验的具体方法为：双眼使用表面麻醉剂后，检查者用眼科镊夹持受伤眼的眼肌附着点，将眼球向运动受限的方向牵拉，与健侧对比，如阻力较大则为阳性，提示有眼外肌或软组织的嵌顿或瘢痕粘连，具有手术松懈的指征，如能顺利牵拉则为阴性，提示为支配眼外肌的神经损伤，而眼外肌本身无机械性限制。

4. 眼球凹陷 Hertel 眼球突出计是度量眼球突出或凹陷的常规检测仪器。

5. 触诊 眼眶骨折的触诊主要用来评价眶周骨缘是否光滑连续、了解眶压情况。

（四）眼位检查

眼位检查包括遮盖法、角膜映光法、单视标检查法和双视标检查法。

（五）头部相关检查

询问患者是否有脑脊液鼻漏史；面神经损伤，常表现为面瘫；颌骨、颧弓及颧骨骨折，注意观察是否伴有张口受限；继发性颈动脉海绵窦瘘，观察是否有眼球搏动性突出。

（六）眼眶骨折的确诊

眼眶骨折的确诊必须依靠 CT 或 MRI 等影像学检查，仅依靠 X 线检查，很多眼眶骨折尤其是内壁骨折会被漏诊。

二、适应证

1. 眼眶爆裂性骨折，包括儿童 trapdoor 眼眶骨折。

2. 复视持续存在，无明显改善。

3. 被动牵拉试验阳性，CT 扫描显示眼外肌嵌顿于骨折处，或眼外肌与周围脂肪向骨折区疝出明显，或眼外肌走行扭曲，形态异常。

4. 眼球凹陷大于 2mm。

5. CT 显示眶壁骨折范围较大，眶壁骨折导致眶腔扩大，软组织向鼻漏渗处疝，软组织瘢痕化和眶脂肪萎缩，球后软组织体积减小，均提示将发生晚期眼球凹陷。

6. 外伤后不可缓解的眶下神经支配区麻木或感觉异常，并且 CT 显示下壁骨折累及眶下神经沟。

7. 眼球下移明显，影响外观。

三、禁忌证

1. 外伤性泪囊炎和慢性鼻窦炎 鼻窦和泪囊与眶骨壁关系十分密切，鼻窦和泪囊的感染会造成植入的人工材料污染，形成经久不愈的感染或窦道。因此，骨折修复手术前必须先控制感染。

2. 近期行眼球破裂缝合术后 如玻璃体切除术等内眼手术。建议内眼手术后至少观察3个月，再根据病情需要考虑行骨折修复手术。

3. 血糖控制不理想 会加剧感染风险，使伤口延迟愈合。因此糖尿病患者如血糖控制不佳，建议暂缓行眼眶骨折修复手术，尤其是植入人工修复材料的手术。

四、术前准备

1. 有开放性伤口的眼球穿通伤，应用防护眼罩置于额骨和上颌骨上保护受伤的眼球。若眼罩下面的眼垫或敷料可能对眼球施加压力，则不要使用敷料。

2. 为了限制受伤的眼球运动，可将健眼包封，但事前需要向患者说明，以避免患者产生不安而造成相反的结果。

3. 尽量避免眼内压升高，以及呕吐、咳嗽和过度紧张引起的眼内容物脱出。

4. 眼外伤的患者应采取坐位。尽量避免局部用药，检查伤眼时，表面麻醉药除外。

5. 若患者尚未接受对破伤风的预防注射，应给予破伤风抗毒素。

6. 化学伤患者应进行彻底的急救冲洗。

7. 为防止睫毛影响切口，术前尽量将其剪除。

五、手术要点

（一）眼眶下壁骨折

1. 下睑睫毛下入路

（1）3-0 丝线标记并牵引下直肌。

（2）下睑眼轮匝肌层次注入含 1：100 000 肾上腺素的 2% 利多卡因注射液。

（3）15 号圆刀沿下睑睫毛下约 1mm 距离向内、外切开皮肤，内侧起点为下泪小点外 2mm 处，外至外眦部。

（4）用整形剪在眼轮匝肌与下睑眶隔浅面间做钝性分离，显露下方眶隔，向下分离至眶下缘。

（5）单极电刀（或外科手术刀）沿眶下缘从内向外切开骨膜。

（6）神经剥离子沿眶下缘骨面剥离骨膜，进入眶底骨膜下间隙。

（7）脑压板将掀起的眶下壁骨膜向上拉起，暴露骨膜下间隙。

（8）一般在眶下缘向后约 10mm 处可见骨折前缘，多位于眶下神经沟内侧。

（9）直视下用剥离子或吸引器分离疝入上颌窦内的眶脂肪和下直肌。

（10）在骨折区或骨折边缘，破损的骨膜与脂肪、肌肉间会形成瘢痕粘连，晚期骨折粘连严重，新鲜骨折粘连较少。严重的粘连可钝性分离，也可在判断正确的前提下，直视下锐性分离，避免误伤肌肉组织。

（11）将疝入上颌窦内的软组织从前至后钝性分离，在此过程中脑压板将已分离出的软组织和肌肉托起并保护，直至全部分离并还纳眶内。

（12）眶下壁骨折可选择的修复材料很多，如人工骨片、Medpor 材料、钛网、预成形钛网、可吸收生物降解材料等，根据实际需要选择一种或两种合适的材料修复骨折并矫正眼球凹陷。

（13）分离出骨折的各个边缘后，适当修剪植入材料，材料边缘应超过骨缺损区2～3mm。

（14）术毕如患者凹陷仍欠矫，可用多片修复材料或楔形填充体补充眶容积。

2. 结膜入路

（1）3-0丝线标记并牵引下直肌，5-0丝线向下牵引下睑缘。

（2）在下睑板下缘以下约2mm处弧形剪开下睑结膜，内侧起自泪阜下方，外至外眦部。

（3）眼科剪剪开下睑缩肌，沿下睑眶隔的浅面向眶下缘方向锐性分离。

（4）分离至眶下缘后，单极电刀切开眶下缘骨膜。

（5）如骨折范围广、位置深、切口暴露不充分，可联合外眦剪开。

（6）进入眶内后的手术步骤同"下睑睫毛下入路"。

（7）5-0可吸收线缝合眶下缘骨膜，6-0可吸收线缝合外眦部皮肤切口。

（二）眼眶内侧壁骨折

1. 泪阜结膜入路

（1）3-0丝线标记并牵引内直肌。

（2）外眦剪开，扩大内侧视野，直血管钳水平钳夹外眦韧带，松开直血管钳，水平剪开外眦部皮肤及外眦韧带，长约5mm，剪断外眦韧带下支，松解对下睑的限制。

（3）眼睑钩拉开上下眼睑，经泪阜或泪阜的外缘纵行剪开结膜，长约1.5cm，必要时可向下穹窿延伸，切口过长时要注意避免脂肪溢出。

（4）剪开泪阜下质韧的纤维层，沿Horner肌纤维的走行锐性剪开Horner肌与内侧眶隔的联系。

（5）脑压板向外侧牵拉眼球和内侧眶隔，立式拉钩保护切口以内的泪阜结膜缘、泪囊和泪后嵴。

（6）与下壁骨折类似，内壁骨折如呈弧线状整体塌陷，且为陈旧性骨折，内侧骨膜一般较完整，可不分离至骨膜下间隙，以减少损伤，避免筛窦黏膜出血。

（7）钝性分离疝入骨折区的眶脂肪、内直肌，将分离出的组织用脑压板保护并还纳眶内，逐渐深入骨折区。

（8）完全还纳疝入筛窦的软组织，用1～2个脑压板保护并向外侧牵拉，清晰显露骨折区的四个边缘，修剪适当大小的植入材料，材料的边缘应超过骨缺损区2～3mm，材料的上下缘均应得到稳固的骨壁支撑。由于骨折的前后缘为修复材料提供支撑有一定的局限性，上下缘就显得十分重要，术前应仔细研究冠状位CT，选择好修复材料的种类和修复位置。

（9）8-0可吸收线缝合泪阜结膜切口，5-0可吸收线固定外眦韧带于骨膜，6-0可吸收线缝合外眦部皮肤切口。

2. Lynch入路

（1）3-0丝线标记并牵引内直肌。

（2）内眦部及上睑内侧眼轮匝肌层次注入含1∶100 000肾上腺素的2%利多卡因注射液。在内眦与鼻背间纵行切开皮肤，沿鼻根走形略呈弧形，长约2.5cm。钝性分离皮下眼轮匝肌至眶内侧骨缘。

（3）在泪前嵴内眦韧带附着点的内侧，纵行切开眶缘骨膜，剥离子分离至骨膜下间隙，将内眦韧带附着点及骨膜一并剥离。

（4）进入眶内后的手术步骤同"泪阜结膜入路"。

（5）将泪囊、内眦韧带或滑车神经复位，5-0可吸收线缝合眶内缘骨膜切口及皮下组织。

（三）眼眶外侧壁骨折及颧骨骨折

颧弓牵拉法：适用于单纯颧骨弓内移及无眶内组织受损者。

1. 消毒颧部皮肤术野后，局部浸润麻醉。

2. 大号固巾钳的钳尖经颧弓中部上下界的皮肤刺入。

3. 抵达其深部时，钳住内移的颧弓并向外牵引，使其复位。

4. 5-0可吸收线间断缝合眶外侧骨膜切口。

5. 6-0可吸收线连续或间断缝合皮肤切口。

六、手术难点及对策

（一）视功能下降或丧失

1. 任何眼眶手术都是一种高风险的手术，因眼眶狭小，神经、血管等正常结构居多，其中任何的损伤都有可能造成永久并发症。骨折手术造成的视功能下降甚至丧失可能是眼眶手术最严重的并发症，所以内壁骨折尤其是邻近眶尖骨折的修复手术应直视下小心操作。瞳孔的改变是全麻手术中视功能损伤的观察重点，如果术中发现瞳孔散大，即提示可能有睫状神经节受损，或视神经及其血管损伤。术后若发现无光感或视力下降，应立即打开敷料，检查视力、眶压、眼底的损伤程度，对症处理。

2. 术后视力丧失也可由填置物位置不当、压迫视神经所致，应立即再次手术，取出填置物。

3. 眼眶是一个密闭的骨腔，眶内的血肿或组织水肿会引起眶压升高，最终导致视网膜中央动脉栓塞和视力丧失，所以术中应充分止血或引流。缩短手术时间是降低眶内水肿最有效的方法。

（二）填置物

骨折修复手术中填置物的放置与骨折的位置相关，任何眶外侧填置物均可造成眼球向内侧移位，眼眶骨折修复材料的植入应注意以下几点：①植入物应具有良好的组织和皮肤覆盖，血供良好，植入区无创面或感染灶；②植入物应严格消毒，注意术中无菌操作，对多孔植入物应用1%庆大霉素溶液浸泡15分钟；③修复材料植入后应适当对材料加压，观察材料是否移位或脱离，必要时用组织胶或钛钉固定，避免术后加压包扎或术后早期植入物移位或脱出；④鼻窦炎或泪囊炎患者应避免植入人工材料修复骨折；⑤发育期的青少年只适合用可吸收材料；⑥手术创面渗血或出血严重者，应放置引流装置。

（三）复视

任何眼眶骨折修复术后均会引起不同程度的眶内水肿或出血所致的复视，多数患者随着水肿或出血的消退，复视会逐渐好转或消失。多层填置物的植入可能会缓解眼球凹陷，但是更有可能造成局部组织粘连，影响内直肌的运动，或眼球向对侧移位，增加感染的机会，所以术中采用整体修复材料会更安全。

七、术后监测与处理

（一）术后监测

1. 疼痛　疼痛的程度。
2. 视力　如出现视物模糊，检查是否与角膜擦伤、角膜水肿等因素有关。
3. 眼睑皮肤和球结膜的水肿程度。
4. 眶压　眶压的升高常见于眶内软组织水肿和出血。
5. 复视及眼球运动障碍。
6. 不同程度的上睑下垂。

（二）处理

给予糖皮质激素、脱水药、止血药治疗，并行加压包扎，一般术后 5 ～ 7 天症状会逐步缓解。

八、手术并发症的预防与处理

1. 视功能的下降或丧失　主要见于以下几个方面：①视神经或视网膜中央动脉直接或间接损伤；②填置物的位置不当或靠近眶尖，压迫视神经引起视力丧失；③眶内出血或水肿，眶压升高到一定程度未缓解时可致视网膜中央动脉栓塞或闭锁；④眶尖出血的止血过程中由于电凝使用不当引起视力丧失。
2. 填置物位置不当　一般填置物的位置越靠近眶尖，矫正眼球凹陷的效果越好，但视神经损伤的风险也越大。
3. 感染　眼眶骨折修复术后的感染多与以下几个方面相关：鼻窦、泪囊、术中脑棉片遗留及眶内异物等。
4. 眼球凹陷欠矫　常见原因为眶内容积不足。
5. 眼球凹陷过矫　多因术中填置物过多，导致眼球凹陷过矫。
6. 术后复视加重或不改善　骨折后邻近的软组织或肌肉向骨折区移位或嵌顿，手术修复可以缓解；术后填置物压迫或限制眼外肌的运动会使复视加重；手术本身的创伤也可引起暂时性的眼外肌运动障碍；眼眶外伤造成眼外肌神经麻痹。
7. 植入性囊肿　眼眶骨折修复术后植入性囊肿多见于骨折修复中鼻窦黏膜卷入眶内形成囊肿，多见于数年以后。

8. 眼球挤压伤后造成眼球内的损伤　严重者甚至导致眼球破裂伤，但此类并发症不常见。

9. 眼外肌断裂　多见于小儿的眶底骨折，由于骨折缝隙狭窄，分离过程中可使眼外肌撕裂或完全断裂。

10. 眶底骨折术后眼球上移　多见于眶底填充物的位置不当或骨折修复过程中下直肌受损所造成的短期麻痹。

11. 下睑退缩　多因手术选择下睑睫毛下入路，术后局部形成瘢痕黏连所致。局部热敷、按摩、胶带粘贴可矫正早期的下睑退缩，多数患者的眼睑位置可恢复正常；极少数半年仍未恢复者可行眼睑整形手术矫正。

12. 术后气肿或血肿　多可自行消退。

13. 面部麻木　多见于眶底骨折修复术中损伤眶下神经管。

九、临床效果评价

术后能够矫正眼球凹陷程度，恢复正常的眼肌运动，改善或消退复视，恢复正常的眼眶形态。

（肖　青　姜发纲）

第二节　眼球开放性外伤手术

眼外伤（ocular trauma）是引起单眼失明的首要原因。按照美国 BETTS 的分类方法，机械性眼外伤分为闭合性眼外伤和开放性眼外伤。开放性眼外伤又可分为裂伤（由锐物引起的眼球全厚伤口）和破裂伤（由钝物引起的眼球壁全厚伤口），前者包括穿通伤、贯通伤及眼内异物。眼内异物见相关章节。

一、处理原则

1. 全身情况的处理　首先排除全身病变。临床上如果检查发现颅脑有损伤，应立即转入神经外科进行治疗，生命体征平稳后，再考虑眼外伤的处理。车祸引起的眼外伤除了排除颅脑损伤外，还应排除其他部位骨折及胸腹腔脏器破裂或出血等外伤。

2. 勿压眼球　开放性眼外伤患者由于有伤口，医师应牢记这一原则。例如，用手开睑检查时，注射局部麻醉药进针及注药时，不要对眼球造成大的压力；开睑器开睑及缝合时，需要注意避免对眼球的压迫。

3. 尽量保留眼组织　眼睑皮肤裂伤或爆裂伤，有些看似坏死组织清理后，由于眼睑血运丰富，可能造成眼睑皮肤过于紧张，将会影响外观。眼球破裂伤即使当时无光感、眼球不成形，也应尽量保留眼球，不要轻易摘除。

4. 破伤风抗毒素的应用　眼球开放性外伤,应尽量在受伤后24小时内注射破伤风抗毒素,防止破伤风感染。

5. 手术治疗　眼球开放性外伤患者手术前不宜滴用睫状肌麻痹剂或抗生素,以避免造成药物眼内毒性;不宜随意清除眼部血痂或嵌顿于眼部的异物。应采用"二次手术"原则,初期缝合,恢复眼球或眼部完整性,择期二次手术,进行眼内或眶内结构重造,恢复视功能或达到美容效果。

6. 随诊。

二、适应证

眼球穿通伤、贯通伤、破裂伤的患者均需尽早初期清创缝合,二期手术时间一般为一期缝合术后 1 ～ 2 周。

眼外伤玻璃体手术适应证:

1. 角巩膜裂伤致玻璃体脱出、巩膜裂伤深达玻璃体者(图 9-2-1),或有明显玻璃体、虹膜或晶状体嵌顿角膜口者(图 9-2-2)。

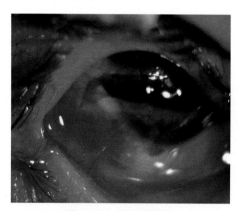
图 9-2-1　角巩膜裂伤

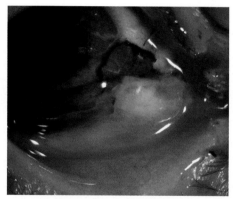
图 9-2-2　虹膜嵌顿巩膜口

2. 穿孔伤玻璃体积血或玻璃体混浊及嵌顿。

3. 外伤性晶状体破裂、晶状体物质和玻璃体混杂、外伤性白内障伴有玻璃体混浊、外伤性晶状体脱位。

4. 有玻璃体脱出或严重玻璃体积血的眼后段穿孔伤及眼球贯通伤。

5. 外伤性前房积血。

6. 玻璃体非磁性或磁性异物。

7. 外伤性牵拉性视网膜撕裂及视网膜脱离。

8. 外伤后增生性玻璃体视网膜病变。

9. 外伤性眼内炎。

10. 外伤性葡萄膜炎或交感性眼炎。

11. 外伤性瞳孔闭锁。

12. 外伤性视网膜嵌塞。

13. 外伤性植入性虹膜囊肿。

三、术前准备

（一）术前准备的主要目的

在等待手术期间尽可能减少加重损伤的危险；进行充分的物质准备和精神准备，提高手术成功率；减少感染的危险性及危及患者全身健康的因素；减少对患者的精神创伤；尽可能避免和减少法律纠纷。

1. 判断伤员意识是否清楚，除眼部伤外，尚有颅脑及全身性损伤时应以抢救生命为主，再行眼部手术。

2. 颅脑或身体其他部位损伤需要全身麻醉者，眼外伤也应争取在全麻下进行手术。

3. 术前应先了解伤情、部位、性质、视力。

4. 对眼球破裂、眼内容物大部分脱出并有视网膜脱出、伤眼无光感、视功能甚至眼球外形亦无恢复希望者应将破碎眼球摘除，但必须慎重。对还不能确定有无恢复视力希望的伤眼，不应进行眼球摘除，以免失去进一步治疗的机会。

5. 眼睑损伤致上下睑全缺损或上睑全缺损者，必须及时进行修补，将角膜遮盖，该损伤不宜采取保守治疗。下睑全缺损者，因有上睑保护角膜，可待行眼成形术时进行修复。

6. 必须重视眼睑的细小损伤组织，尽量保留并予以缝合，不要轻易做清创缝合，这样可以减少以后形成眼睑瘢痕并解决整形时组织缺损问题。

7. 眼球和眼睑同时破裂伤，应先处理眼球外伤，后处理眼睑伤。

8. 眼球劈裂伤患者，处理脱出的眼内容物时，应避免对眼内脱出的组织进行牵拉，以防止进一步加重眼内容物的脱出。对脱出的较清洁的虹膜或脉络膜经冲洗后可复位，脱出的玻璃体应彻底剪除。

9. 眼球壁的破裂伤口应使其对位缝合，先找出角巩膜的解剖标志，对位缝合后，角膜用 10-0 尼龙缝线缝合，缝合后把线结拉入角膜实质层内，减少角膜刺激症状。巩膜用 8-0 的尼龙线缝合，8-0 缝线抗拉强度好，可使巩膜更紧密地对位缝合。

（二）术前准备的程序

1. 安放坚硬的保护眼罩。

2. 检查全身情况如体温、呼吸、脉搏、血压等情况。

3. 必要时应用镇吐药物。

4. 必要时进行面神经阻滞，以减轻眼睑痉挛。

5. 全身和局部应用抗生素。

6. 术前行实验室检查。

7. 患者及其家属同意手术并在手术知情同意书上签字（包括眼球摘除）。

8. 如有必要可应用止痛和镇静药物。

9. 预防性注射破伤风抗毒素。

10. 评价身体情况，必要时进行会诊。

11. 通知麻醉科和手术室。

12. 如需要，应通知其他科医生会诊。

13. 安排手术室特殊设备。

四、手术要点、难点及对策

（一）角膜裂伤缝合

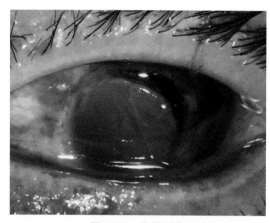

图 9-2-3 角膜裂伤

显微放大镜下，10-0 的尼龙线间断缝合角膜，避开角膜中心，深度约为 2/3 或 3/4 角膜厚度，缝线之间跨度 0.5 ～ 1mm，线结埋在角膜基质中，角膜缝线在中央短而疏，在周边稍密集（图 9-2-3）。

（二）巩膜裂伤缝合

显微放大镜下，缝线如 6-0 ～ 8-0 的尼龙线，对于愈合较快的伤口或短的伤口，也可使用 7-0 ～ 8-0 的可吸收缝线，间断深层缝合，深度约为 3/4 或 4/5 巩膜厚度，避免缝线过深导致全层穿透或视网膜的损伤，缝线间距离视伤口的部位和形态而定，一般为 1mm 左右，每针缝线跨度一般为 0.5 ～ 1mm。尽可能找到伤口两端并完全缝合是巩膜伤口缝合的基本原则。手术步骤：

1. 剪开结膜，暴露巩膜伤口的前界。

2. 缝合暴露的巩膜伤口，缝合的方向由前向后。

3. 进一步向后剪开结膜，尽量找到伤口的另一端，避免压迫巩膜，充分暴露伤口，间断缝合整个巩膜伤口。

（三）角巩膜伤口缝合

原则上先缝合角膜缘，然后角膜，再巩膜。角膜伤口缝合以角膜缘为起点，向角膜中央缝合。巩膜伤口缝合以角膜缘为起点，向远离角膜缘的方向缝合；另一方法是 50% 原则，先缝合巩膜伤口的中点，然后伤口的 1/4 位点，再 3/4 位点。

（四）晶状体的处理

应根据晶状体的不同情况采取不同的处理方法。

1. 晶状体透明　应当保留，术中避免接触透明的晶状体。

2. 晶状体已混浊但后囊完整　行标准的囊外摘除术。

3. 晶状体前后囊多已破裂　多数眼外伤患者，晶状体前后囊多已破裂，皮质溢出，悬韧带断裂，玻璃体脱出，晶状体物质常常变成絮状与玻璃体混杂。应用玻璃体切除器行晶状体切除和前段玻璃体切除，有硬核时，则用晶状体圈匙将其娩出（图9-2-4，图9-2-5）。

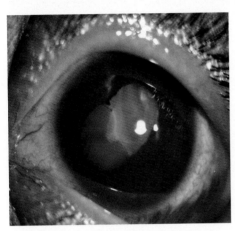 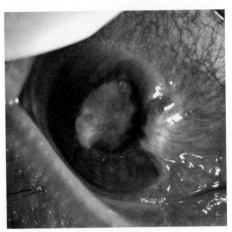

图9-2-4　外伤致晶状体囊膜破裂（1）　　　图9-2-5　外伤致晶状体囊膜破裂（2）

（五）玻璃体切除术

1. 前段玻璃体切除　主要用于后发性白内障切除、瞳孔再造、前房重建、外伤性白内障及晶状体脱位的治疗。手术步骤：

（1）局部或全身麻醉。

（2）开睑器开睑。

（3）根据手术需要选择角膜缘切口或巩膜切口。

（4）操作的要点是术者一手进行前玻璃体切除，另一手同时使用前房灌注针头自角膜缘切口或巩膜切口向前房内进行灌注。必要时在睫状体部放置灌注头。

（5）缝合切口，结膜下或球后注射抗生素及地塞米松抗感染处理。

2. 后段玻璃体切除　主要应用于眼内异物、玻璃体积血混浊、视网膜脱离、眼内炎及复杂眼外伤的联合治疗。手术步骤：

（1）麻醉：局部或全身麻醉。

（2）开睑：开睑器或眼睑牵引缝线张开眼睑。

（3）结膜切口：沿角膜缘剪开球结膜，可根据习惯或手术需要选择做3个小切口或做弧形切口，若放置环扎带则要360°剪开。

（4）置直肌牵引线：单纯玻璃体切除可不置牵引线，必要时根据需要牵引1～4条肌肉。

（5）放置环扎带：根据伤眼情况，可先放置环扎带，也可根据玻璃体切除后的情况而定，先放置环扎带较切除后再放置操作更方便。

（6）巩膜穿刺口：常做巩膜三切口，一般灌注口置于颞下象限，若颞下不适合可选在其他操作方便的位置放置灌注。无晶状体眼或准备切除晶状体者一般选择在角膜缘后

3～3.5mm 处，有晶状体眼在角膜缘后 3.5～4mm 处为宜。光导纤维置于鼻上象限 2 点钟方向，玻切头置于颞上象限 10 点钟方向。切口应与角膜缘平行。穿刺时进针方向需垂直于巩膜面，内口大于外口。巩膜切口直径稍大于光导纤维和切割头直径，要求进出眼球时无阻力。光导纤维和切割头的夹角以 120° 左右为宜。

（7）固定角膜接触镜环：7-0 或 8-0 可吸收缝线在 3 点和 9 点角膜缘各做一结膜到浅层巩膜预制缝线，将巩膜环置于预制缝线中，活结结扎。注意勿过紧或过松，过紧可使角膜发生褶皱，过松将不能很好地固定接触镜。

（8）眼内操作：在显微镜下，使用角膜接触镜或全视网膜镜，光导纤维内照明直视下进行，包括切除玻璃体、取异物、剥膜、气液交换等。

（9）缝合：关闭巩膜切口，调整环扎带，检查眼压，拔除灌注。缝合结膜切口，结膜下或半球后注射抗生素和地塞米松。

五、术后监测与处理

1. 术后常规全身应用抗生素，口服或静脉滴注，以预防感染。应用糖皮质激素和非甾体类抗炎药，以抑制眼内炎性反应。

2. 术后每日换药至 1 周，前房有炎症反应时，可结膜下注射妥布霉素 2 万 U+ 地塞米松 2mg。

3. 每日滴散瞳剂，如复方托品酰胺活动瞳孔，防止虹膜与创口粘连，并有利于控制炎症。

4. 适当应用促进神经功能恢复的药物。

5. 术后观察角膜伤口是否紧闭，是否有眼内组织嵌塞或脱出，角膜水肿是否减轻；前房形成情况；眼内炎症情况，前房渗出是否加重，是否有感染，甚至眼内炎征象等；眼压情况；残存的晶状体皮质是否逐渐被吸收；玻璃体及视网膜情况；视功能恢复情况。

6. 角膜伤口拆线时间　1 个月以上多可拆除，也有主张 3 个月拆除缝线的。应视伤口具体情况而定：①缝线已松弛，常粘连分泌物，引起异物感，应予以拆除。即使伤口未愈合，也应拆除后重新缝合。②角膜瘢痕处有新生血管长入时，应拆除该处缝线。③欲减轻眼部刺激症状、减轻瘢痕形成，而又担心伤口愈合不佳时，术后 1 个月可拆除部分缝线，如间断拆除缝线、拆除瞳孔区缝线、拆除伤口直线部分的缝线等、拐角处缝线延迟拆除等。

7. 预防并发症的预防与处理　见下文所述。

8. 随诊。

六、手术并发症的预防与处理

1. 外伤性眼内炎（traumatic endophthalmitis）　是眼外伤严重的并发症之一。合并眼内异物的开放性眼外伤眼内炎发生率更高，多由葡萄球菌、蜡样芽孢杆菌等引起。眼内炎发展快，表现为头痛、眼痛剧烈，刺激症状明显，视力严重下降甚至无光感，球结膜高度水肿、充血，角膜混浊，前房脓性渗出，玻璃体混浊等。应立即治疗，局部和全身应用大剂量抗生素和糖皮质激素，视虹膜睫状体炎症情况散瞳，对于严重感染，需紧急做玻璃体腔药物灌注及玻璃体切除术。

2. 交感性眼炎（sympathetic ophthalmia，SO） 是一种性质特别严重的病症，患眼累及健眼。多发生于2周至2个月，一般发病隐匿，主要表现为双眼的慢性非化脓性全葡萄膜炎的症状和体征，受伤后患眼出现视力下降，可伴头痛、眼痛等症状，羊脂状角膜后沉着物（keratic precipitates，KP）、虹膜后粘连、瞳孔区变形、晚霞样眼底等改变，还可并发白内障、继发性青光眼等；经过一段时间后，健眼也出现类似的临床表现。治疗与葡萄膜炎类似，给予糖皮质激素和散瞳治疗。

3. 外伤性增殖性玻璃体视网膜病变 由于伤口或眼内过度的修复反应，纤维组织增生引起牵拉性视网膜脱离，可适时行玻璃体手术。

4. 外伤性白内障 是眼球穿通伤最常见的并发症。晶状体损伤多样，晶状体囊膜破裂小可自行愈合，手术与正常白内障差别不大。更多情况下，晶状体囊膜破损不一，皮质溢入前房或脱落于玻璃体内，保留前囊或后囊的晶状体摘除联合玻璃体切除，为人工晶体的植入奠定了基础（图9-2-6，图9-2-7）。

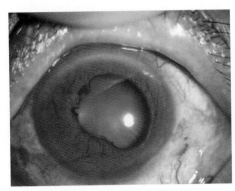 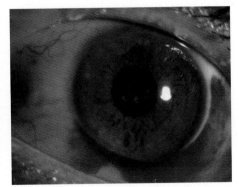

图 9-2-6 外伤性白内障（1）　　　　图 9-2-7 外伤性白内障（2）

5. 继发性青光眼 可由多种原因引起。

（1）术中前房注入黏弹剂，术毕时未清除干净，需观察几日，待其吸收后，同时应用降眼压药；药物控制不佳者可行手术清除。

（2）瞳孔后粘连造成瞳孔阻滞者，早期散瞳，加强抗炎药物的应用；晚期手术治疗。

（3）周边虹膜前粘连，甚至前房未形成，需解除后房压力高的情况。

6. 低眼压 术后切口关闭不严、脉络膜脱离等均可造成低眼压。根据原因，酌情处理。

7. 眼睑外伤 严重挫伤或锐器切割伤可出现深达肌层、睑板与睑结膜的全层断裂，导致眼睑外翻、闭合不全、上睑下垂等畸形。

8. 眼外肌损伤 在支配眼外肌的末梢运动神经中，50%为展神经，其次是动眼神经与滑车神经。外展神经麻痹时，眼球外转受限，水平同侧复视。滑车神经麻痹时，眼球外旋斜，垂直同侧复视。动眼神经麻痹时，表现为上睑下垂、眼球外下斜和内旋斜、瞳孔散大。

9.其他 如泪器损伤。

（肖 青）

参 考 文 献

李绍珍.2005.眼科手术学.第2版.北京：人民卫生出版社.

庞秀琴，王文伟.2006.同仁眼外伤手术治疗学.北京：北京科学技术出版社.

孙丰源.2006.眼眶疾病.天津：天津科技翻译出版公司.

肖利华.2003.眼眶手术彩色图谱.上海：第二军医大学出版社.

肖利华，王毅.2014.眼眶骨折的诊断与治疗.北京：人民卫生出版社.

肖天林，吴文灿，王勤美.2013.眼外伤临床精粹.武汉：湖北科学技术出版社.

张卯年.2007.眼创伤学.北京：军事医学科学出版社.

张卯年.2009.眼创伤诊疗指南.北京：军事医学科学出版社.

张卯年.2010.眼外伤——理论与实践.第2版.北京：人民军医出版社.

张效房.2009.眼内异物的定位与摘除.第3版.北京：科学出版社.

索　引